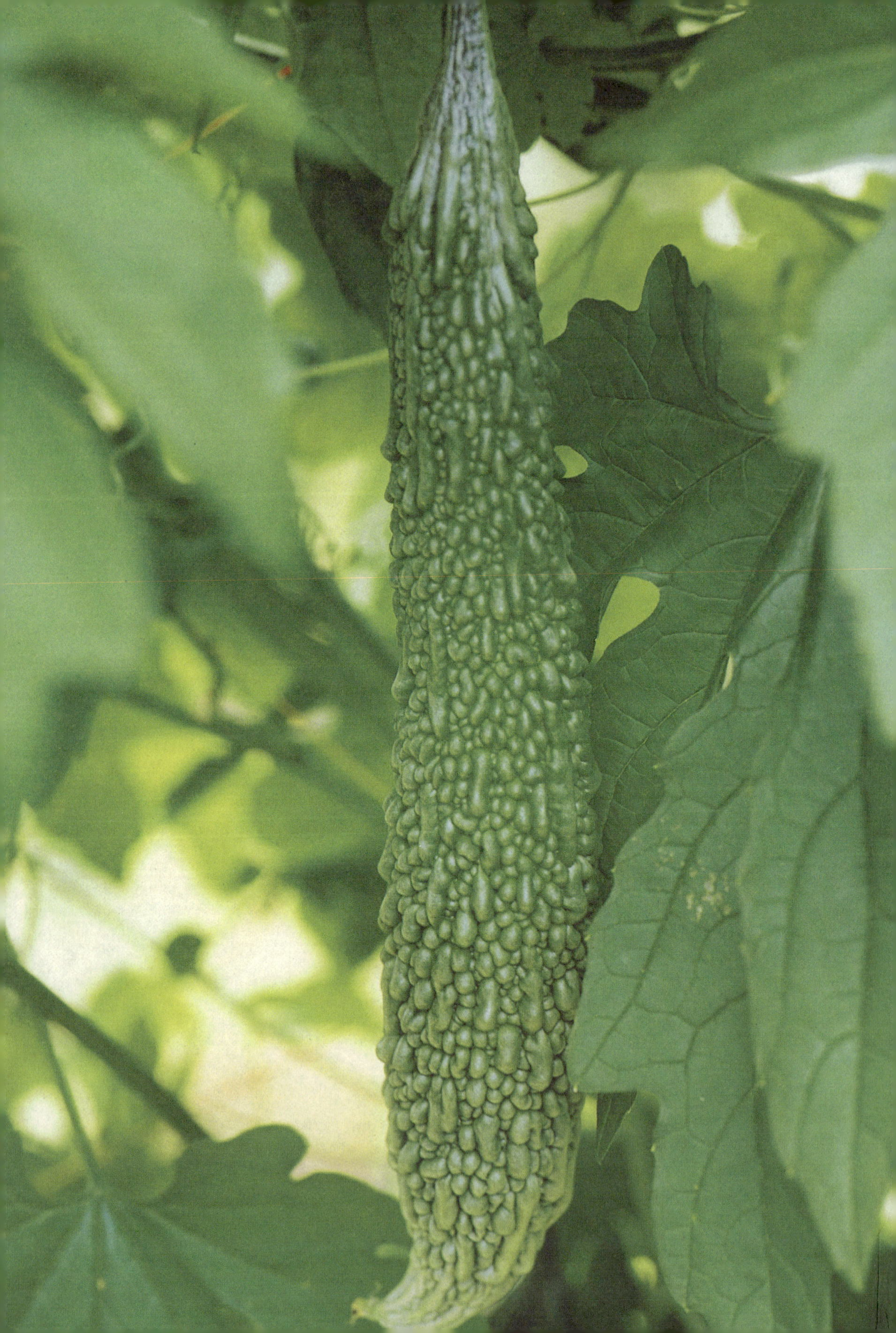

高血压饮食宜忌速查全书

张明 编著

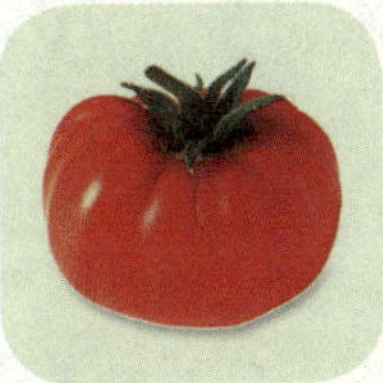
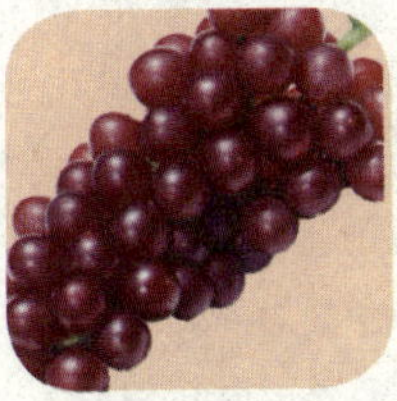
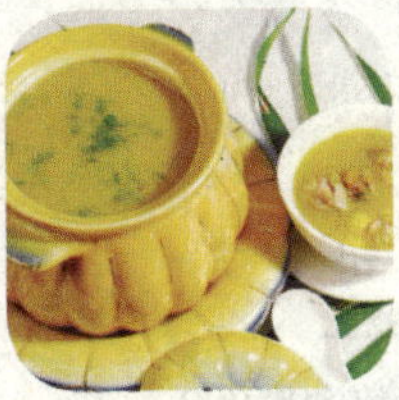
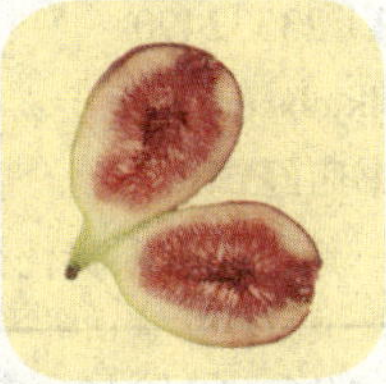
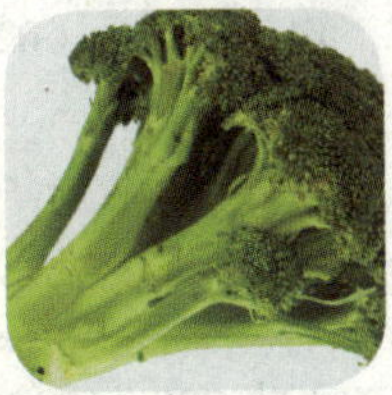

天津出版传媒集团
天津科学技术出版社

图书在版编目（CIP）数据

高血压饮食宜忌速查全书 / 张明编著．—天津：天津科学技术出版社，2014.1（2021.4 重印）
ISBN 978-7-5308-8719-6

Ⅰ．①高… Ⅱ．①张… Ⅲ．①高血压—食物疗法 Ⅳ．① R247.1

中国版本图书馆 CIP 数据核字（2014）第 007764 号

高血压饮食宜忌速查全书
GAOXUEYA YINSHI YIJI SUCHA QUANSHU
策划编辑：刘丽燕　张　萍
责任编辑：孟祥刚
责任印制：兰　毅
出　　版：天津出版传媒集团 / 天津科学技术出版社
地　　址：天津市西康路 35 号
邮　　编：300051
电　　话：（022）23332490
网　　址：www.tjkjcbs.com.cn
发　　行：新华书店经销
印　　刷：北京一鑫印务有限责任公司

开本 720×1020　1/16　印张 13　字数 300 000
2021 年 4 月第 1 版第 2 次印刷
定价：45.00 元

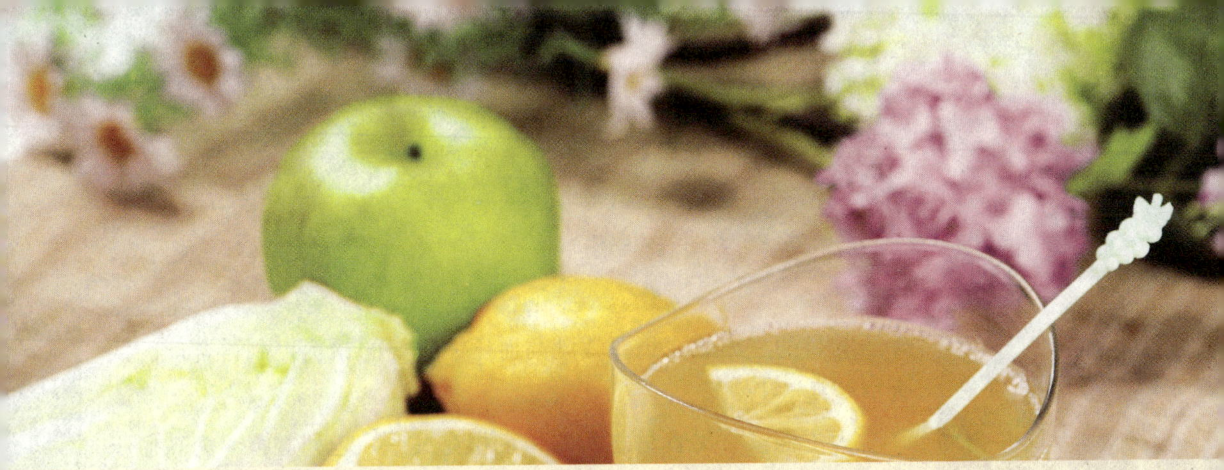

前言

高血压是一种世界范围内的常见病、多发病，它涉及面广、危害严重，是威胁人类健康的最主要的慢性疾病。现代人生活节奏快、精神压力大、作息不规律、缺乏运动、饮食结构不合理，加上抽烟，酗酒等，这些都会导致身体内环境的紊乱，造成肥胖或者营养过剩，从而诱发高血压。高血压初期没有明显的症状，很容易被忽略，被公认为危害人类健康的“隐形杀手”。患者如果没有及时控制血压，很容易在不知不觉中患上中风、心脏病、脑血管疾病、糖尿病、肾病等高血压并发症，导致残疾或者过早死亡。除了致命危害，高血压还会给人们的生活带来很多不便，让生活品质大打折扣。

近年来，随着我国人民生活水平的提高和生活节奏的加快，高血压患者的人数大大增多。据统计，我国高血压的发病率位居世界首位，并且患病人群有年轻化的趋势，防治高血压已经成为当务之急。

对于高血压患者而言，服用降压药控制血压是非常重要的一环，但“是药三分毒”，长期服药后人体的肝、肾、心等重要脏器的功能将会受到影响。所以，得了高血压，患者不能单一选择药物治疗，饮食调养也很关键。中华民族自古以来就强调“药食同源”，很多食物不但能饱腹，还有辅助治疗高血压的功效。合理的膳食可以使人不胖不瘦，胆固醇不高不低，有效控制脂肪、盐的摄入。把握好这些因素，可以有效控制血压，延缓并发症的发生。

在日常生活中，哪些食物能吃、怎么吃，哪些食物不能吃、为什么不能吃，都是高血压患者关心的问题。俗话说“搭配得宜能益体，搭配失宜则成疾”，哪怕是人们公认的降压食物，如果不讲究性味、成分、功效，随意搭配在一起食用，也可能产生相克、相平等效果，造成营养流失，起不到降压效果。而懂得食物相生、相和的知识，营养搭配得宜，不仅能够促进营养物质的吸收，还能达到有效控压、降压的目的。因此，想要战胜高血压，必要的饮食控制、合理的饮食搭配是重中之重。

为了探索常见食材之间的相宜相克关系，趋利避害，为高血压患者合理安排膳食，我们编纂了此书。书中先系统阐述了高血压的基本知识，然后针对经常困扰患者的一些常见食疗问题予以解答，对一些错误的饮食观念予以澄清；同时，将日常生活中唾手可得的降压食材进行汇集和分类，详解这些食材的性味归经、营养成分、降压原理、保健功效，并围绕“宜”与“忌”的辩证饮食观，介绍了不同食材与疾病、特定人群、季节之间的关系，食物在加工、烹调、存储过程中需要注意的一些宜忌；此外，还介绍了数十道美味降压饮品和数百款高血压对症食谱，以帮助患者更有效地控制高血压及其并发症。

本书融合现代营养学、药理学和中西医降压学知识，内容丰富、科学实用、可操作性强。阅读本书，了解“降压密码”，“吃”掉高血压，人人都能吃出健康，拥有好身体。

目录

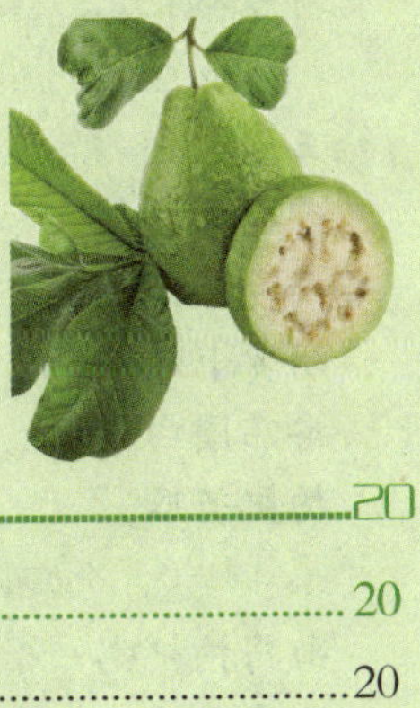

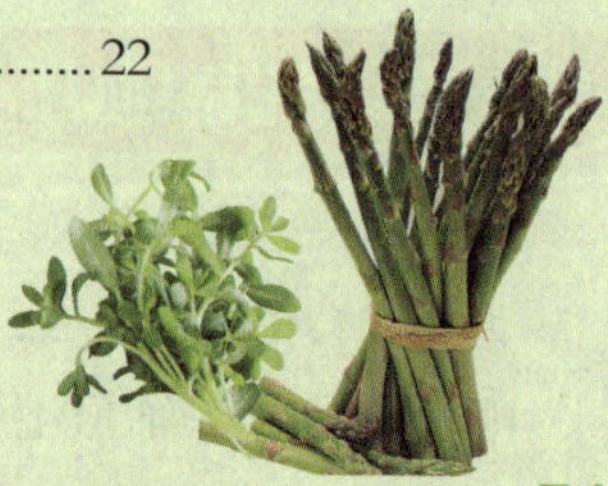

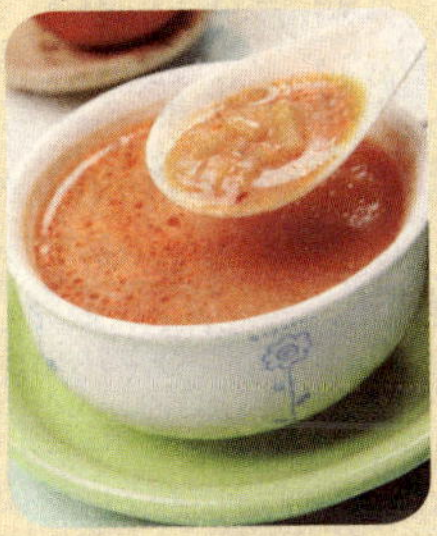

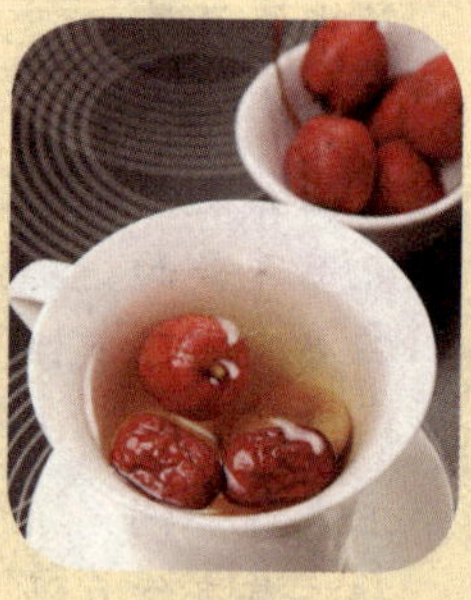

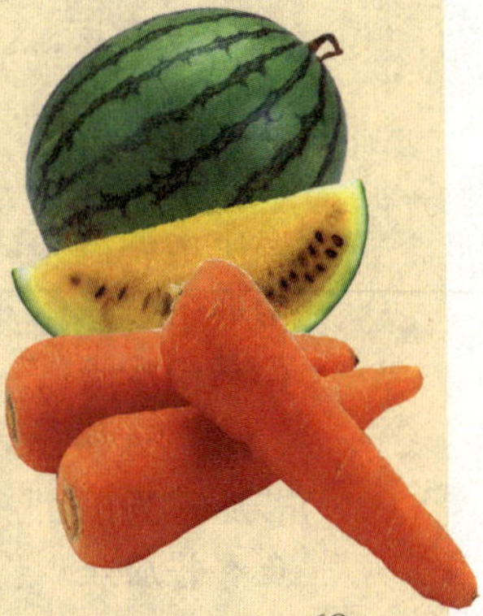

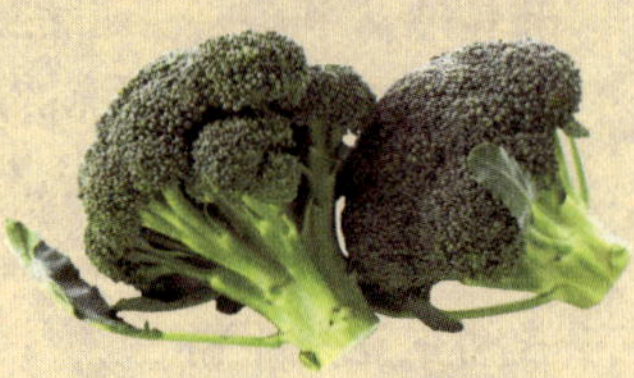

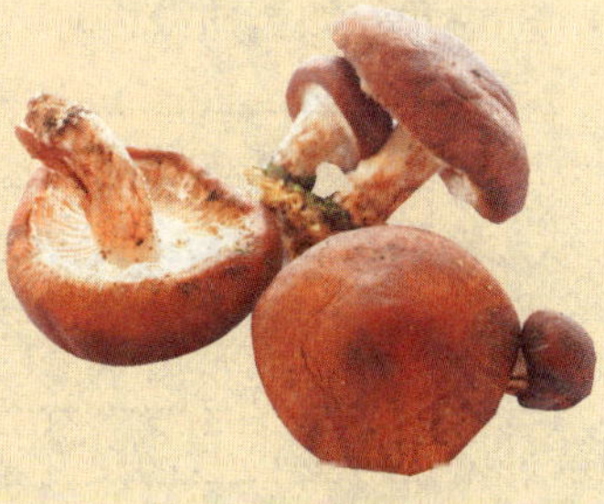

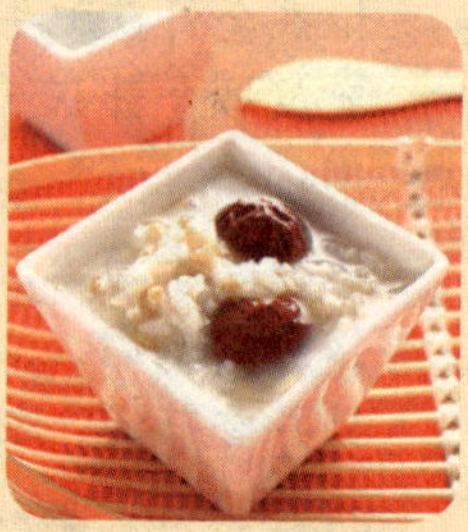

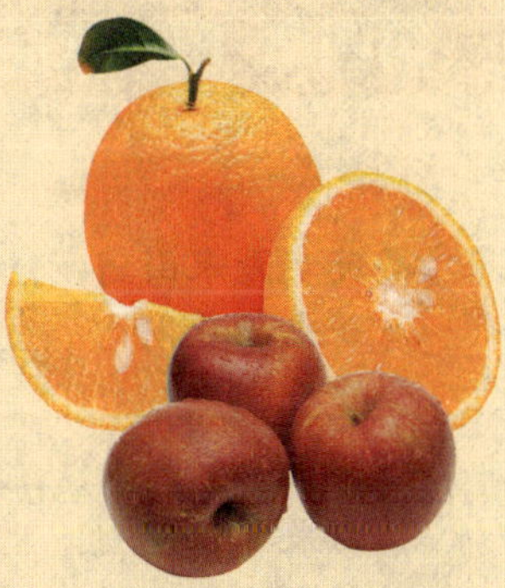

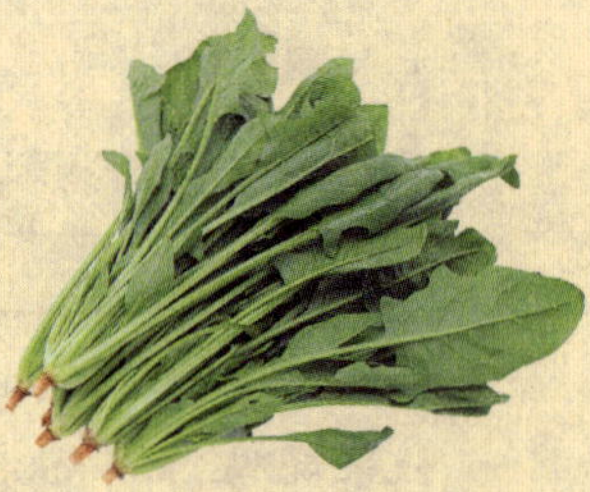

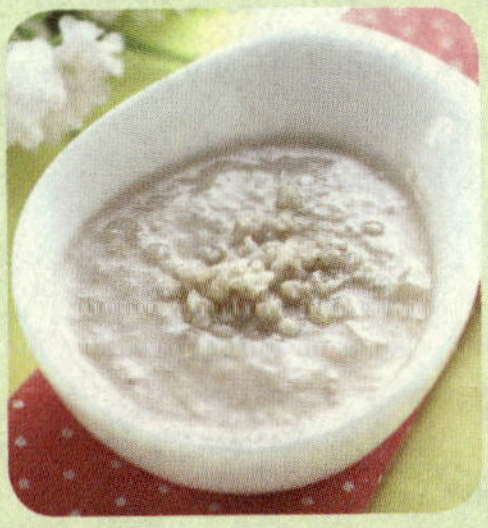

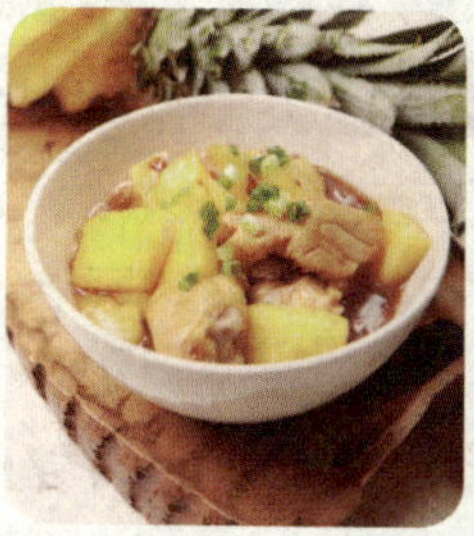
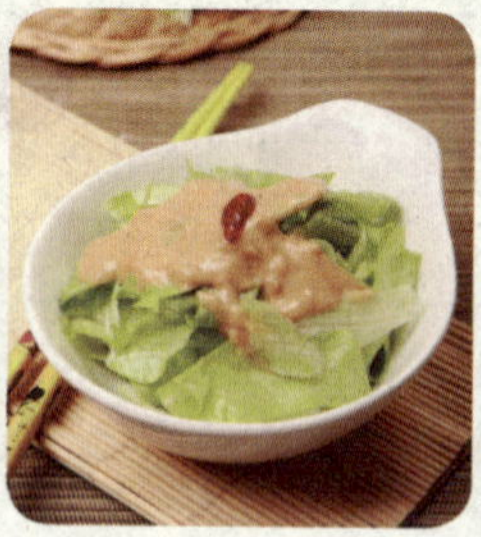
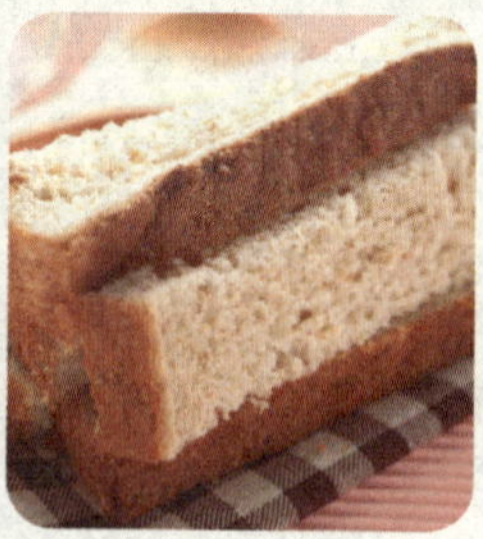
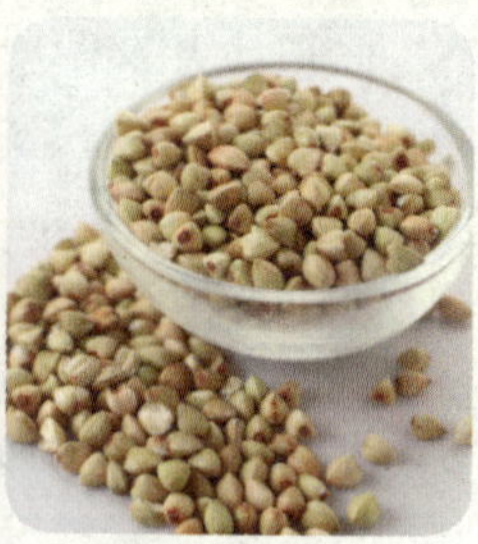

第一章

认识高血压

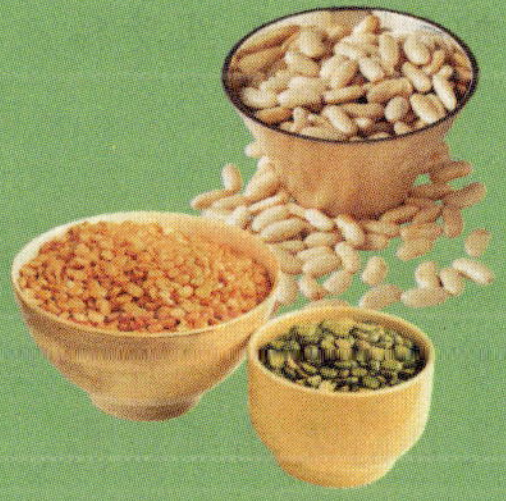

高血压是怎么回事

血压一般以两个数值表示，一个数值是收缩压，另一个是舒张压。如果未服用降压药物的情况下，当一个人收缩压≥140毫米汞柱或舒张压≥90毫米汞柱时，代表患有高血压。高血压是指“动脉血压持续升高”，不能只依一次血压测量值就确立诊断，应进行多次测量，当平均值皆高时才能确认为高血压，如果只是单一、偶尔出现血压高的状况，不能视为高血压。

为什么会得高血压

依据病因，高血压可分为原发性高血压与继发性高血压。

原发性高血压：病因不明

原发性高血压，又称本态性或自发性高血压。病因不明、不是由其他疾病所引起的高血压都属于这种类型，约占高血压病人的90%以上。根据医界学术研究结果及临床经验推论，导致原发性高血压的因素为多发性因素，如盐分摄取过多、饮酒过量、压力过大、遗传等因素。

继发性高血压：病因明确

继发性高血压是因某些疾病的发生所并发的高血压。通常，继发性高血压的原发疾病治愈之后，并发的高血压症状便能随之消失。一般而言，常引发高血压的疾病是肾脏病、肝病、内分泌肿瘤、先天性动脉血管疾病等，患有以上疾病的患者应注意血压的升降状况。

哪类人易受高血压困扰

现代人生活节奏快，精神压力大，饮食作息不规律，严重影响身体健康，也增加患高血压的概率。高血压是目前发病率较高、并发症较多的慢性非传染病之一。根据统计，以下5种因素可能导致高血压。

遗传

根据研究显示，高血压具有遗传的倾向。若父母皆为高血压患者，子女成年后患高血压的概率高达60%；若父母其中一人为高血压患者，则子女患高血压的概率为30%；若父母血压都正常，则子女患高血压的概率仅为3%。所以，有高血压家族史的人应多注意血压变化。

肥胖

根据研究，一个人超过理想体重1千克时，身体就必须多出2千米长的血管来供给养分及营养素；而体重每增加10%，血压相对会增加7毫米汞柱；超过理想体重20%以上者，患高血压的概率是非肥胖者的2倍。所以，维持理想体重是预防高血压的重要方法之一。

摄取过多的钠

世界卫生组织建议，每人每天钠的摄取量不要超过 2.4 克，即食盐 6 克。摄取过多的钠，容易导致血压升高。

抽烟饮酒过量

长期抽烟会导致血管内膜增厚、血管收缩与硬化，导致血压升高；而酒精也会导致血压升高，长期大量饮酒，会提高患高血压的概率。

精神压力过大

根据临床经验统计，情绪紧张、倍感压力时，大脑皮质和丘脑下部会产生使血压升高的分泌物。如果长期心跳速度大于 80 次 / 分钟，高血压等心血管疾病发生的概率会随心跳速度增加而上升。

高血压的常见症状有哪些

大多数高血压初期患者没有明显症状，少部分患者则会出现头晕眼花、心悸、头痛、耳鸣、胸闷等症状。

头晕眼花

高血压患者有时因大脑血液循环不好，而导致头晕、眼花以及沉闷不适。这些症状较常发生在两种状况下，一是突然蹲下、起立时；一是无特定时间，出现持续性头晕，看东西一闪一闪的。

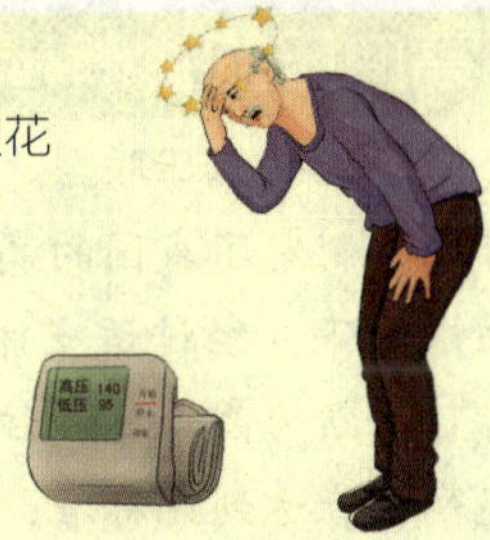
头晕眼花

头痛

高血压患者易出现头痛的症状，头痛的部位常在后脑勺和太阳穴，多为持续性的钝痛或搏动性的胀痛，头痛发生时间多为清晨起床时，起床从事活动后，症状可减轻。

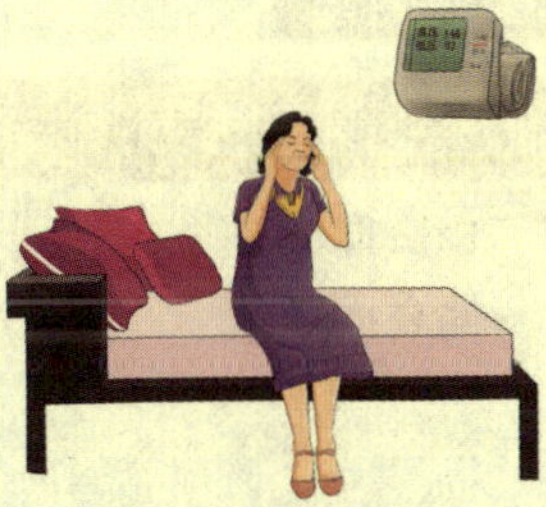
头痛

耳鸣

高血压患者有时会双耳耳鸣，耳中如有蝉鸣声，且持续时间较长。

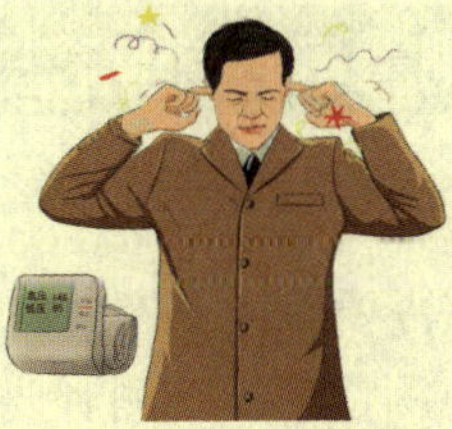
耳鸣

心悸胸闷

高血压病引起交感神经过度兴奋、心跳速度加快以及心脏收缩力增强，从而出现心悸的症状。当情绪紧张造成胸部肌肉紧绷，或者心脏肥大、心律不齐时，高血压患者还会出现胸闷的症状。

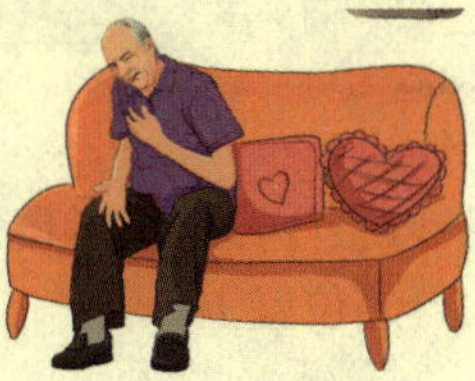
心悸胸闷

四肢麻木

高血压患者可能会出现手足发麻或发硬的感觉、皮肤有如虫子爬行的感觉或者背部肌肉酸痛、紧张。这些现象多数是由于血管的舒张和收缩功能紊乱，或动脉硬化等原因所引起的肢体局部血液循环不良。

烦躁、注意力不集中

高血压患者大多性情比较急躁、遇事易激动，心情烦躁不安，而且注意力很难集中，不易记住近期的事情。

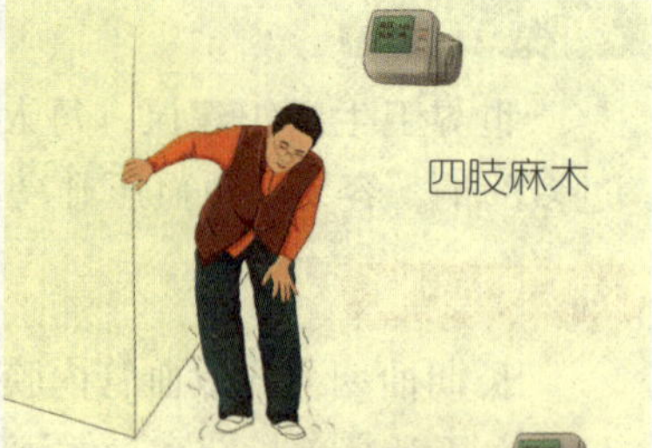

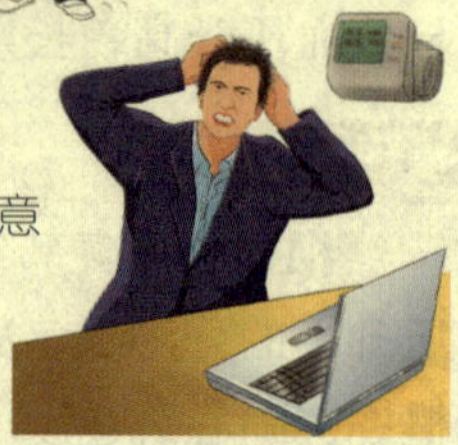

高血压的诊断标准

中国高血压联盟、中华人民共和国卫生部参考国际高血压协会和世界卫生组织的标准，制定了我国的高血压诊断标准：在未受明显压力的干扰下，在未服用降压药物的情况下，经过适当休息，实际测出收缩压≥140毫米汞柱或舒张压≥90毫米汞柱者可诊断为高血压。注意，至少需经过3次不同日期的血压测量，并且经一定时间的观察，皆达到此标准，才可确诊为高血压。

血压范围判断标准

血压范围标准	收缩压（毫米汞柱）	舒张压（毫米汞柱）
正常血压	90~120	60~80
偏高血压	130~139	85~89
高血压	≥ 140	≥ 90
低血压	< 90	< 60

正确测量血压的方法

测量血压的事前准备

(1) 室内要保持安静，室温最好保持在24℃左右，注意为被测者保暖。

(2) 在测量前，受测者要精神放松，最好休息10~20分钟，上厕所排空膀胱，停止吸烟。

测量血压的步骤

(1) 患者可采取坐姿或卧姿，两脚平放，其肘部及前臂舒适地放在与心脏大约平行的位置上。

(2) 打开血压计盒，放在患者肢体近旁的平稳处，并使水银柱的数值垂直归零。

(3) 卷起衣袖露出惯用的手臂（一般惯用的一边血压较高），如衣袖单薄宽大，可向上卷到腋窝处。如果是初次测量，应测量两边上臂血压，以作为对照。

(4) 先将血压计压脉带内部空气挤出，然后将其包裹在上臂肘关节上 2~3 厘米处，不能太松或太紧，以刚好能放入 2 根手指为佳。

(5) 在肘窝内侧摸到肱动脉跳动后，将听诊器听头放在肱动脉上，打气测压。

(6) 关紧气门，快速充气。待触知桡动脉脉搏消失后，再加压 30 毫米汞柱，停止充气。

(7) 微开气阀门，使水银缓缓下降。当听到第一声脉搏跳动的声音时为“高压”，即收缩压。继续微微放气，水银缓缓下降到水银柱上的某一刻度，声音突然变弱或消失时为“低压”，即舒张压。

(8) 为确保测量结果准确性高，必须重复测量。第一次测量完成后应完全放气，至少等 1 分钟以后再重复测量一次，两次的平均值为得到的血压值。

防治高血压的基础措施有哪些

高血压虽然不易根治，但患者只要能改善生活方式，做到维持理想体重、坚持运动、戒烟戒酒、合理膳食等，就能有效防治和稳定血压。

维持理想体重

肥胖是高血压的主要致病因素，医学专家指出，80% 患有高血压的肥胖者，减轻体重后均可使血压下降，而且可减少药剂量。

适量运动

有氧运动对血压控制有帮助，高血压患者每日至少 3 次，每次 20 分钟做有氧运动，能改善血压情况。要注意的是，高血压患者应视自身状况来选择有氧运动，应避免参加剧烈性的运动项目。

限制食盐，适当补钾

高血压患者每日食盐量以不超过 5 克为宜。每日摄入 5~7 克钾，可使血压降低 4~9 毫米汞柱，所以，高血压患者应多吃水果、蔬菜、豆类等含钾较多的食品。

戒烟限酒

抽烟会导致动脉硬化、血管收缩狭窄，对血压控制不利，而过度饮酒会影响血管紧张素、血管加压素及醛固酮的作用，影响细胞膜的流动性等机制，

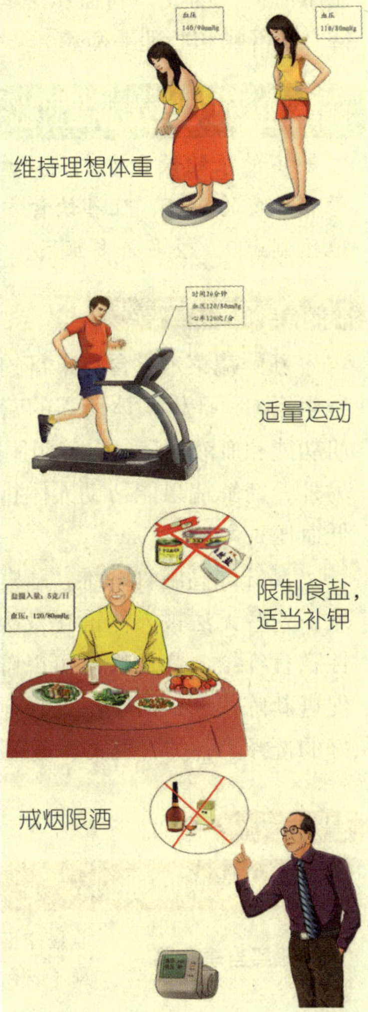

使血压升高。因此，高血压患者应戒烟，将饮酒量限制在每日 25 克以下，或最好不饮酒。

合理膳食

多吃谷类、蔬菜水果、低脂制品、富含不饱和脂肪酸食物，远离高胆固醇、高脂、太咸的食物。

睡眠足够

生活上压力过大、睡眠质量不好会造成血压升高。高血压患者应保证充足睡眠，提升睡眠质量。

保持情绪乐观

医学研究证明，忧愁、焦躁、忧虑等消极情绪会刺激血液中儿茶酚胺等血管活性物质分泌增多，血压升高，因此，高血压患者要保持乐观情绪，保持心情舒畅和心理平衡。

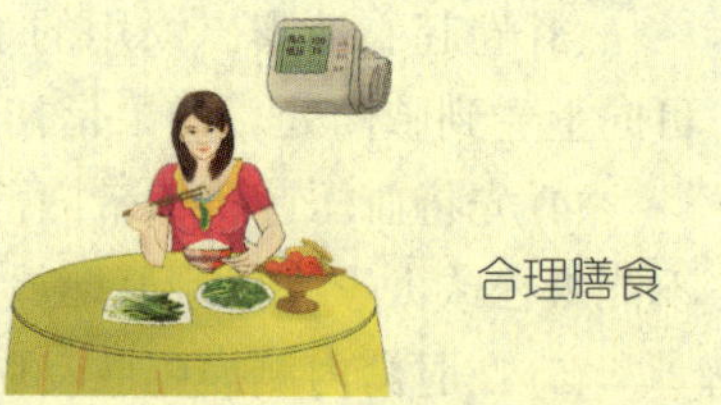
合理膳食

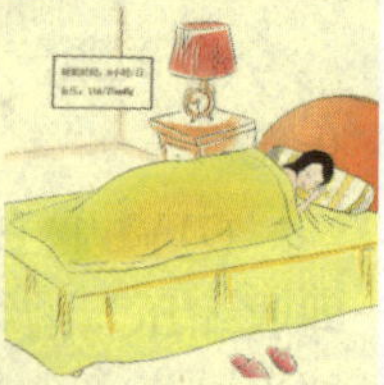
睡眠足够

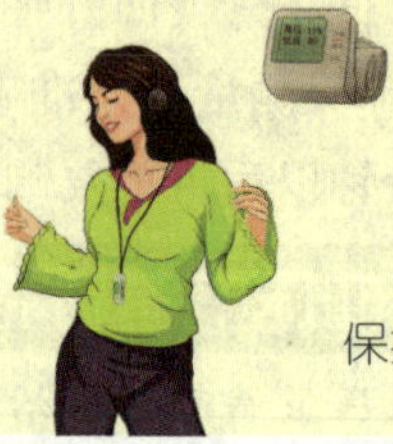
保持情绪乐观

高血压饮食黄金原则：2 多 3 少

不健康的饮食方式是高血压发病的重要因素之一。饮食是高血压患者自我健康管理重要的一环，改善饮食方式，遵守“2 多 3 少”的饮食黄金原则，就能更加稳定地控制血压。2 多是多蔬果、多高纤，3 少则是少加工食品、少调味品、少油脂。

2 多：多蔬果、多高纤

新鲜蔬菜水果含有丰富的维生素及矿物质，如钾、镁、钙、维生素 C，提供人体所需的营养素，有利于心肌代谢，改善心肌功能和血液循环，促使胆固醇的排泄，防止高血压病的发展。另外，新鲜蔬果能帮助人体排出多余的水分和盐分，有利于降低血压。

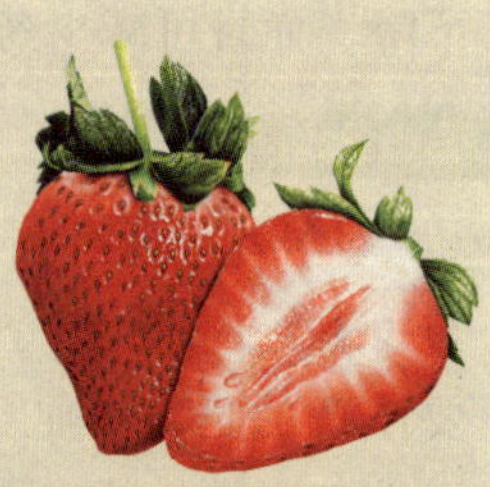

高纤即高膳食纤维，膳食纤维是存在植物细胞壁、细胞间质，一些无法被人体消化及吸收利用的食物营养素，分为水溶性膳食纤维和非水溶性膳食纤维。膳食纤维可以降低血清胆固醇，延缓血糖上升速度，刺激肠胃蠕动，促进新陈代谢，对于想要控制血压、维护血管、控制体重的高血压患者来说，是很好的选择。谷类、豆类、蔬菜、水果等食物是膳食纤维的来源。

营养师支招

挑选蔬菜的原则	原因
采买当季蔬果	非应季蔬果要靠农药或化学用剂以保持新鲜，对健康不利。而当季蔬果不仅新鲜营养，而且产量多、价格便宜，易于购买。

（续表）

选择熟度刚刚好的蔬果	蔬果不熟或者过熟，其口感、味道及营养价值都不能和熟度刚刚好的蔬果相比。
购买外观正常的蔬果	颜色有光泽、果实形状饱满、表皮光滑的水果一般口感和味道都很好，而没有坑洞、蛀虫等的蔬果比较健康安全。

3少：少加工、少调味品、少油脂

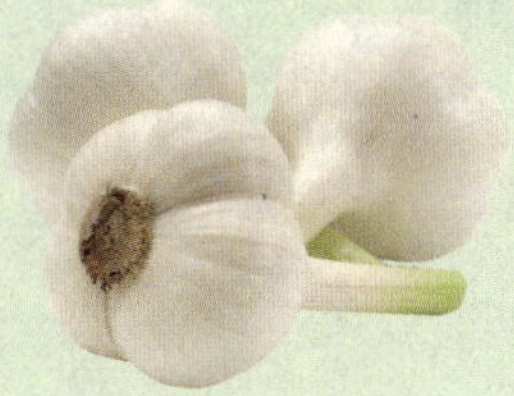

火腿、蜜饯、罐头、甜辣酱、冷冻产品、腌肉等加工食品、调味食品，为延长保存期限和保持风味，大多含钠成分高，高血压患者应忌吃或者少吃这些加工食品，以免在不知不觉中摄取过量的钠，导致血压的升高。

除了少吃盐，高血压患者也应该严格控制其他调味品的用量。例如酱油，每10毫升酱油中约含1克盐，烹调时可不放或少放酱油。建议患者使用其他的香料、葱、姜、大蒜等替代盐、酱油、鸡精来调节食物的口味。

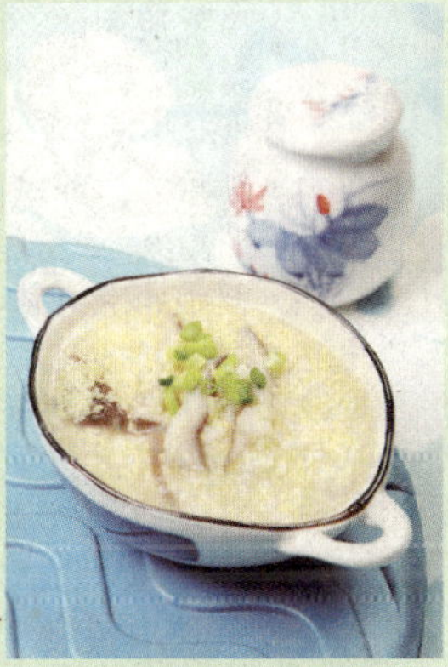

食物中的脂类物质主要是胆固醇和中性脂肪，高血压患者要少吃高胆固醇食物、高饱和脂肪酸食物和高反式脂肪酸食物。如果胆固醇摄取过多，血液中的胆固醇容易积聚在血管壁上而发生动脉粥样硬化，使血管变得狭窄，导致血压上升。而饱和脂肪酸和反式脂肪酸会促使血液中胆固醇的增加，因此，控制胆固醇、饱和脂肪酸和反式脂肪酸的摄取量，能有效地控制血液中胆固醇的含量，进而降低血压和维护血管健康。

少油脂的饮食方式，不仅要控制油脂的摄取，还要注意烹调方式。高血压患者应多用蒸、炖、煮或少油快炒等方法，避免使用煎、炒、炸等烹调方法。烹调时少用油，可以放葱、姜、蒜、胡椒等辛香料调味，而且尽量选用瘦肉类，烹调前先去掉肥肉及油脂皮层。

高血压患者应减少摄取的少油脂食物

成分类别	代表食物
高胆固醇	动物内脏、脑、脊髓；蛋黄、鱼卵、贝类、动物脂肪（肥肉）
高饱和式脂肪酸	牛油、猪油、肥肉、腊肠、鸡油、鸡皮、奶油、椰子油
高反式脂肪酸	人造奶油、奶精、芝士、油炸食品、冷冻薯条、沙拉

有效降低高血压的 14 种营养素

营养素	功能	降压原理	食物来源	注意事项
钾	·排出多余盐分 ·利尿消水肿 ·维持动脉健康 ·规律心跳 ·调节体内体液、酸碱平衡 ·刺激肠道蠕动	钾是一种电解质，当含量较高时，它会排挤另一种电解质—钠。所以，钾可以促进钠的代谢与排出，具有调节血压的功能	五谷类：糙米、胚芽米 水果类：香蕉、阳桃、桂圆、桃子、柑橘、柚子 蔬菜类：黄花菜、南瓜、土豆、番茄、菠菜、茼蒿 菌菇类：口蘑、香菇、金针菇 豆类：黄豆 坚果类：杏仁	·建议成人每天摄取2000 毫克（约 4 根香蕉） ·钾会随汗水排出，所以出汗多的时候，应适量多吃些富含钾的食物。 · 缺钾时的症状：疲软无力、口干舌燥、心跳减弱、食欲不振
镁	·辅助钙与钾的吸收，调控血压 ·降低胆固醇 ·辅助心脏功能，降低患动脉硬化概率 ·维持人体酸碱平衡 ·利于调节血糖	镁是维持心脏正常运作的重要元素，能辅助血液运送至全身，利于血管的正常扩张，进而稳定血压。 镁还能限制钠内流，起到降低血压的作用	五谷类：燕麦、糙米、小麦胚芽 水果类：香蕉、柠檬、苹果、葡萄柚 坚果类：花生、核桃、杏仁 蔬菜类：绿色蔬菜、大蒜 海菜类：紫菜、海带	·建议成年人每天摄取 350 克左右（约 150 克花生） ·在吃富含镁的食物时，要避免同时吃富含脂肪的食物，否则会干扰人体对镁的吸收
钙	·降低血脂、防止血栓、强化动脉以降低血压 ·帮助血液凝集，控制肌肉收缩 ·协助体内铁的代谢，强化骨骼与牙齿 ·帮助睡眠，维持心律规则	充足的钙能增加尿钠排泄，减轻钠对血压的不利影响，有利于降低血压。 血液中的钙可以强化、扩张动脉血管，达到降低血压的功效	蔬菜类：芹菜、甘蓝菜、芥蓝菜 豆奶类：黄豆、豆腐、牛奶 海鲜类：小鱼干、虾米 海菜类：紫菜	·建议成年人每天摄取800 毫克（约 800 克牛奶） ·蛋白质与维生素 D，有利于钙质的吸收，可同时补充 ·食用含钙丰富的食物时，不宜同时食用含草酸较多的菠菜、苋菜等蔬菜，以免影响钙的吸收
维生素C	·保护血管，降低血液中的胆固醇 ·预防坏血病，促进伤口愈合 ·抗氧化，抗癌，强化免疫力 ·维持骨骼正常运作，促进小肠吸收铁、钙	维生素 C 能促进人体合成具有扩张血管作用的氮氧化物，有助于降低血压。 维生素 C 有助于血液中胆固醇的排出，利于血流畅通，因而能起到血压控制的作用	蔬菜类：绿色蔬菜、青椒、小萝卜、瓜类 水果类：橘子、猕猴桃、番茄、草莓、樱桃、刺梨、柠檬	·建议成年人每天摄取100 毫克 ·肾结石患者应注意维生素 C 的摄取量，避免加重结石病情 ·维生素 C 在酸性环境中较稳定，如能和酸性食物同吃，或炒菜时放些醋，可提高其利用率

（续表）

营养素	功能	降压原理	食物来源	注意事项
烟酸	·降低胆固醇，加速血液循环 ·促进消化，缓和腹泻症状 ·维持神经系统健康，稳定精神状况 ·预防及治疗偏头痛，维持皮肤健康	烟酸就是维生素B_3，具有降低胆固醇和三酰甘油的功能，同时可以扩张血管，促进血液循环，从而起到降低血压的作用	五谷类：糙米，小麦胚芽 肉类：动物内脏、猪肉，牛肉，鸡肉 奶蛋豆鱼类：乳制品，绿豆，鱼类 坚果类：芝麻、花生	·建议成年人每天摄取15毫克（约120克猪肝） ·体内如缺乏维生素B_1、维生素B_2和维生素B_6，则不能造出烟酸，所以，要保证B族维生素的供给，以便烟酸利用色氨酸自行合成
牛磺酸	·缓和紧张情绪，稳定血压 ·稳定血糖，预防动脉硬化 ·抗氧化，保健视力 ·提升肝功能，加强脂肪代谢	肾上腺素的分泌与交感神经敏感时，血压会上升，而牛磺酸能抑制两者，避免人体因紧张、压力、盐分过量导致血压升高	肉类：猪肉，牛肉，羊肉 海鲜类：鱼、虾、贝类	·牛磺酸溶于水，所以宜将含牛磺酸的食材烹调为汤品，连同汤汁一起使用，以更好摄取到牛磺酸
次亚麻油酸	·促进前列腺素合成，降低血压 ·强化胰岛素作用，稳定血压 ·抗凝血，预防动脉硬化	次亚麻酸可与其他成分组合成前列腺素，前列腺素能维持血液流通顺畅，降低血压	五谷类：燕麦 豆类：黄豆及黄豆制品 油脂类：黄豆油，葵花油，橄榄油	·缺乏次亚麻酸时的症状：肌肉无力，视觉模糊，易患皮肤病
γ-氨基丁酸	·清除体内中性脂肪，促进肾脏代谢钠元素 ·控制血糖，控制血压 ·舒缓压力，帮助睡眠	γ-氨基丁酸可抑制交感神经的活络，避免血管过度收缩，起到稳定血压的作用。同时还能促进钠的代谢，有助于控制血压	五谷类：糙米，胚芽米 其他：泡菜、纳豆	·建议成人每天摄取500毫克 ·缺乏时的症状：疲倦，恐慌，焦虑，暴躁，失眠
硒	·协助制造前列腺素，控制血压，预防动脉硬化 ·增加抗体，延缓老化 ·活化淋巴系统，防癌抗癌 ·促进葡萄糖运转，降低血糖	硒是人体制造前列腺素不可或缺的元素，前列腺素能使血管正常扩张，维持血液流通，有控制血压的功能	五谷类：小麦胚芽、燕麦、糙米 蔬菜类：洋葱、大蒜、南瓜 肉类：瘦肉，动物内脏	·建议成年人每天摄取60毫克 ·维生素C会阻碍硒的吸收，两者不宜同食，服用时间应至少分开30分钟以上

（续表）

营养素	功能	降压原理	食物来源	注意事项
膳食纤维	·降低胆固醇，预防动脉硬化 ·增加饱足感，调整肠道细菌生态 ·调整糖类代谢，调整脂肪代谢	膳食纤维能结合胆酸，避免其合成为胆固醇，促使胆固醇转化为胆酸，进而降低胆固醇，预防动脉硬化与降低高血压 同时膳食纤维还能促进钠的排出，降低血压	豆类 蔬菜类 海藻类 水果类 全谷类	·建议成人每天摄取25~35克 ·膳食纤维不宜摄入过多，否则会引起腹痛、腹泻等不适，还可能会造成钙、铁、锌等重要矿物质和一些维生素的流失
胜肽	·放松血管平滑肌，调节血压 ·降低胆固醇 ·调节免疫力，促进新陈代谢 ·抑制食欲，改善睡眠品质	胜肽能抑制体内的ACE酵素与血管紧缩素Ⅰ相互作用，避免血管内平滑肌收缩导致血压上升	五谷类：小麦、玉米、稻米、荞麦 豆类：黄豆、绿豆 蛋类：鸡蛋、鸭蛋	·胜肽经加热食用，就能在体内发挥较大功效
芦丁	·保护并强化血管健康，促进循环流动 ·降低血脂，预防动脉硬化	芦丁能够增加血管壁的弹性，使血液流动顺畅，同时能抑制使血压上升的酵素活性，预防血压上升	荞麦 枣子 山楂	·建议成人每天摄取30毫克（约一小碗荞麦） ·与维生素C一同烹调、食用，可强化彼此的作用
黄酮	·抑制血栓发生，预防老年痴呆 ·抗老化、抗氧化、抗凝血 ·调节免疫力，抑制癌细胞 ·调节血糖，预防动脉硬化	黄酮有高抗氧力，能避免胆固醇氧化，导致动脉硬化，同时具备抗血栓、扩张血管等功能，可使血液流动顺畅，起到调节血压的作用	蔬菜类：胡萝卜、洋葱 水果类：番茄、苹果、葡萄、草莓、柠檬、橘子 豆类：黄豆 饮品类：红酒、红茶	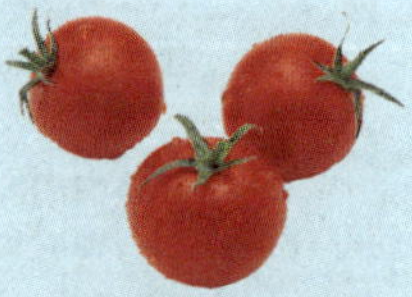
胆碱	·代谢脂肪，预防动脉硬化，降低血压 ·促进肝脏机能，消除肝脏脂肪 ·胆囊调节，维护肾脏健康 ·维护脑部健康，镇定安神	胆碱就是维生素B_4，可以保护血管健康，预防动脉硬化，降低血压	五谷类：全谷类 蔬菜类：包心菜、花椰菜 肉类：牛肉、动物内脏 蛋豆类：蛋黄、豆类、豆制品	·建议成人每天摄取550毫克 ·胆碱应与叶酸、维生素B_{12}、氨基酸相互配合，才能发挥最大效用

降压饮食要规避的误区

1. 营养不均衡，单一素食或者偏重高脂高蛋白

许多高血压患者片面地理解高血压的低热量饮食，认为素食对稳定病情有益，于是长期严格坚持素食，缺少动物蛋白、脂肪等的摄入，不仅不利于健康，也不利于高血压的控制。而一些高血压患者偏重于肉类和高蛋白、高胆固醇、高脂肪食品，忽略五谷杂粮和水果，因此维生素、微量元素、纤维素等摄取得过少，对高血压也不利。

人类需要的营养成分有七大类：碳水化合物、蛋白质、脂肪、维生素、矿物质、膳食纤维和水。这些营养成分要从五谷杂粮、蔬菜水果、菌藻、禽肉、畜肉、蛋类、奶类等食物中获取，如果饮食结构过于单一，就会导致人体摄入营养不全面，影响身体健康和高血压调养。

素食的高血压患者可以适量吃些荤食和蛋类，以补充优质蛋白质，保持血管弹性，利于血液顺畅流通，防治心脑血管疾病；爱吃荤食的患者则应该合理控制荤食量，多食蔬菜水果，补充适量蛋类、奶制品。健康饮食关键在于平衡，高血压患者可以根据“平衡膳食金字塔”来规划自己的一日三餐。

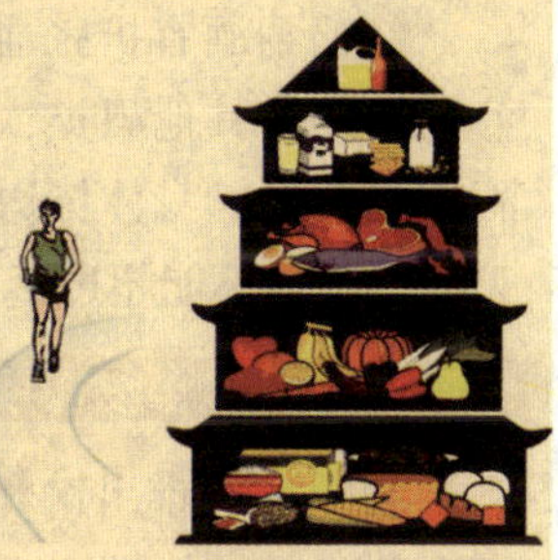

第五层为油脂类，每人每天 25~30 克。

第四层为奶类和大豆类，每天应吃奶类及奶制品 300 克，大豆类及坚果 30~50 克。

第三层为鱼、禽、肉、蛋等动物性食物，每天应吃畜禽肉类 50~75 克，鱼虾类 75~100 克，蛋类 25~50 克。

第二层为蔬果类，每天应吃蔬菜 300~500 克，水果 200~400 克。

第一层为谷类、薯类及杂豆，每人每天应吃 250~400 克。

水 1200 毫升。

注：出自《中国居民膳食指南（2007）》

2. 饮食不规律，饮食习惯不佳

很多高血压患者没有养成良好的饮食习惯，饮食不规律，每日三餐的热量分配不合理，常暴饮暴食，挑食而造成营养不均衡。饮食调养是防治高血压的重要环节，患者一定要树立正确的饮食观，养成良好的进餐习惯，可以从以下几个方面做起：

(1) 保证每天至少吃三餐，定时定量，每餐宜吃七分饱。合理分配三餐热量，早餐是人一天很重要的一天，要摄取充足营养；晚餐不宜吃得太饱、太晚，以免对身体健康不利。

(2) 吃饭速度不宜快，建议每口饭咀嚼 20 次以上。

(3) 饭前适量喝点儿水或者吃低糖水果，增加饱腹感，控制食欲；饭后不宜喝汤，以免营养过剩。

3. 控制动物油摄入，但不控制植物油摄入量

许多高血压患者都知道控制血压要少吃动物油，但是却不知道植物油也要适量摄入。如果摄入过多植物油，就会产生过多热量，体内脂肪分解就少，体重便会逐渐增加，所以，高血压患者要坚持低热量饮食，控制体重，就要注意控制植物油的摄入量，每天烹调所用的植物油以不超过 25 克为宜。

4. 绿茶、红葡萄酒能活血降压，因而大量饮用

研究发现，每天喝绿茶 120 克以上，持续超过 1 年，发生高血压的概率就比不喝茶的人减少四成以上。因而一些高血压患者认为多饮绿茶能降压，这种观念是错误的。高血压患者可以适当饮绿茶，但要控制好数量和浓度。浓茶不仅不会降低血压，还会引起大脑兴奋、心悸等不适，从而升高血压；绿茶所含的鞣酸会与食物中的蛋白质结合生成不易消化吸收的鞣酸蛋白，导致便秘，升高血压，因而绿茶不宜过浓、过量饮用。

红葡萄酒有扩张血管、活血通脉等辅助降压的功效，因而一些高血压患者用红葡萄酒代替其他酒类饮用，并且不控制饮用量。但是红葡萄酒中也含有酒精，过多酒精也会影响身体健康，升高血压，增加血脂。所以，患者不宜多喝红葡萄酒，每天的饮用量不能超过 200 克。

5. 服用利尿剂或单胺氧化酶抑制剂时，没有食用正确食物

利尿剂能排出钠和水分，利于降低血压，同时，它也会排出体内的钾。高血压患者体内长期缺钾，不仅对血压控制不利，而且还会增加中风的危险。所以患者在服用利尿剂降压时，应多吃些富含钾的食物，以补充随尿液流失的钾，这类食物有：西瓜、柿子、黄豆、菠菜、香蕉、茄子、橘子、番茄等。

服用单胺氧化酶抑制剂（帕吉林）的高血压患者，不宜食用扁豆、蘑菇、咸鱼、咸肉、红葡萄酒、啤酒、香蕉、葡萄干等含酪氨高的食物，以免酪氨与单胺氧化酶抑制剂发生反应，引起血压急剧上升，导致患者发生高血压危象等严重后果。

高血压患者在进行药物治疗时，一定要注意摄入合适的食物，以免降低药效，甚至造成更大的危害。总之，用对药，吃对食物，降压效果就会更好。

6. 忽视“隐形”高钠食物

除了盐之外，患者还要注意限制以下高钠食物的摄入：

1. 加工食品：板鸭、火腿、红肠、豆腐脑、豆腐干、皮蛋、蜜饯、炒过的花生等。

2. 发酵面食。发酵面食里都放碱，食用碱的主要成分是碳酸氢钠或碳酸钠，会增加人体对钠的吸收。

3. 酱油、味精等调料。一汤匙（10 克）的酱油含有 700~800 毫克的钠，患者最好选用低钠的酱油，或者减少酱油用量。味精的主要成分是谷氨酸和钠离子，1 克味精就含 0.5 克钠，也不宜多食用。

第二章

高血压患者日常饮食怎么吃

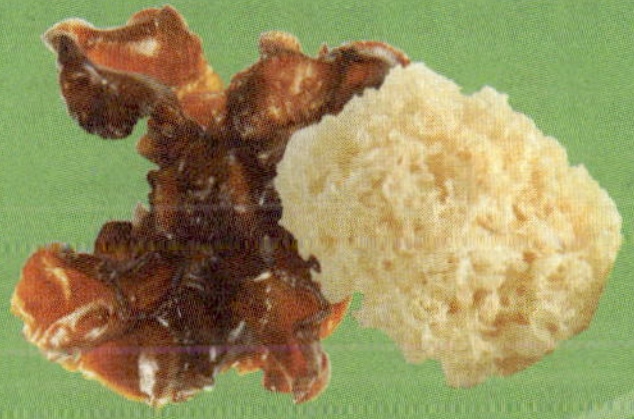

培养健康饮食习惯

低钠饮食是高血压患者最理想的饮食习惯

在高血压饮食原则中，限制钠的摄入量是最重要的一个环节。钠是调节生理机能不可或缺的元素，其有维持身体渗透压、酸碱值及水分平衡的功效。但是人体内的钠过多，会造成肾对水的排出减少，致使水在体内滞留，进而使血液量增加，过多的钠也会刺激血管壁收缩使血管阻力变大，于是导致血压升高。

钠盐是钠的主要来源。所以，高血压患者要低钠饮食，首先就要低盐饮食。研究指出，平均每日食盐量增加 2 克，收缩压大约增加 2 毫米汞柱，舒张压增加 1.2 毫米汞柱。也就是说，钠盐摄取越多，患高血压的概率就越高。临床观察表明，如果能限制盐的摄入量，轻度高血压患者就能使血压降至正常范围之内，即使是重度高血压患者，低盐饮食也可辅助降低血压，减少降压药的用量。所以，限盐对防治高血压是有益的。概率会岁心跳速度增加而上升。

低盐饮食的秘诀

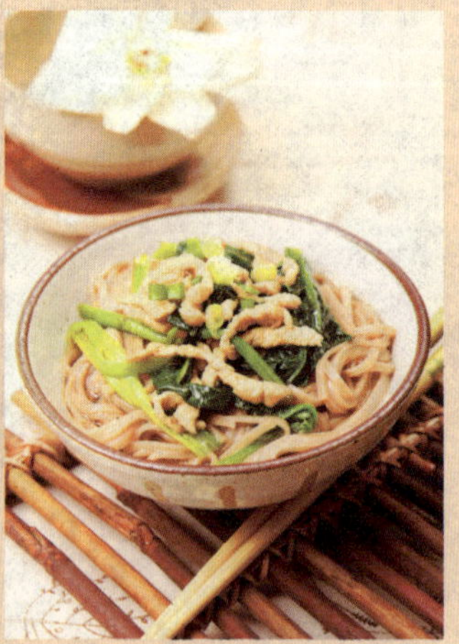

(1) 可利用菜品本身的强烈味道来摆脱对咸味的依赖，如用番茄、洋葱等味道浓烈的食物和味道清淡的食物一起烹饪，以提高菜的口味。

(2) 烹调时，用葱、姜、蒜等调料调味，或用豆酱、芝麻酱调味，减少盐量。

(3) 炒菜时少放盐，并应在出锅时直接把盐洒在菜上，使盐分均匀散在表面。

(4) 做汤时用蘑菇、木耳、海带等提鲜，减少盐量。

(5) 用醋或柠檬、橘子、番茄等做凉拌菜，用酸味弥补咸味的不足。

(6) 为方便控制盐的摄入量，可以在家中准备限盐罐和限盐勺。

除了钠盐，其他的调味品和食物中也含有钠。高血压患者不仅要限盐，还要少吃高钠的食物，限制使用酱油等调味品。建议高血压患者每天摄取钠含量在3克以下。

钠每日摄取量计算方式

一天的钠摄取总量 = 天然食物 + 调味料 + 其他食物

天然食物：蔬果、五谷、蛋豆鱼肉、奶类等。

调味料：盐、味精、酱油

其他食物：饮料、零食

需要注意的是，高血压患者的饮食要限钠，但不是禁钠。当体内的钠过少，会出现恶心、疲倦、抽筋等不适感。钠是人体所需的一种元素，高血压患者不能完全拒绝摄入钠，也不能骤然降低食盐的摄取量，而应分阶段逐渐递减，否则会影响身体健康，也不利于血压控制。

控压饮食：高铁、低脂、低胆固醇、增加矿物质量

除了要坚持低钠饮食，高血压患者还应该重视其他营养素的摄入量。美国医界为了了解综合性饮食控制对高血压的治疗效果，进行了大型研究。

研究内容为 DASH 饮食（高铁、低脂、低胆固醇、增加矿物质量的饮食）对高血压的防治效果。研究结果显示，采用 DASH 饮食的高血压患者收缩压下降 5.5 毫米汞柱，舒张压下降 3 毫米汞柱。DASH 饮食不仅能有效控制高血压，还能降低高血压并发症的发生概率。

DASH 饮食的原则

(1) 增加新鲜蔬果的摄取量。

(2) 增加低脂乳制品的摄取量。

(3) 增加钾、镁、钙等矿物质的摄取量。

(4) 避免食用高脂、高饱和脂肪酸的高胆固醇食物。

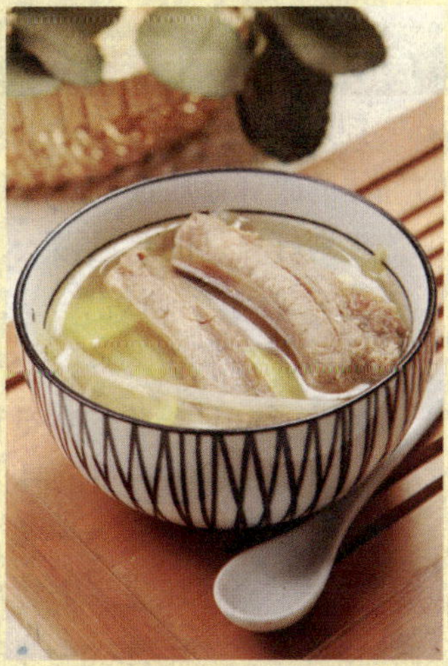

基于以上的原则，高血压患者在食物选择上应以蔬菜、水果、低脂食物、坚果类及全谷类为主，用鱼、鸡肉等白肉取代牛肉、羊肉等红肉肉类。在坚持 DASH 饮食原则时，患者还需注意以下几个方面：

(1) 控制钠的摄入量。限钠是高血压饮食的重要一步，无论是采取什么样的饮食方法，都必须在遵守限钠这一原则的基础上进行。

(2) 控制饮酒量。大量研究表明，长期过量饮酒（每日酒精摄取量应在 30 克以内）会增加患高血压和中风的危险。

酒精摄入量计算公式：摄入的酒精量（克）= 饮酒量（克）× 含酒精浓度（%）×0.8（酒精密度）。

(3) 维持理想体重。肥胖是引发高血压及心血管疾病的一个重要因素，所以患者应减少脂肪和热量摄入，坚持适量运动，维持理想体重。

高血压患者需均衡摄取六大类食物

高血压患者需均衡摄入六大类食物，以维持身体健康。六大类食物包含五谷根茎类、蔬菜类、水果类、肉鱼蛋豆类、奶类和油脂类。

食物种类	主要功能	营养素	建议每日分量	建议与提醒
五谷根茎类	身体热量的主要来源	植物性蛋白质、矿物质、糖类、膳食纤维、B族维生素	700~1400克	宜多食用全谷类食品，如糙米、胚芽米、全麦面包等
蔬菜类	补充大量维生素，促进肠胃蠕动	维生素、矿物质、纤维、抗氧化物质	300克	多吃含钾、镁、钙成分高的蔬菜
水果类	促进新陈代谢，补充水分和维生素，增强免疫力	维生素、糖类、纤维素、矿物质、抗氧化物质	2~3个	水果与蔬菜所包含的维生素、矿物质种类并不相同，不可互相取代或省略其中一项
肉鱼豆蛋类	维持正常新陈代谢，建构和修补身体组织，增强免疫力	B族维生素、优质蛋白质、矿物质	4份（蛋一个、豆腐一块、鱼类一两、肉类一两）	多选择豆类，少吃肉类
奶类	补充钙质，维持骨骼健康	钙质、维生素D、维生素B_2	250~450毫升	尽量选择低脂牛奶，避免食用含钠较高的乳酪
油脂类	提供必需脂肪酸、协助脂溶性维生素吸收	饱和脂肪酸、不饱和脂肪酸	30毫升左右	宜选用富含不饱和脂肪酸的植物油

合理分配一日三餐的热量

控制体重，摄入适宜的热量，并合理分配一日三餐的热量，有利于高血压患者的身体健康和血压控制。所以，高血压患者要学会在日常生活中合理规划好自己的饮食，规划好自己的热量摄入，使自己的体重接近标准体重或保持在标准体重。

据营养学家研究，一日三餐热量的合理分配方案是：早餐占全天总热量的30%~40%；午餐占40%~50%；晚餐占20%~30%。

知道了一日三餐的热量百分比，高血压患者还要学会计算自己每日所需总热量，才能知道每餐所需热量的具体数额。

每日所需总热量＝标准体重（千克）×每日每千克标准体重需要的热量（千卡）

首先，高血压患者需算出自己的标准体重。

标准体重（千克）＝身高（厘米）－105

例如，高血压患者刘先生身高170厘米，他的标准体重就是65千克。

然后，高血压患者要根据下表查算出每日每千克标准体重需要的热量。

不同劳动强度	每日每千克标准体重所需要的热量（千卡）
极轻体力劳动 （以坐着为主的工作，如会计、秘书等）	30~35
轻体力劳动 （以站着或少量走动为主的工作，如教师、售货员等）	35~40
中等体力劳动 （如学生的日常活动等）	40~45
重体力劳动 （如体育运动、非机械化农业劳动等）	45~50
极重体力劳动 （如非机械化的装卸、伐木、采矿、砸石等）	50~55（或 60~70）

注：如高血压患者身体肥胖，所需热量应再降一档，例如刘先生是位教师，本是轻体力劳动者，但因其超重，所以其所热量应是 30~35 千卡。

所以，刘先生每日所需总热量 =65×（30~35）=1950~2275（千卡），每天需热量取中值 2100 千卡。

刘先生一日三餐的热量分配应如下：

早餐的热量 =2100 千卡 ×（30%~40%）=630~840 千卡

中餐的热量 =2100 千卡 ×（40%~50%）=840~1050 千卡

晚餐的热量 =2100 千卡 ×（20%~30%）=420~630 千卡

高血压患者算出自己每日所需总热量和一日三餐所需的热量后，就要严格控制食物的选择和搭配，使食物总热量不超过标准，长久坚持，就能保持健康体重和辅助降压。有些高血压患者同时是肥胖者，需要一边减重一边控制饮食，但是要注意在减重时遵循一些饮食原则，不能盲目减肥，应注意以下几点：

(1) 轻度肥胖者一日三餐的进食量不必过分严格控制，但要避免高糖、高脂、高热量食物的摄入。

(2) 多吃蔬菜和水果等低脂、低热量、高纤维的食物，减轻饥饿感，帮助消化，预防便秘。

(3) 中度肥胖者可以从每日减少 100~150 克主食开始，逐渐减少进食量。

(4) 不能过度节食，减肥速度不宜求快，减肥速度快者，减去的是水分，而不是脂肪。每周的体重下降量应控制在 0.5~1 千克。

(5) 减肥者要注意补充优质蛋白质，可以适量吃些瘦肉、鱼、豆制品等，以免导致身体虚弱、抵抗力下降，影响身体健康。

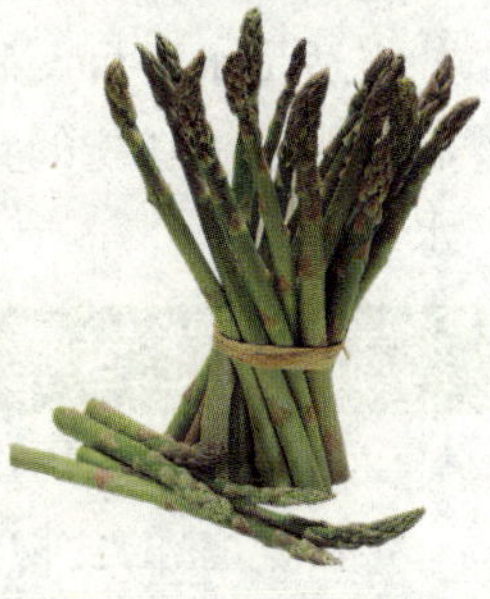

体重指数（BMI）是用来判断现有体重是消瘦还是肥胖的参考数值。高血压患者可以算出自己的体重指数，根据以下的《中国成年人体重指数标准》表判断自己是否肥胖。

BMI= 现有体重（千克）÷[身高（米）]^2

刘先生体重 75 千克，他的 BMI=75÷1.7^2=25.95

中国成年人体重指数标准

等级	BMI 值
消瘦	＜18.5
正常	18.5~23.9
超重	24~27.9
肥胖	≥28

注：高血压患者的 BMI 值超过 23.9 就表明超重了，要引起重视，及时减肥。

合理补充水分，不易引起血压升高

高血压患者不仅要合理分配一日三餐的热量，还要及时补充适量水分。因为水分摄入过少会导致血容量不足、血液浓缩，血液黏稠度增高，极易形成血栓，增大患心脑血管疾病的风险。然而，水分的补充也不是越多越好，过多的水加上过多的盐分，会造成水钠潴留，加重心脏、肾脏的负担，使血压升高。所以，高血压患者要补充适量水分，每天宜摄入 1200~1500 克水。

同时，高血压患者还要掌握正确的喝水方法：

(1) 早晨是高血压患者的危险时段，如果血压升高，水分补充不足的话，血液循环容易受阻。因此，高血压患者应在每天清晨起床时，空腹喝一杯温水，补充一夜的水分蒸发，稀释血液，增加血容量，改善血液循环，预防血栓和便秘。

(2) 外出锻炼回家后，喝 1 杯水，以补充运动中流失的水分。

(3) 下午，每过 1 小时就适当喝点水。

(4) 沐浴前后各喝 1 杯水。

(5) 晚上睡觉前喝一点水，稀释血液，清除体内毒素，预防夜间血栓的形成。

真正有效的饮水方法是每次喝 200~250 毫升，如果只随便喝一两口，对身体不会起到任何作用，但一次性大量饮水，也会加重胃肠负担。所以，高血压患者一次补充适量水即可。研究证明，硬水中含有较多的钙、镁离子，它们是参与血管平滑肌细胞收缩功能的重要调节物质，高血压患者可以多饮用泉水、深井水、天然矿泉水等硬水。

高血压患者需注意食物的正确吃法

吃对食物，用正确方法吃，对高血压患者有很好的调养作用。

(1) 过热的食物会造成胃部自律神经紧张，导致血压上升，所以进食温度以接近体温为好，不可超过 42℃。

(2) 肉类用煮的烹调方法，比用炒或油炸更加低脂肪。

(3) 坚硬的食物、纤维过于粗糙的食物，容易刺激胃黏膜，使自律神经紧张，导致血压因此上升，所以，患者应烹煮使食物软化后再食用。

(4) 建议用餐以温食为主，少吃生冷食物，以免刺激胃黏膜血管，分泌压力激素，升高血压。

高血压患者需掌握的外食诀窍

高血压患者的三餐若能自行料理是最理想的，可以自己控制烹调时钠盐和调料的使用量，自己均衡搭配食材，利于身体健康和血压控制。如果必须外食，患者可以掌握以下秘诀，同时享受美食且控制钠含量。

(1) 请店家少放调味料。挑选可以调整烹调方式的饭店，要求店家烹饪时少加点儿盐和味精等调料。

(2) 减少油脂的摄取量。尽量只吃盘中最上面的菜，因为在底层的菜肴含油脂较多；用餐时可以将餐盘倾斜，让肉汁、油等流向低处，只吃含油较少的菜肴。

(3) 不以炒饭、炒面、烩饭为主食。炒饭、炒面、烩饭的油、调味料含量较高，患者尽量不要食用，可以选择白米饭、粗粮为主食。

(4) 不喝汤汁。汤汁中的油盐含量较高，患者尽量不要喝汤汁。

(5) 少吃油炸、烧烤、烟熏等方法烹调的食物。高血压患者尽量吃用水煮、清蒸、汆烫等方法烹调的食物，减少油脂和盐的摄入，更加健康营养。

肉类以瘦肉为主。患者可以适当吃点儿瘦肉，避免食用肥肉，也不要吃动物内脏等胆固醇高的食物。

(6) 少吃加工食品。尽量选择新鲜的食材，比如不要吃泡菜、咸菜等加工蔬菜，选择一些用新鲜蔬菜烹调的菜肴。

(7) 少喝饮料多喝水。多喝开水或茶，少喝瓶装的果汁，其含钠量较高。

(8) 不吃西式速食。避免选择西式速食为正餐，汉堡、薯条、炸鸡等含钠量和含油量一般来说都很高。

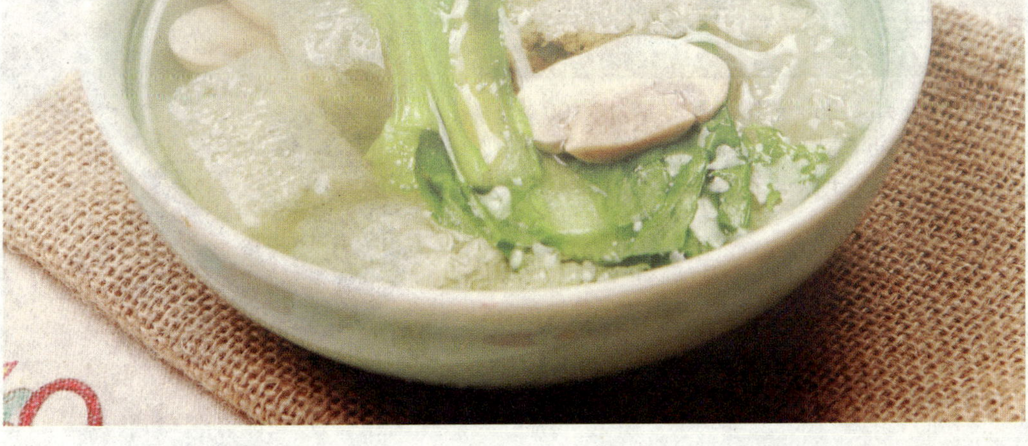

高血压四季营养配餐

春季饮食：多吃应季蔬果，利于控制血压

春季高血压治疗，要注重温补人体之阳气。春季人体肝气很旺，这时高血压的饮食调养应以清淡可口为主，忌食肥甘厚味和生冷油腻的食物，宜多吃牛奶、银耳、山药、木耳、薏米等，以清肝养脾；同时还要多吃新鲜应季蔬果，以补充维生素和水分。

推荐应季食谱

姜丝枸杞炒山药

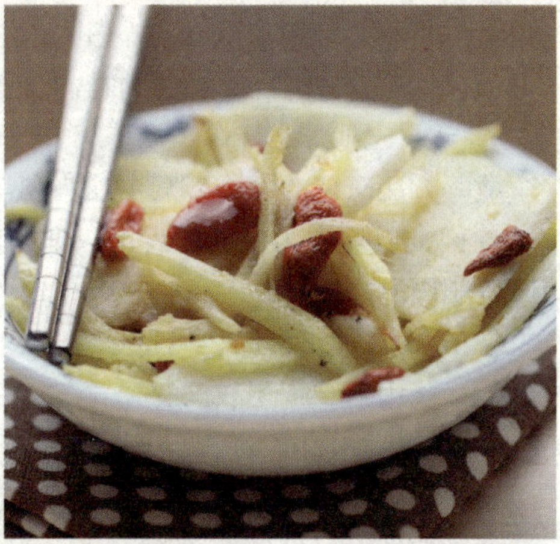

材料： 山药350克，枸杞子30克。

调料： 姜25克，植物油10克，盐、味精各2克。

制作方法

1 山药去皮，洗净，切片，放开水中焯烫，捞出沥干。2 枸杞用水泡开，洗净；生姜洗净，切细丝。3 锅置火上，加入植物油烧热，放入姜丝炒香，再放入山药快炒，加枸杞一起炒至山药熟。4 加盐、味精调味即可。

白菜炒木耳

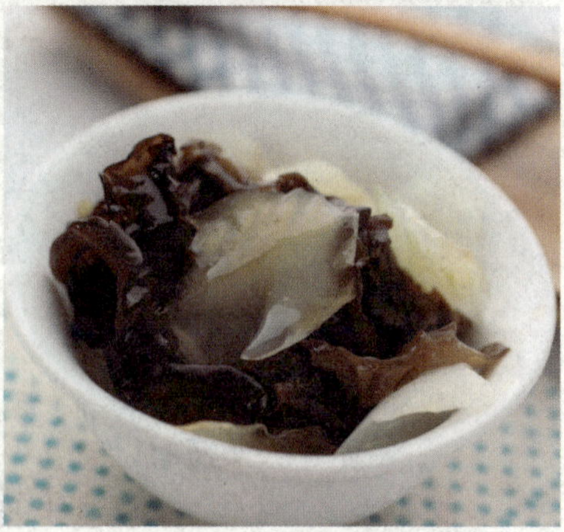

材料： 大白菜250克，木耳（水发）100克。

调料： 酱油5克，盐3克，味精1克，葱末、姜末、蒜末，干辣椒节各适量。

制作方法

1 白菜洗净片成薄片；木耳泡软，去根，洗净。2 热锅放油，烧热后放入葱、姜、蒜、辣椒炒香，放入木耳翻炒至微微变软。3 加入白菜片，烹入酱油翻几分钟，撒上盐和味精翻炒均匀即可。

夏季饮食：控制脂肪和谷类主食的摄入量，稳定血压

夏天天气炎热，人的消化功能会减弱，因而食欲不振。高血压患者在夏季的饮食应以清淡爽口为最佳，少吃油腻之品，减少盐的摄入，盐量控制在每天4克左右；多食易消化的食物，控制膳食中的脂肪及过多的谷类主食的摄入量，适宜食用鱼类、禽类等富含优质蛋白质且脂肪含量较低的动物性食物；多食含钾、钙丰富的蔬菜和水果，每天补充250克牛奶，每周吃鸡蛋不超过4个，饮酒量每日不超过20克；适当吃酸味或辛香的食物以增强食欲，以清热消暑为原则，但切忌暴饮暴食。

推荐应季食谱

番茄豆腐汤

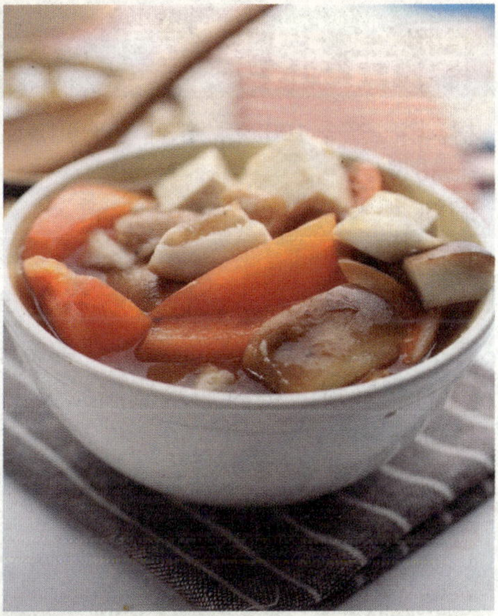

材料： 番茄2个，豆腐1块，芹菜1根，香菇4朵。

调料： 姜片5克，盐3克，葱花3克，植物油、清汤各适量。

制作方法

1 番茄洗净，切四瓣；豆腐洗净，切大块，焯水，过凉；芹菜洗净，焯水，切段；香菇洗净，切两片。2 锅置火上，倒油烧热，放入姜片炒香，再放香菇煸炒片刻。3 倒入清汤，大火烧开，放入豆腐、番茄、芹菜、盐，煮沸3分钟，撒上葱花即可。

菠菜鸡粥

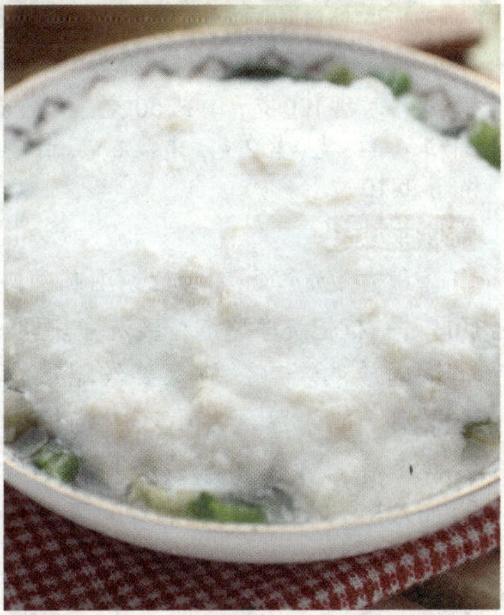

材料： 菠菜150克，鸡胸脯肉100克。

调料： 牛奶100克，鸡蛋清30克，鸡油适量，料酒10克，味精3克，淀粉10克，盐3克。

制作方法

1 将鸡胸脯肉洗净，砸成茸，鸡茸加入牛奶、精盐、料酒、蛋清搅成糊。2 菠菜去根，洗净，放开水中焯烫，捞出。3 锅置火上，放入汤、精盐、味精、牛奶烧开；用水淀粉勾芡，再倒入鸡茸糊，搅拌成粥状。4 取一汤盘，放上一半儿菠菜，浇上一层鸡粥；再将其余菠菜放入盘中，再浇一层鸡粥，淋上鸡油即可。

秋季饮食：多吃富含钾离子的蔬果，防止血压上升

秋季天气偏干燥，容易引起人的情绪浮躁，高血压患者此时应注意调整自己情绪，忌躁忌怒。高血压患者在秋季容易产生口唇干、鼻干、咽干的现象，饮食上应以清淡滋润为主，食用多汁多浆、富含维生素的酸甘之品，如银耳、百合、大枣、桂圆、莲子等，以生津润燥、益中补气；还应多食山楂、苹果、柑橘、梨、胡萝卜、冬瓜、萝卜、土豆、藕、绿叶蔬菜、香菇等富含钾离子的蔬果，以促进钠的排泄，防止血压上升；秋季高血压患者容易血黏度高，应多食黑木耳，降低血黏度和血脂。

推荐应季食谱

百合银耳羹

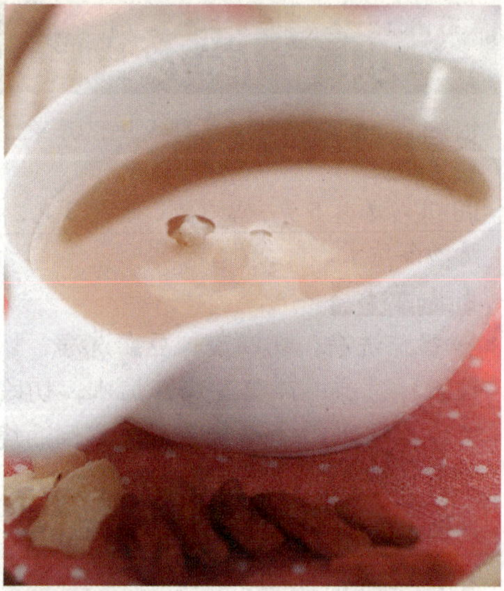

材料： 百合 100 克，银耳（干）15 克，枸杞子 30 克。

调料： 冰糖 30 克。

制作方法

1. 百合一片片摘下，洗净，沥干；银耳去蒂，洗净，泡软，撕成块，沥干；枸杞子洗净。
2. 将银耳放入锅内加水淹满，大火煮开后转中火煮约15分钟。
3. 加入枸杞再煮5分钟，再加入冰糖煮化。
4. 放入百合煮1分钟即可。

莲藕山药汤

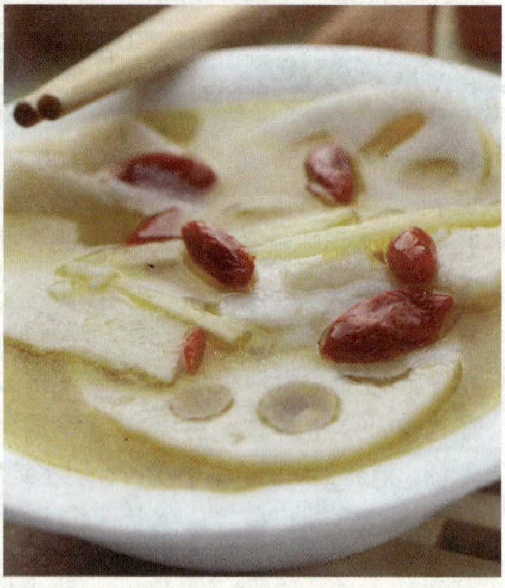

材料： 莲藕 100 克，山药 50 克，枸杞子 10 克。

调料： 姜 3 克，盐 2 克，味精 1 克，白砂糖 1 克，植物油 10 克。

制作方法

1. 莲藕去皮洗净，切厚片；山药去皮洗净，切厚片；枸杞洗净略泡；姜洗净切丝。
2. 锅内放油烧热，放入姜丝略爆，注入清汤煮沸；放入莲藕、山药、枸杞用中火煮至熟透。
3. 加入盐、味精、白糖调味即可。

冬季饮食：服用适当补药，以降压补气

中医学认为，外界气候变化对人体气血的影响是很显著的，如在天热时气血畅通易行，天寒时则气血凝滞沉淀。冬季高血压患者气血循环易不佳，饮食应以富于营养的食物为主，要发挥既补阴又补阳的作用，适当选用具有温热性质动物类或植物类食物，以补气活血，但注意不要过度食用，且不可随意服用人参、鹿茸等具有湿热、升散特性的补气壮阳药，以免加重病情，气虚的高血压患者忌服补气壮阳之品，应以补阴进行缓补。

推荐应季食谱

萝卜排骨汤

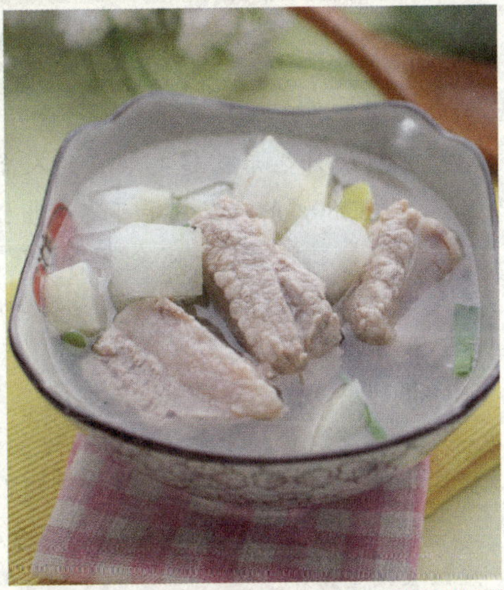

材料： 白萝卜400克，排骨300克。

调料： 盐2克，姜、葱、蒜、料酒、八角各适量。

制作方法

1. 萝卜去皮，切厚块；排骨洗净，放入沸水中略煮，去浮沫，捞起用冷水冲净。
2. 锅中装水，将排骨冷水下锅，加姜片、大蒜、八角、葱、料酒，用高压锅煮20分钟。
3. 将煮好的排骨汤倒入汤锅，放入萝卜煮软后，放盐调味即可。

红枣山药炖南瓜

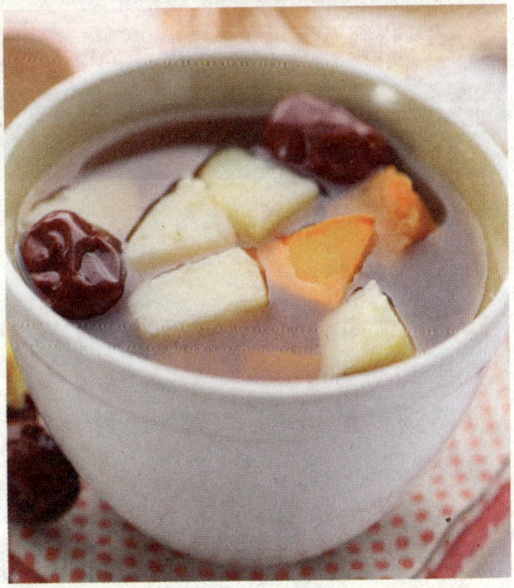

材料： 山药300克，南瓜300克，红枣100克。

调料： 红糖15克。

制作方法

1. 山药去皮洗净，切块；南瓜去皮和内瓤，洗净切块；红枣洗净，去核。
2. 将山药、南瓜及红枣一起放入炖盅内，加适量清水和红糖，大火烧开。
3. 盖上盖子，改用小火炖1小时左右，至山药、南瓜熟烂时即可。

四周改善高血压

第1周 低热量，维持理想体重

超重易提升血压

根据统计显示，超重 10% 的人高血压发病率为 10%，超重 30% 的人发病率为 20%，超重 80% 的人发病率可达 60%！

可见，肥胖者不一定会有高血压，但体重过重的确会增加高血压发病的概率。这是因为当体内的脂肪组织大量增加时，血液循环量也会相对增加，血管压力自然跟着提升，于是容易引发高血压。

低热量饮食，降体重，降血压

低热量饮食，即是让摄入的热量小于消耗的热量，以使人体消耗体内的脂肪来提供热量，因而减轻体重，逐渐平稳血压。

低热量饮食应限制高脂肪、高糖类食物，多食用热量低、营养丰富的蔬果，并应该长期坚持。

三餐推荐食谱　　早餐 荞麦粥＋菠菜拌绿豆芽

荞麦粥

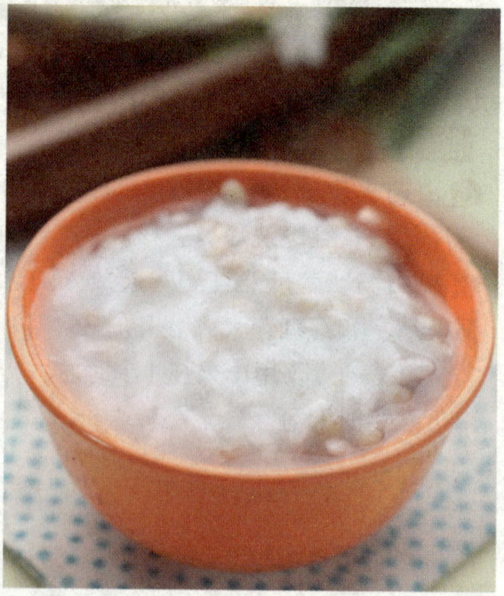

材料： 荞麦 50 克，大米 25 克。

制作方法

1. 将荞麦淘洗干净，浸泡 3 小时；大米洗净，浸泡 30 分钟。
2. 将汤锅置于火上，倒入适量清水，大火将清水煮沸。
3. 在煮沸的汤锅中放入荞麦、大米，用大火煮沸，然后转成小火，将其熬煮成稠粥即可。

大厨献招： 将荞麦制成面条、烙饼、面包、糕点，也是既美味又营养。

菠菜拌绿豆芽

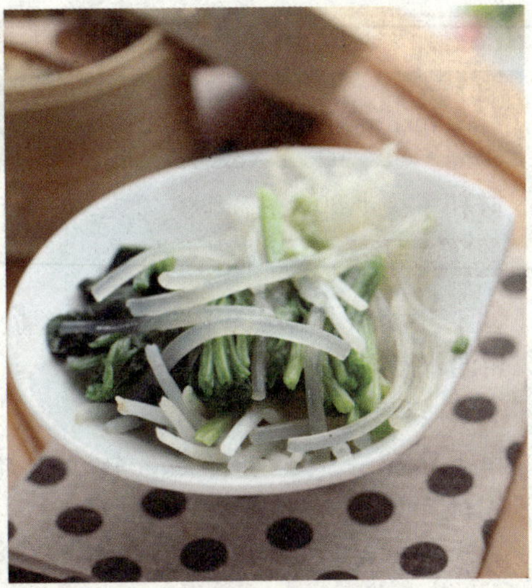

材料： 菠菜200克，绿豆芽100克，粉丝50克。
调料： 芥末酱、醋、香油、鸡精各适量。

制作方法

1 菠菜择洗干净，放沸水中焯透，捞出切段；绿豆芽掐头、根，烫熟，控水。

2 粉丝剪成段，洗净，放沸水中煮至透明，捞出过凉，控净水分。

3 芥末酱放入温水中调匀，加盖闷几分钟至出味。

4 将全部食材放入碗中，加入芥末酱、醋、香油、鸡精，拌匀即可。

三餐推荐食谱　　中餐 红薯蒸饭＋木耳炒白菜

红薯蒸饭

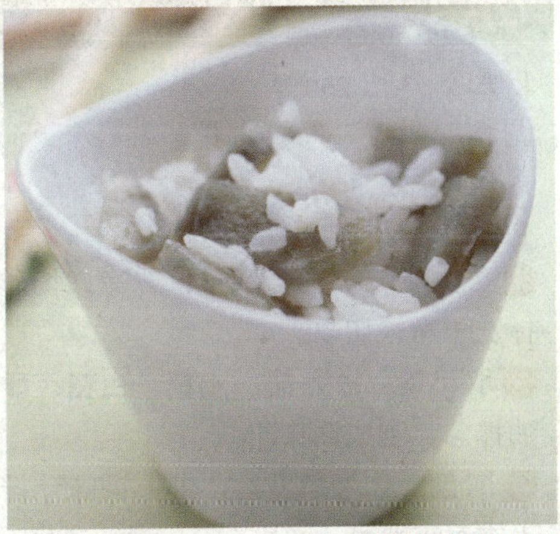

材料： 大米100克，红薯50克。

制作方法

1 红薯去皮，洗净，切片；大米淘洗干净。2 将大米和红薯一起倒入电饭锅中，加入适量清水，盖紧锅盖。3 按下“煮饭”键，煮至电饭锅提示饭煮好，保持“保温”状态继续焖10分钟以上，开盖即可食用。

木耳炒白菜

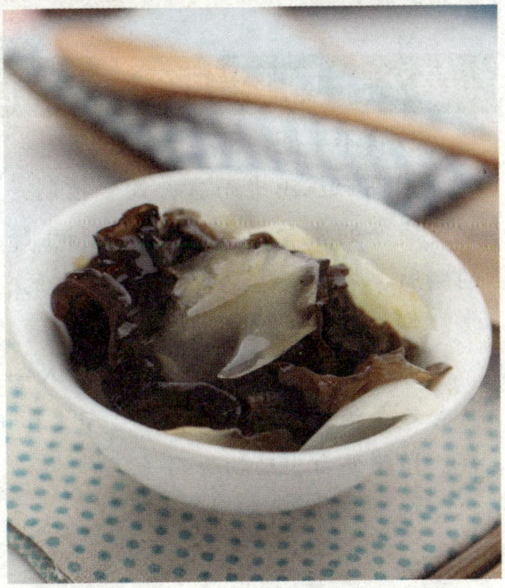

材料： 水发木耳100克，大白菜200克。
调料： 酱油、食盐、花椒粉、葱花、湿淀粉、豆油各适量。

制作方法

1 将木耳去根，放清水中泡发；选白菜的中段或菜心去菜叶。2 把发好的木耳择洗干净；将整理后的白菜切成小片。3 炒锅内放油烧热，下花椒粉、葱花，随即下入白菜片煸炒，炒至白菜片油润明亮时放入木耳，加酱油、食盐，炒拌均匀。4 炒至白菜片、木耳入味，用湿淀粉勾芡，即可出锅装盘食用。

三餐推荐食谱　晚餐 小米黄金粥＋凉拌冬瓜

小米黄金粥

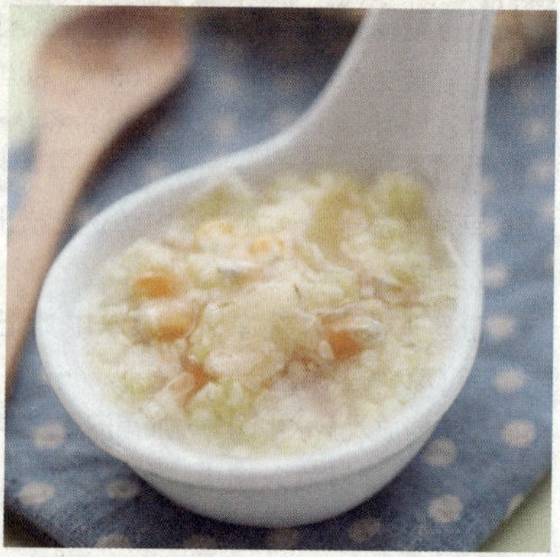

材料： 小米80克，玉米糁40克，百合干20克。

制作方法

1 将小米和玉米淘洗干净；干百合清洗干净，用温水浸泡30分钟至完全舒展开。

2 汤锅置火上，倒入适量水，放入小米和玉米糁，大火烧开后，转小火炖煮30分钟左右。

3 加入百合，再炖煮10分钟即可。

凉拌冬瓜

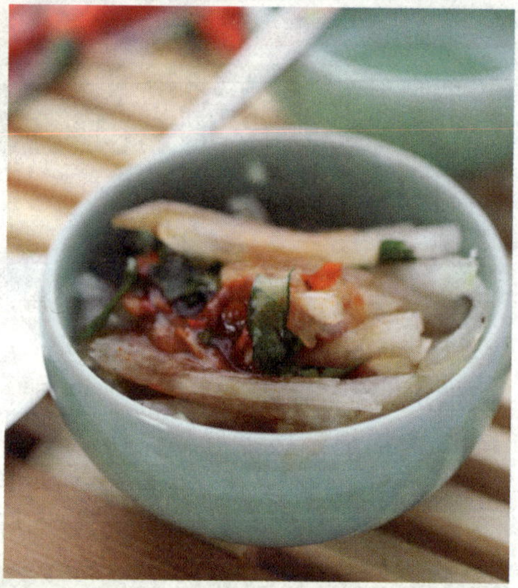

材料： 冬瓜250克。

调料： 盐、鸡精、白糖、醋、辣椒油、香菜各适量。

制作方法

1 冬瓜去皮，去瓤和子，洗净，切丝；香菜择洗干净，切末。

2 取小碗，放入盐、鸡精、白糖、醋和辣椒油拌匀，制成调味汁。

3 取盘，放入冬瓜丝，淋上调味汁拌匀，撒上香菜末即可。

第2周 均衡摄取各类天然食物，平衡膳食

饮食不平衡，不利于降压

对高血压患者而言，饮食控制是相当关键的一环。很多患者认为“清淡饮食”就是完全的素食，这样不仅不利于降压，也不利于营养平衡和身体健康。摄取适量的脂肪、盐分；是控压饮食所允许的，患者应树立正确的饮食观念，做到平衡膳食。

平衡膳食，均衡摄取各类食物

平衡膳食，就是每天都要摄入一定量的谷物、蔬菜、水果、蛋豆鱼肉等各类天然营养食物，以均衡营养，使人体真正吸收到对降低血压有益的营养素，如钾、钙、镁、植物蛋白、动物蛋白等。

推荐应季食谱 早餐 牛奶小米粥 + 鸡蛋炒西芹

牛奶小米粥

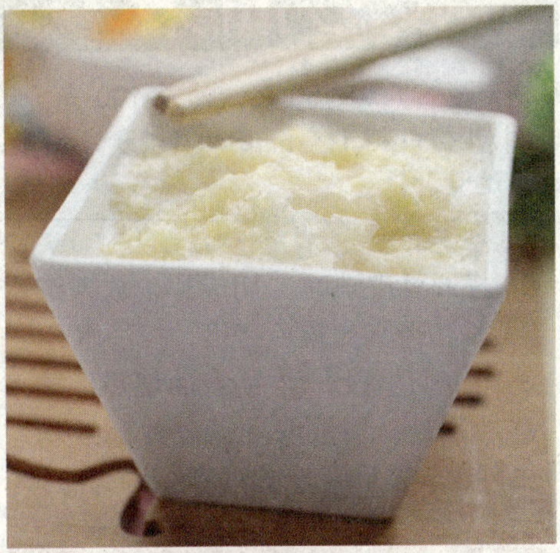

材料： 大米、小米各 30 克，脱脂牛奶半袋。

调料： 白糖少许。

制作方法

①小米淘洗干净；大米淘洗干净，浸泡 30 分钟。②锅置火上，倒入适量清水煮沸，放入大米和小米，以大火煮至米涨开。③倒入脱脂牛奶煮沸后，一边搅拌，一边转用小火熬煮，加入白糖，煮至米粒烂熟即可。

鸡蛋炒西芹

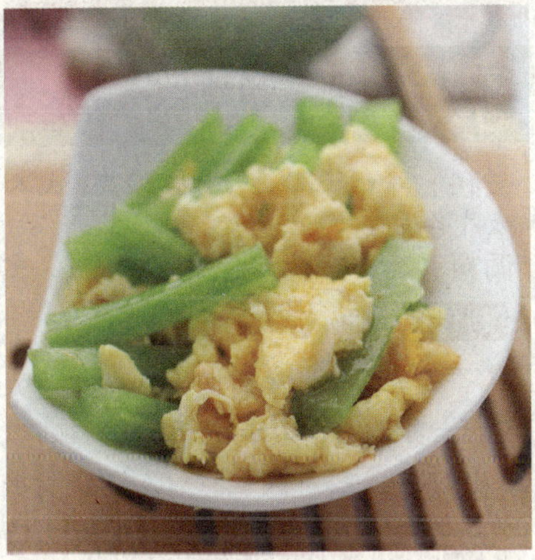

材料： 鸡蛋 2 个，西芹 200 克。

调料： 盐 2 克，白糖 2 克，水淀粉、植物油各适量。

制作方法

①西芹去叶，洗净，切段；鸡蛋打入碗中，加入水淀粉搅拌均匀。②锅中入油烧热，倒入鸡蛋液炒熟，搅成小块，盛出。③原锅再入油烧热，放入西芹爆炒，放入鸡蛋块、盐、白糖快速翻炒均匀即可。

推荐应季食谱 中餐 炝锅面 + 豆皮炒油菜

炝锅面

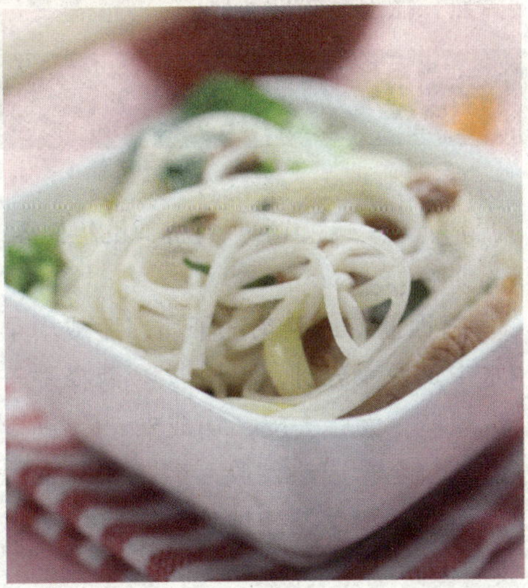

材料： 挂面 150 克，猪瘦肉、黄豆芽、油菜各 50 克。

调料： 葱花、姜末、淀粉、酱油、鸡精、盐、植物油各适量。

制作方法

①猪瘦肉洗净，切丝，放入酱油和淀粉抓匀，腌渍 15 分钟。②锅置火上，入油烧热，放入葱花、姜末炒香，倒入猪肉丝煸炒至肉色变白，加清水煮沸。③下入挂面、豆芽和油菜煮熟，用盐和鸡精调味即可。

豆皮炒油菜

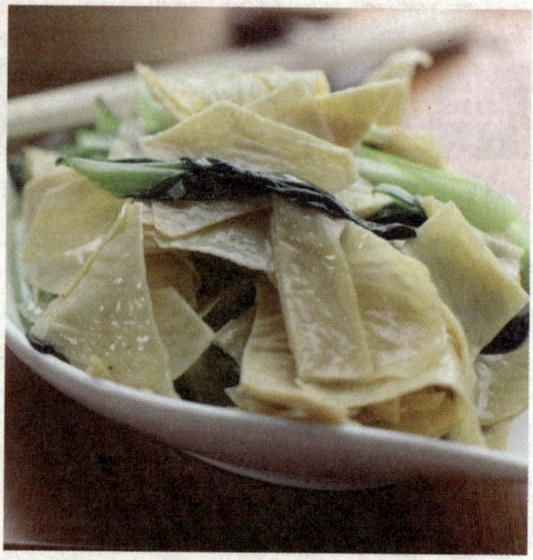

材料： 油豆皮 50 克，油菜 100 克。
调料： 白糖 1 克，香油 3 克，盐 1 克，植物油适量。

制作方法

①将油豆皮洗净，切成片，放入滚水中略煮 30 秒，待其变软后捞出，控净水分。②油菜洗净，切小段。③锅入油烧热，放入油菜段翻炒片刻，再放入油豆皮片翻炒均匀，加入白砂糖、盐和芝麻香油拌炒均匀即可。

推荐应季食谱　　晚餐 杂米香菇粥＋清炒双花

杂米香菇粥

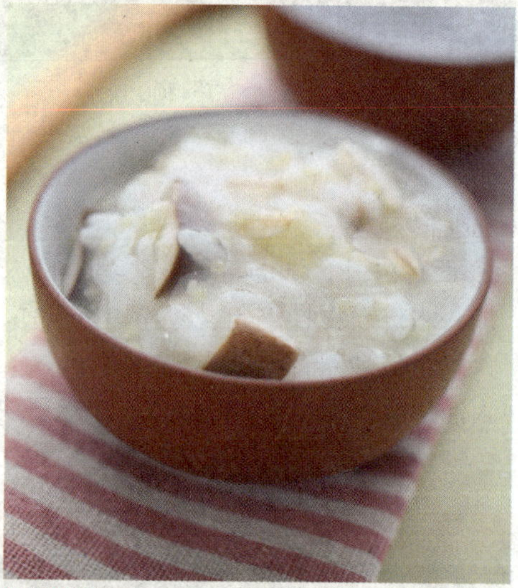

材料： 鲜香菇 20 克，小米 50 克，大米、糯米、麦片各适量。
调料： 葱末适量。

制作方法

①香菇去蒂，洗净，切丁。②大米、小米、糯米分别洗净；大米浸泡 30 分钟；糯米浸泡 2 小时。③锅置火上，放入适量清水煮沸，放入大米、小米和糯米煮开后转小火煮 40 分钟。④加入麦片继续煮 15 分钟，放入香菇煮熟，撒上葱末即可。

清炒双花

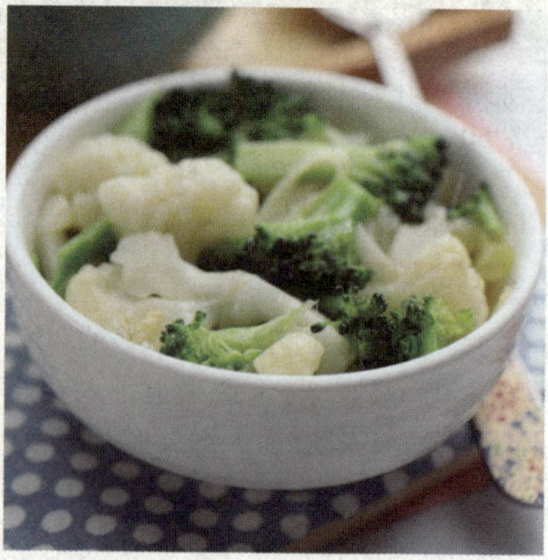

材料： 西蓝花、菜花各 250 克。
调料： 葱、蒜、盐、鸡精、植物油各适量。

制作方法

①将西蓝花、菜花洗干净，掰成小朵，入沸水中焯烫 1 分钟，捞出。②葱择洗干净，切成葱花；大蒜去皮，切成末。③锅置火上，入油烧至七成热，放入葱花和蒜末炒香，放入西蓝花和菜花翻炒均匀，用盐和鸡精调味即可。

第3周 限制脂肪、胆固醇的摄入量，预防并发症

胆固醇和脂肪摄入量高，易引发高血压并发症

过多摄入动物油脂、内脏、蛋黄等脂肪和胆固醇含量高的食物，易提升人体血脂和胆固醇，减弱血管弹性，提升血压，加速动脉粥样硬化等病症发展，所以，高血压患者要限制脂肪和胆固醇的摄入量。

合理摄入脂肪和胆固醇

限制胆固醇和脂肪摄入量，并不是完全拒绝脂肪食物，胆固醇和脂肪是人体必需的物质，缺少则易诱发其他病症，应适量摄取。正确的吃法是：多吃低脂食物、蔬菜水果、全谷类等，远离高脂、高胆固醇食物。

三餐推荐食谱　　早餐 玉米面粥 + 香菇炒芹菜

玉米面粥

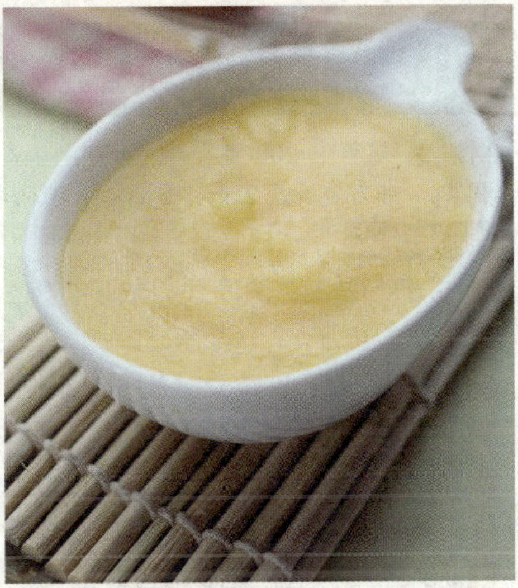

材料： 玉米面50克。

制作方法

1. 将玉米面放碗中，加入开水搅拌成糊待用。
2. 汤锅置火上，加适量水煮沸，放入玉米面糊煮开。
3. 转用小火熬煮，不时地用汤勺搅拌，煮至粥黏稠即可。

大厨献招： 玉米面还可制成玉米面糊、玉米茶、玉米切糕等花样繁多的美食。

香菇炒芹菜

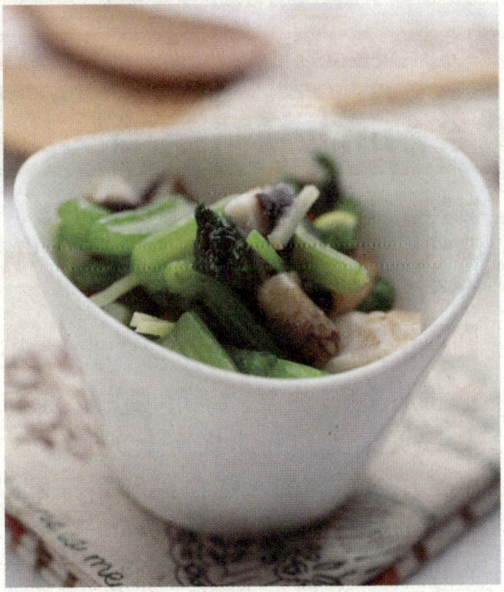

材料： 芹菜400克，鲜香菇200克。

调料： 料酒、水淀粉、酱油、香油、植物油、葱末、姜丝各适量。

制作方法

1. 香菇去蒂，洗净，切块；芹菜择洗干净，切段；香菇、芹菜分别在沸水中焯透，捞出，控净水分。
2. 锅中入油烧热，放入葱末、姜丝炒香，再放入香菇、芹菜煸炒。
3. 烹入料酒，调入酱油，用水淀粉勾芡，淋上香油即可。

三餐推荐食谱　　中餐 燕麦饭＋胡萝卜炒豌豆

燕麦饭

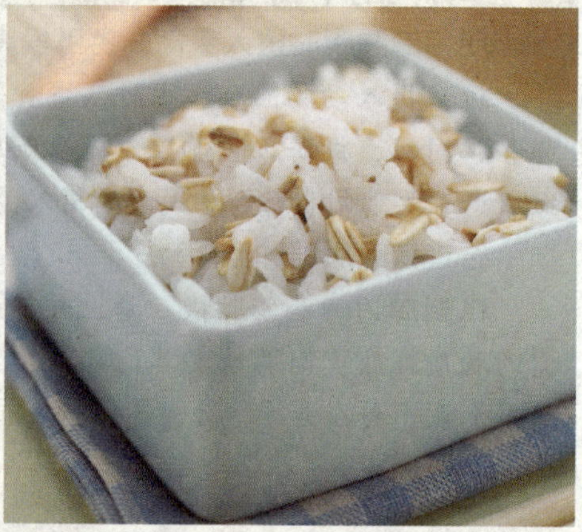

材料： 大米50克，燕麦片25克。

制作方法

1. 大米、燕麦片分别淘洗干净。
2. 将大米和燕麦片倒入电饭锅中，加适量清水，盖上锅盖。
3. 按下“煮饭”键，等电饭锅煮熟饭后，保持“保温”状态焖10分钟以后即可。

胡萝卜炒豌豆

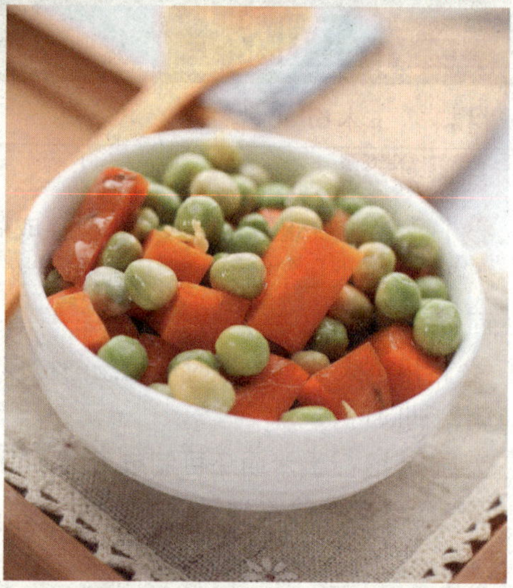

材料： 胡萝卜200克，豌豆200克。

调料： 姜5克，盐2克，香醋、植物油各适量。

制作方法

1. 胡萝卜去皮，洗净，切成丁；豌豆洗净；姜洗净，切片。
2. 将胡萝卜丁和豌豆分别放入滚水中焯煮1分钟，捞出，控净水分。
3. 锅置火上，入油烧至七成热，放入姜片爆香，然后放入胡萝卜丁、豌豆，爆炒至熟。
4. 调入香醋和盐，翻炒均匀即可。

推荐应季食谱　　晚餐 番茄圆白菜汤＋枸杞苦瓜

番茄圆白菜汤

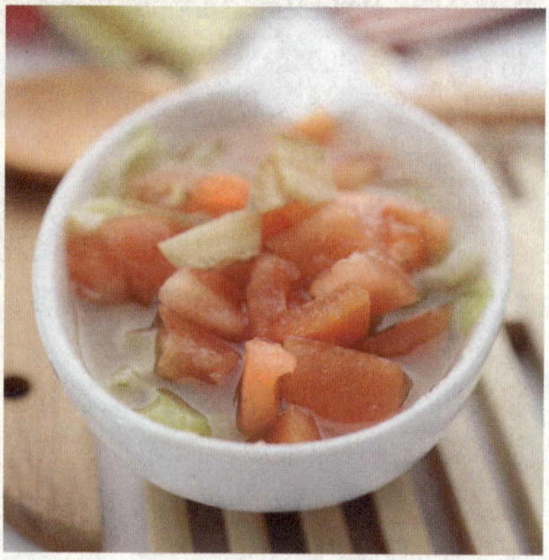

材料： 番茄100克，圆白菜250克。

调料： 葱花、姜片、高汤、盐、鸡精、植物油各适量。

制作方法

1. 番茄洗净，去蒂，切丁；圆白菜洗净，切片。
2. 锅置火上，入油烧至七成热，放入葱花和姜片炒香，倒入圆白菜和番茄翻炒均匀。
3. 在锅中加适量高汤大火煮沸，转小火煮至圆白菜软嫩，用盐和鸡精调味即可。

枸杞苦瓜

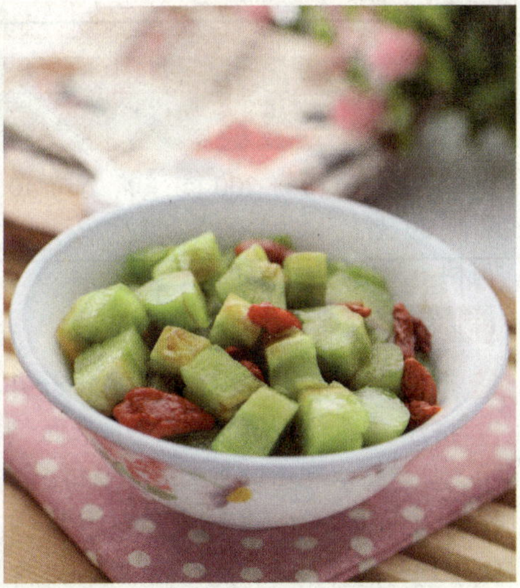

材料：苦瓜400克，枸杞子20克。
调料：植物油、香油、盐、味精、料酒各适量。

制作方法

1 将苦瓜去瓤，洗净，切小块；枸杞子用温水泡软，再用清洗干净，沥干。

2 锅置火上，加入适量清水，放入食用油和食盐，烧沸后放入苦瓜煮2分钟，捞出控净水分。

3 锅中入油烧热，放入苦瓜和枸杞爆炒片刻，加上盐、料酒、味精炒匀，淋上香油即可。

第4周 清淡饮食，控制钠的摄入量

控制钠含量，是改善高血压的关键

钠过多，会造成水分滞留，血液量增加，不但会导致血压升高，还会加重心血管负担。所以，掌控高血压的关键就是限制钠含量，低钠饮食是高血压患者最理想的饮食原则。但低钠不是禁钠，钠是调节生理机能不可或缺的元素，过少也不利于健康。

清淡饮食，控制钠的摄入量

低钠饮食，除了要多吃高钾低钠的食物之外，还要注意减少盐的摄入。高血压患者可以循序渐进地减少盐分及调味料的摄取量，例如吃高纤蔬菜时，可不加盐，改用蒜、姜稀释酱油等，长此以往，逐渐培养成健康的清淡饮食习惯。

三餐推荐食谱　　早餐 山药枸杞粥

山药枸杞粥

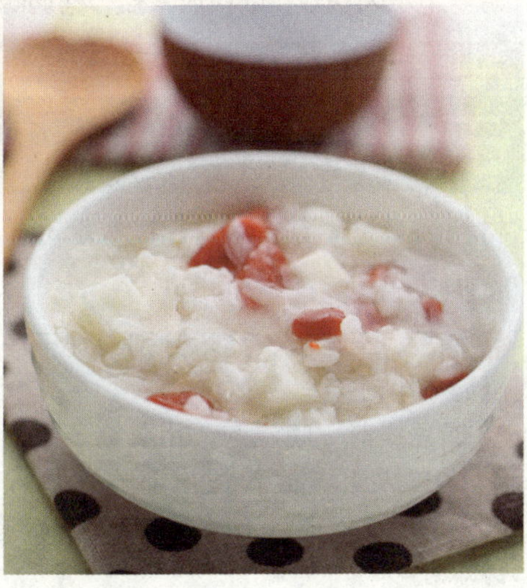

材料：山药100克，糯米50克，枸杞子少许。

制作方法

1 将糯米淘洗干净，用清水浸泡4小时以上；山药去皮，切丁；枸杞子洗净。

2 锅中入水烧沸，放入糯米大火煮沸后改小火熬煮。

3 待粥将熬成时放入山药，熬煮软烂后，加入枸杞稍煮即可。

推荐应季食谱　　中餐 杂粮馒头＋三色荷兰豆

杂粮馒头

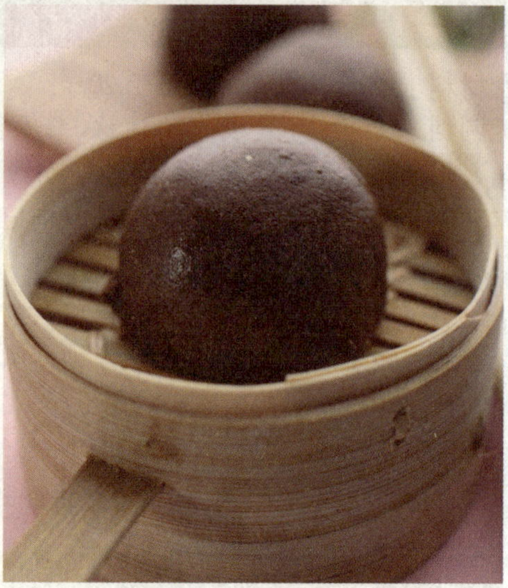

材料： 小麦面粉 200 克，荞麦面 40 克，小米面 30 克。

调料： 干酵母 5 克。

制作方法

1 将酵母用接近 40℃的温水化开并调匀。

2 将小麦面粉、荞麦面、小米面倒入容器中，加酵母水和适量清水搅拌均匀，揉成面团，饧发 40 分钟。3 将发好的面团搓粗条，切成大小均匀的面剂子，逐个团成圆形，制成馒头生坯。4 放入烧开的蒸锅蒸 15~20 分钟即可。

三色荷兰豆

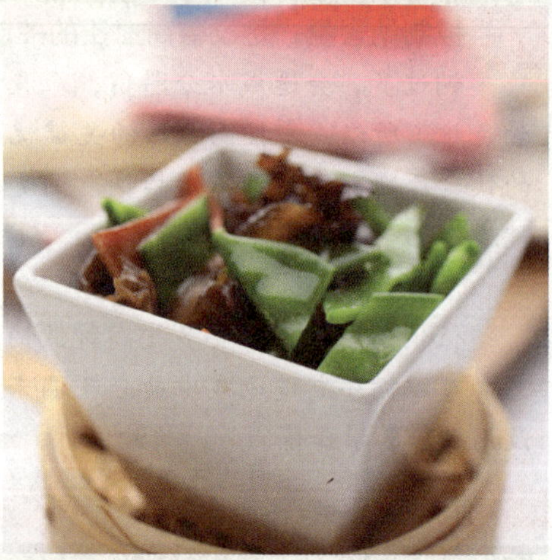

材料： 荷兰豆 250 克，胡萝卜 100 克，黑木耳 150 克。

调料： 蒜片、葱丝、盐、白糖、植物油各适量。

制作方法

1 将荷兰豆和胡萝卜切片；黑木耳洗净，泡发，撕小朵。2 将以上食材分别放入油盐水中飞水后盛起，控水。3 锅中入油烧热，放入葱片、蒜片炒香，放入荷兰豆、黑木耳、胡萝卜急火快炒，依次放入盐、糖调味即可。

推荐应季食谱　　晚餐 玉米绿豆粥

玉米绿豆粥

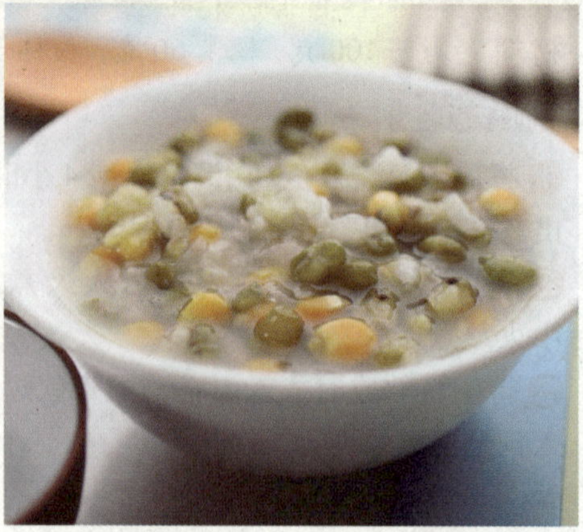

材料： 绿豆、鲜玉米粒、糯米各 30 克。

制作方法

1 绿豆、玉米粒、糯米分别淘洗干净；糯米浸泡 1 小时。

2 绿豆提前一晚浸泡，用蒸锅蒸熟，待用。

3 锅置火上，放入适量清水，加入玉米大火煮沸后放入糯米、绿豆，转小火熬煮 30 分钟即可。

高血压特殊人群的饮食调养

老年高血压患者的饮食调养

降压饮食原则

(1) 控制热量。老年高血压患者应坚持低热量饮食，控制主食摄入量。

(2) 控制脂肪的摄入量。宜选用低饱和脂肪酸、低胆固醇的食物，如蔬菜、水果、全谷食物、鱼肉及低脂奶等。食用油宜多选食植物油，忌吃油炸或油煎食物。

(3) 限盐。凡有轻度高血压或有高血压病家族史的，其食盐摄入量最好控制在每日 5 克以下，对血压较高或合并心衰者摄盐量应更严格限制，每日用盐量应在 1~2 克。

推荐食谱

白菜豆腐煲

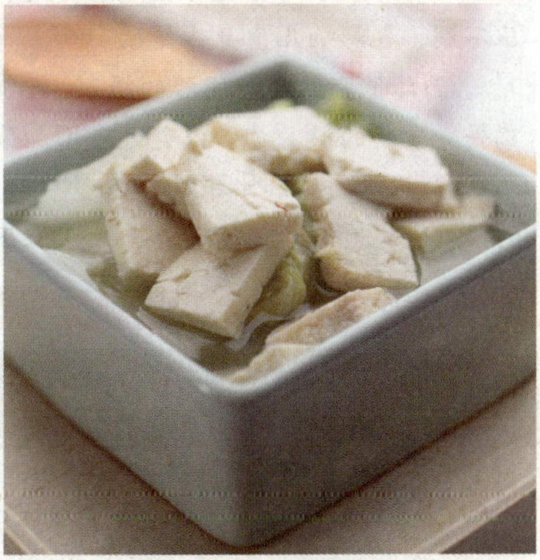

材料： 豆腐（北）150 克，白菜 125 克。

调料： 盐、植物油、葱末、姜末、奶汤各适量。

制作方法

1. 将豆腐上笼蒸 10 分钟取出，切成片。
2. 白菜撕成块，放入沸水中氽一下。
3. 锅置火上，入油烧至五成热，加入葱、姜末炒出香味。
4. 放入奶汤、盐、豆腐、白菜，大火烧沸后，撇去浮沫，转小火煮 2 分钟即可。

妊娠高血压患者的饮食调养

降压饮食原则

(1) 控制食量和体重。妊娠高血压患者要适当控制每日的进食量，应以孕期正常体重的增加为标准调整进食量，维持孕期各阶段正常体重，以免热量过剩，影响血压。

(2) 清淡饮食，控制钠的摄入量。每天的食盐量限制在 2 克左右，如果浮肿严重，尿量过少，可采用无盐饮食。还要限制调味品和辛辣食物的摄入。

(3) 多吃利尿和促消化的食物。应常吃冬瓜等具有利尿功效，以及五谷等富含膳食纤维、有促进肠胃蠕动功效的食物，以预防尿少和便秘。

推荐食谱

香菇烧冬瓜

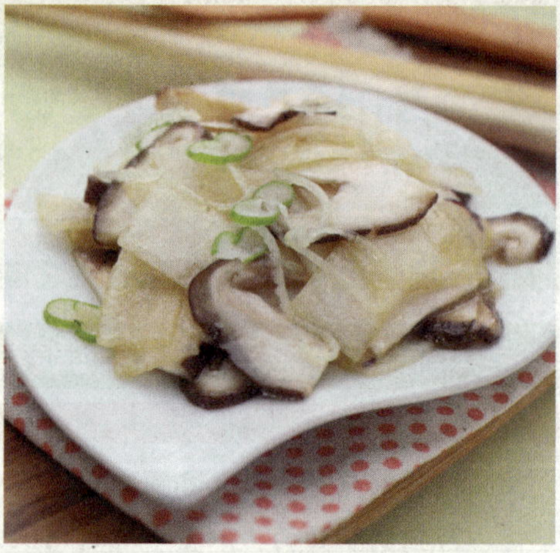

材料： 冬瓜 500 克，香菇（鲜）250 克。
调料： 盐 3 克，白砂糖 2 克，酱油 1 克，淀粉 10 克。

制作方法

1 冬瓜去皮，切成片；香菇去蒂，洗净，切片，用水焯熟，捞出控水。2 热锅内加油，放入冬瓜稍炒，加适量水和酱油；再放入香菇，略炒，然后加盐、糖，少量味精调味。3 少量勾芡，烧入味，即可。

儿童高血压患者的饮食调养

降压饮食原则

(1) 少食或忌食高盐、高糖、高脂肪的垃圾食物。儿童喜欢吃冰激凌、炸鸡、汉堡、薯条、膨化食品等垃圾食品，此类食品热量高、脂肪多、含盐多、营养少，对高血压不利，也影响儿童身体健康。

(2) 降低脂肪和胆固醇的摄入，控制热量和体重。儿童饮食要控制饭量，控制肉类、鸡蛋等食物的摄入量，以免过度增加体重。

(3) 增加蔬菜和水果的摄入量。蔬果富含维生素和膳食纤维，儿童适度增加蔬果的摄入量，有利于均衡营养，改善血压。

推荐食谱

西蓝花炒鸡蛋

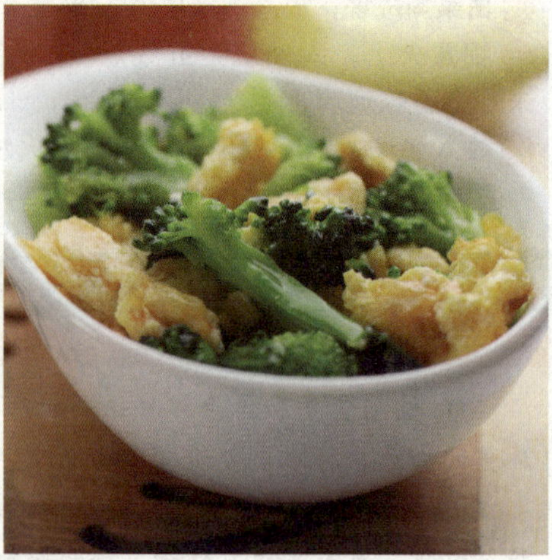

材料： 西蓝花半颗、鸡蛋 2 个。
调料： 食盐、食用油适量。

制作方法

1 西蓝花洗净，掰成小朵，下面的粗茎部分切片。2 准备开水，放入西蓝花和茎片焯 1 分钟断生，然后捞出过凉水。3 锅中油热后倒入打散的蛋液，炒熟后倒入西蓝花，翻炒 1 分钟。4 关火，撒盐，出锅。

第三章

吃对食物，降低高血压

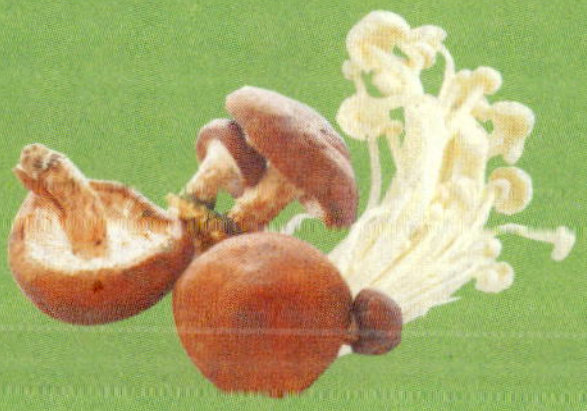

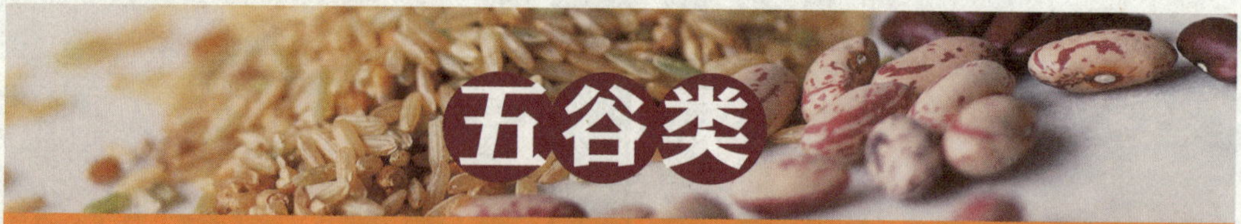

五谷类

玉米 抑制胆固醇吸收，保持血管弹性

适用者： 血压偏高者、血脂偏高者、心血管疾病患者　**不适用者：** 易腹胀及尿失禁患者

【性味归经】
性平，味甘，归脾、胃经。

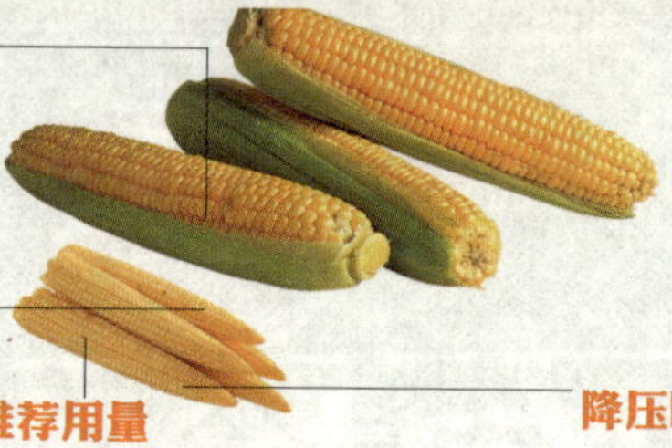

【营养成分】
富含蛋白质、亚油酸、膳食纤维、玉米黄素、维生素 B、维生素 E、卵磷脂等。

推荐用量
每餐 100 克，玉米面每餐 50~100 克。

玉米演绎

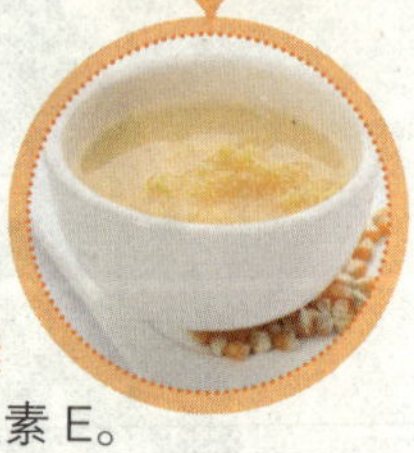

降压明星元素
亚油酸、维生素 E。

玉米为什么能降血压

* 玉米中所含的亚油酸和维生素 E 可降低血液中胆固醇的浓度，保持血管弹性，辅助降低高血压。
* 玉米所含的卵磷脂可以促使血流通畅，改善高血压症状。
* 玉米含有钾、镁与钙，能使血管正常扩张，进而改善高血压。

这样做更营养美味

● 煮玉米粥时添加少量碱，可使玉米中过多的烟酸释放出来，并能较好地保存玉米中的维生素 B_1 和维生素 B_2。
● 玉米须可清热利尿、消水肿，用来煮茶可以帮助排出体内多余，利于改善高血压。
● 玉米面和细粮搭配制作玉米糕、玉米馒头、玉米饼等，更营养健康、利于消化。

搭配宜忌

√玉米 + 豆类　玉米和豆类含有不同的氨基酸，二者同食，可以丰富氨基酸种类，起到互补作用，提高两者的营养价值。

√玉米 + 橘子　玉米中的维生素 E 有抗氧化作用，而橘子中的维生素 C 易被氧化，二者同食，利于维生素的吸收。

× 玉米 + 可乐　两者都富含磷，同食可能会摄取过多的磷，而干扰体内钙的吸收和保留。

× 玉米 + 田螺　玉米忌和田螺同食，否则会中毒。

× 玉米 + 牡蛎　玉米与牡蛎同食，否则会阻碍锌的吸收。

营养师叮咛

◆ 玉米发霉后易产生致癌物，发霉的玉米不能再食用。
◆ 食用玉米时应将营养含量很高的玉米胚芽全部吃进。

保健功效一览表	
预防心血管疾病	玉米能抑制胆固醇的吸收、改善高血脂、防止动脉粥样硬化，可降低患心血管疾病的风险。
减少胃肠病的发生	玉米中膳食纤维的含量较高，可刺激胃肠蠕动，能防治便秘和胃肠病。
增强人体新陈代谢	玉米胚尖所含的营养物质能增强人体新陈代谢、调整神经系统功能。
有明显的护眼作用	玉米含有的黄体素、玉米黄质可以对抗眼睛老化。

这样吃就能降压——推荐降压特效料理

空心菜炝玉米

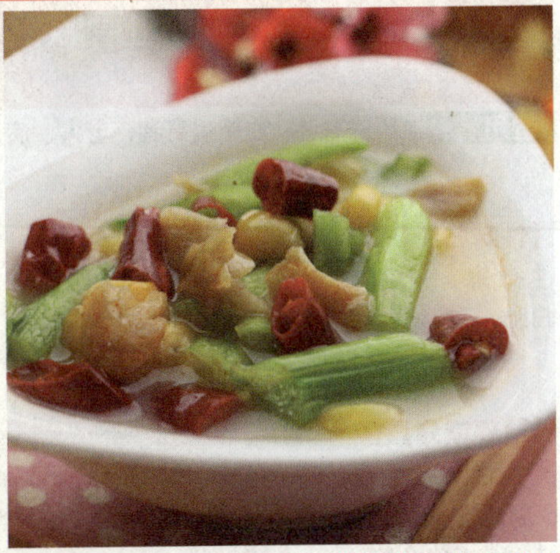

材料： 玉米150克，空心菜300克，榨菜15克。

调料： 植物油、花椒、干辣椒节各适量。

制作方法

1. 将玉米粒洗净，空心菜洗净，茎根切段，分别用沸水氽一下。
2. 开大火，放植物油入炒锅，下干辣椒节炸至棕红，下花椒、榨菜炒香。
3. 倒入玉米、空心菜，注入鲜汤起锅即可。

玉米蛋花粥

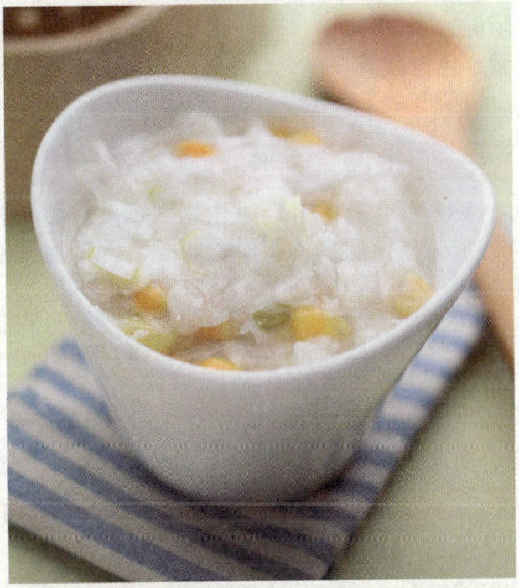

材料： 玉米150克，大米40克，鸡蛋70克、葱花10克。

调料： 盐少量。

制作方法

1. 将大米泡水3小时后沥干备用。
2. 汤锅加入适量的水煮滚，放入大米及玉米，边搅拌边以小火煮至熟烂。
3. 鸡蛋打散成蛋液放入锅中，撒入盐和葱花即可。
4. 倒入玉米、菜注入鲜汤好后起锅即可。

玉米海带汤

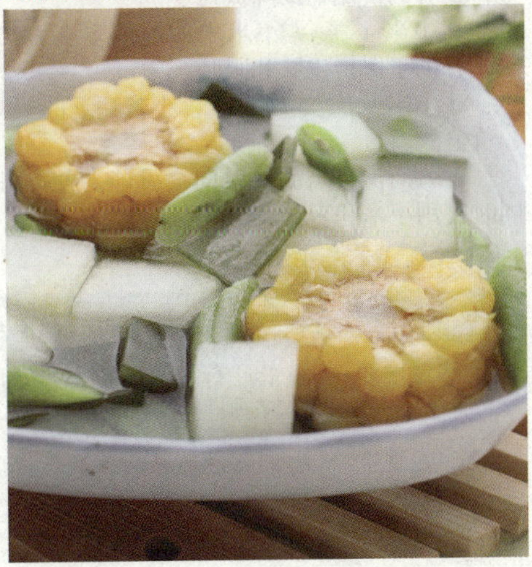

材料： 玉米100克，海带50克，冬瓜50克，四季豆50克。

调料： 盐1/4小匙、香油1/4小匙。

制作方法

1. 将食材洗净，后将海带、冬瓜切小块，玉米切段，四季豆切斜段备用。
2. 汤锅中放入适量水，将所有材料放入汤锅中一起熬煮。
3. 起锅前加入盐和香油略煮即可。

小米 抑制血管收缩，稳定血压

适用者：血压偏高者、血脂偏高者、老人、病人、产妇 不适用者：气血不顺者、甲状腺功能低下者

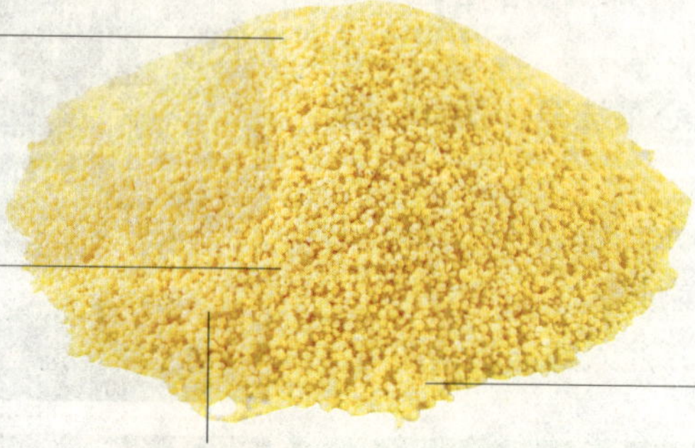

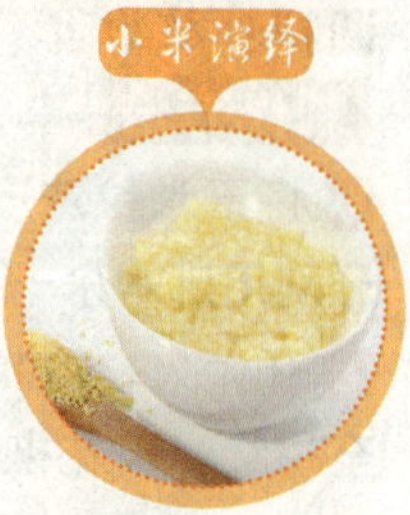

【性味归经】
性微寒，味甘咸，归肺、脾、胃经。

【营养成分】
富含膳食纤维、B族维生素、钙、铁、碳水化合物、烟酸、类胡萝卜素、色氨酸等。

【推荐用量】
每餐60克（不宜多食、久食）。

【降压明星元素】
B族维生素、膳食纤维。

小米为什么能降血压

*小米所含有的B族维生素、烟酸等多种营养成分，能起到抑制血管收缩、降低血压的作用。

*小米中的膳食纤维，能抑制胃肠道吸收脂肪，降低人体血液中的血脂含量，能防止动脉粥样硬化，改善高血压。

*玉米含有钾、镁与钙，能使血管正常扩张，进而改善高血压。

这样做更营养美味

●小米粥可以熬得稍微稠一些，比稀的小米粥更有利于营养吸收。

●熬小米粥时不宜加食用碱，否则会破坏其所含有的B族维生素。

●淘米时不要用手搓，忌长时间浸泡或用热水淘米。

搭配宜忌

√小米＋南瓜 小米可以抑制血管收缩，南瓜利于降低体内钠含量，二者同食能辅助降低血压。

√小米＋黄豆 小米中的类胡萝卜素与黄豆中的异黄酮发生作用，有助于保护皮肤和眼睛视力。

√小米＋肉类 肉类富含小米缺乏的赖基酸，二者互补，提高营养价值。

×小米＋杏仁 二者同食可能会使人吐泻，肠胃不好的人不要同时食用小米和杏仁。

营养师叮咛

◆小米性微寒，体质虚寒者应少吃，气滞者忌食。◆女性产后不宜完全以小米做主食，应搭配其他谷类一起食用，以免缺乏某些身体必需的营养素。

保健功效一览表	
改善脾胃虚弱、消化不良	小米具有防治消化不良，防止反胃、呕吐的功效，对于久病体虚的高血压患者比较适宜。
镇静安眠生	小米富含色氨酸，有促进睡眠、提高睡眠质量的作用。
滋阴养血	小米可以帮助产妇恢复体力、滋阴养血，调养虚寒体质。

这样吃就能降压——推荐降压特效料理

肉粒小米饭

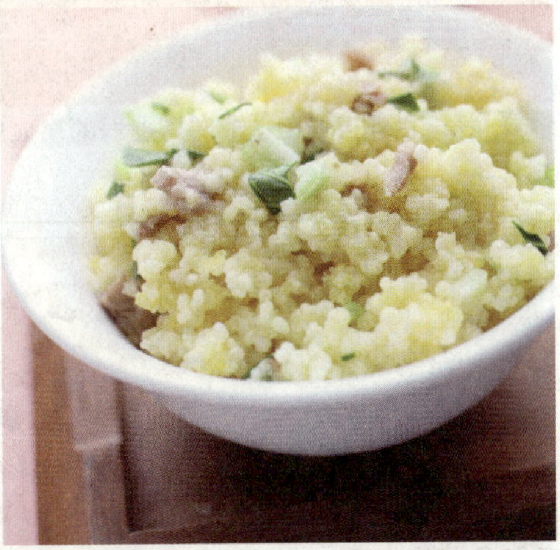

材料： 小米600克，猪瘦肉150克，油菜35克。

调料： 盐2克。

制作方法

1 将小米洗净，去杂质，沥干水；油菜洗净，挤去水，切成末粒状；猪瘦肉洗净，切成小颗粒。2 锅中倒入适量水，烧沸后放入小米、肉粒、油菜末、精盐。3 再次烧沸后改用小火焖煮，煮熟即可食用。

鸡肉小米粥

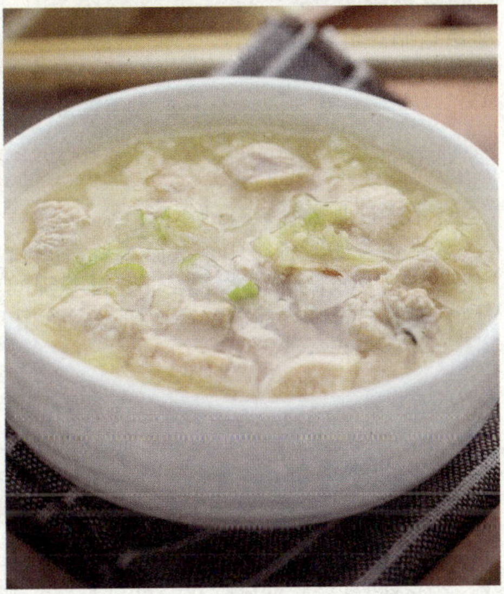

材料： 小米50克，鸡胸肉100克，鸡蛋清1个。

调料： 鸡汤1000克，葱末10克，盐、淀粉各3克，胡椒粉1克，水淀粉少许。

制作方法

1 将鸡胸肉洗净，切小粒，加鸡蛋清和淀粉搅拌均匀，静置10分钟。2 将小米淘洗干净，去杂质。3 锅置火上，倒油烧至七成热，放葱末炒香，倒入鸡汤和小米大火烧开，转小火煮至九成熟。4 放入鸡肉粒煮熟，加盐和胡椒粉，用水淀粉勾芡即可。

小米黄豆粥

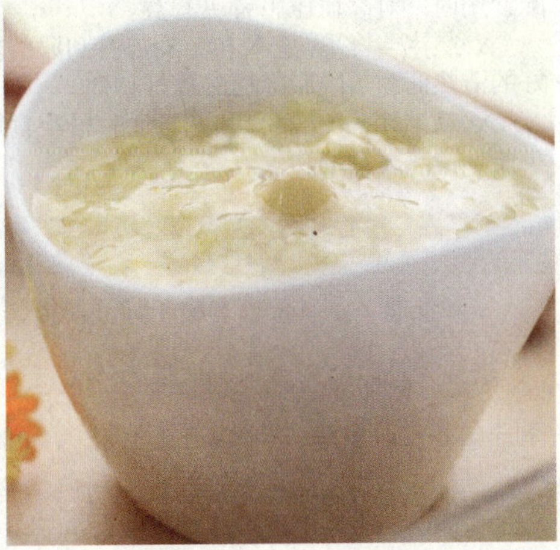

材料： 小米100克，黄豆50克。

制作方法

1 将小米淘洗干净，去杂质。

2 黄豆过筛去渣，用水浸泡10小时。

3 锅置火上，倒入适量清水煮沸，放入黄豆用大火煮沸。

4 下入小米，用小火慢慢熬煮，至粥稠即可。

薏米 降血压，健脾胃

适用者： 由痰湿内阻造成脾胃虚弱的高血压患者　**不适用者：** 孕妇、经期女性

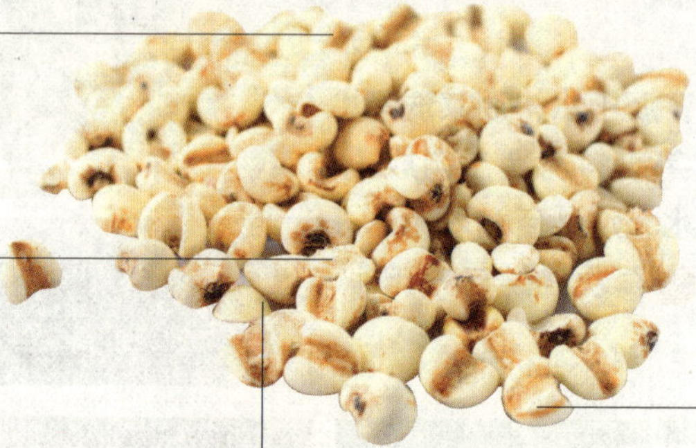

【性味归经】
性微寒，味甘淡，归脾、胃、肺、大肠经。

【营养成分】
含有丰富的维生素，尤其是维生素E和B族维生素，还富含膳食纤维和多种矿物质。

【推荐用量】
每餐40克。

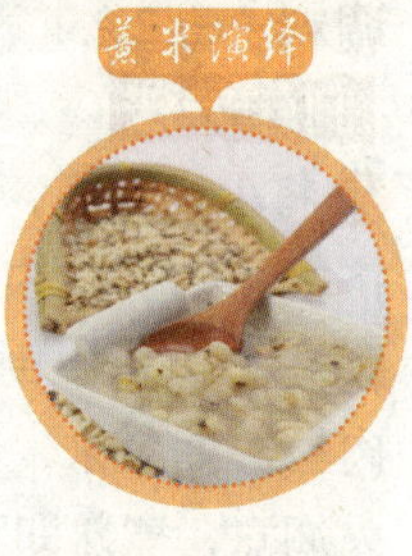

【降压明星元素】
维生素、膳食纤维。

薏米为什么能降血压

*薏米能扩张血管，有助于降低血压。
*薏米富含的多种维生素和膳食纤维等营养成分，具有较高的利水去湿、健胃养脾的功效，尤其适合脾胃虚弱的高血压患者食用。

这样做更营养美味

●生薏米煮汤食用，利于去湿除风；将薏米炒熟食用，则利于健脾益胃、治脾虚泄泻。
●薏米的米质较硬，烹调前宜用清水浸泡数小时，然后用小火慢煮就很容易煮熟了。

搭配宜忌

√薏米＋栗子 栗子和薏米均含有丰富的碳水化合物、多种维生素，两者同食具有补益脾胃、补肾利尿、利湿止泻的功效。

√薏米＋红豆 红豆富含低脂肪的优质植物蛋白和铁，与薏米搭配食用时，对高血压患者更有益。

√薏米＋冬瓜 薏米和冬瓜都有利尿的功效，二者同食，具有良好的清热润肺、降脂降糖的良好功效。

√薏米＋扁豆 扁豆和薏米适宜搭配食用，具有健脾祛湿、通利小便、清热解毒的功效。

营养师叮咛

◆薏米化湿滑利的效果显著，孕妇不宜食用，可能会引起流产等意外
◆薏米性微寒，女性在生理周期尽量不要食用。

保健功效一览表	
降低血	薏米有助于降低血糖，适合高血压合并糖尿病的患者食用。
增强免疫力	薏米能增强人体免疫力，辅助调养水肿，能使身体轻盈。
利于维护皮肤健康	薏米含有维生素E，常食可使皮肤光泽细腻，并能消除粉刺、色斑、改善肤色。
有明显的抗癌作用	薏米能有效抑制癌细胞的增殖，具有显著的抗癌作用，适合放疗、化疗的癌症患者食用。

这样吃就能降压——推荐降压特效料理

南瓜薏米汤

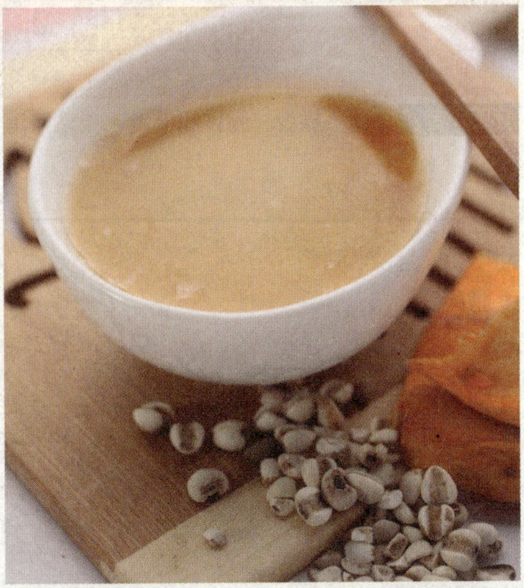

材料：薏米50克，南瓜100克，芹菜根、香菜根、萝卜根少许。

调料：白糖少许，牛奶适量。

制作方法

①将南瓜去皮除子，蒸熟后加水放入搅拌器中打成泥。②薏米洗净，提前用开水浸泡2个小时。③将芹菜根、香菜根、萝卜根洗净。④锅中加适量清水，放入芹菜根、香菜根和萝卜根煮制20分钟，再将原料取出留汤备用。

薏米老黄瓜炖排骨

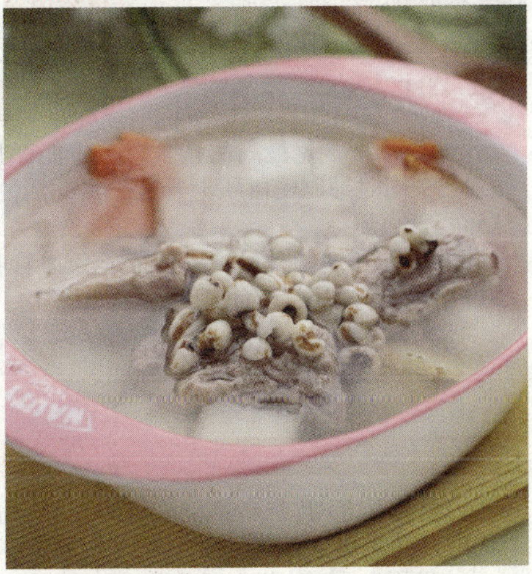

材料：猪排骨500克，老黄瓜150克，薏米50克。

调料：陈皮10克，姜15克，盐5克，味精2克。

制作方法

①猪排骨剁成寸段，用水冲净血污。②老黄瓜洗净，去瓤切块；薏米、陈皮分别用水洗净。③锅置火上，加水烧沸，把排骨焯一下水；焯好的排骨及薏米、陈皮、老黄瓜块和姜片放入炖盅内。④加水，先用大火烧沸，改用小火炖2小时左右；放精盐、味精调味即成。

薏米银耳羹

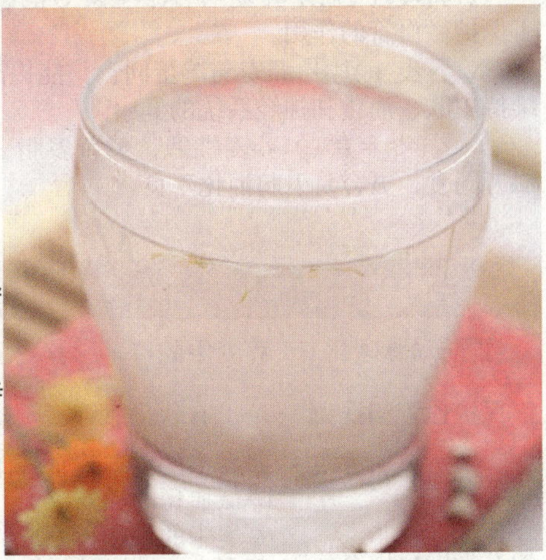

材料：薏米150克，水发银耳50克。

调料：白糖、糖桂花、湿淀粉各适量。

制作方法

①将薏米用温水浸泡，洗净；水发银耳去杂质、洗净、撕成小朵。

②锅中加入冷水，放入银耳、薏米炖煮。待薏米熟透时，加入白糖烧沸。

③用湿淀粉勾成稀芡，加糖桂花搅匀即成。

荞麦 防治卒中，抑制血压上升

适用者： 食欲不振者、肠胃积滞者、慢性泄泻者 **不适用者：** 脾胃虚寒者、消化功能不佳者、体质敏感者

【性味归经】
性平，味甘凉，归胃、大肠经。

【营养成分】
含有丰富的芦丁、钾、钙、镁、色氨酸、膳食纤维、碳水化合物等营养成分。

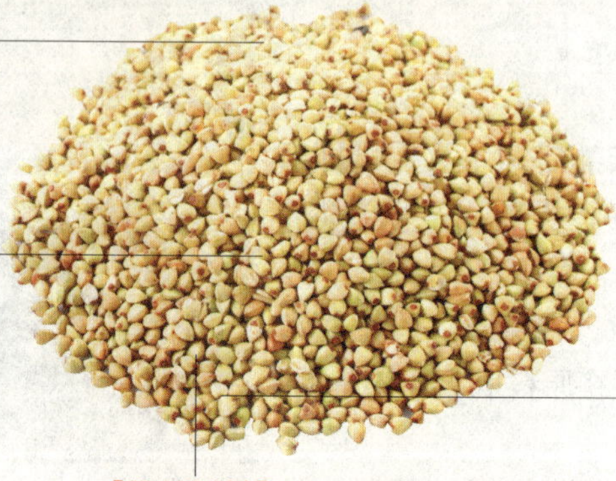

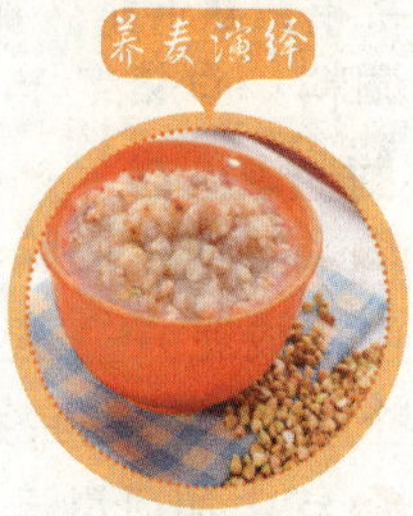

【降压明星元素】
芦丁、钾。

【推荐用量】
每餐 50 克。

荞麦为什么能降血压

* 荞麦是芦丁含量最高的粮食，芦丁能保护微血管，同时抑制使血压上升之酵素的活性，从而降低血压。
* 荞麦中钾和镁的含量很高，能避免血管收缩、加速钠的代谢，有助于降低血压。

这样做更营养美味

● 荞麦米口感较粗糙，蒸或煮时宜加些大米，会让其口感变得滑、软一些。
● 荞麦米的米质较硬，烹调前应用清水浸泡 2 小时左右。
● 荞麦面色泽不佳，用它做成面条，佐以麻酱或羊肉汤，别具风味。

搭配宜忌

√荞麦 + 酸奶 二者都能降低胆固醇，适宜搭配食用，可使降低胆固醇的功效更强。

√荞麦 + 蔬果 荞麦与含维生素 C 的食物一起食用，可强化芦丁保护微血管的作用。

√荞麦 + 鸡蛋 荞麦与鸡蛋同食，能提高体内烟酸含量，有助于维持皮肤、消化和神经系统的健康。

× 荞麦 + 黄鱼 荞麦性寒，黄鱼多脂，都是不易消化的食物，二者同食，更容易引起消化不良。

营养师叮咛

◆荞麦性凉，一次不可食用太多，否则会造成消化不良。◆荞麦所含的蛋白质为水溶性，因此连同汤汁一起食用，可吸收完整养分。

保健功效一览表

预防动脉硬化	荞麦中的芦丁、荞麦多元酶，二者共同作用，有预防动脉硬化的功效。
保护血管和视力	芦丁有软化血管、预防脑血管出血和保护视力的作用。
降低血脂和血糖	荞麦中的钙与膳食纤维具有降低血脂，净化血液的作用，黄酮类物质具有降低血糖的功效。
消炎抗菌，止咳平喘	荞麦中的某些黄酮成分具有抗菌、消炎、止咳、平喘、祛痰的作用，因此，荞麦有“消炎粮食”的称号。

这样吃就能降压——推荐降压特效料理

桂圆荞麦粥

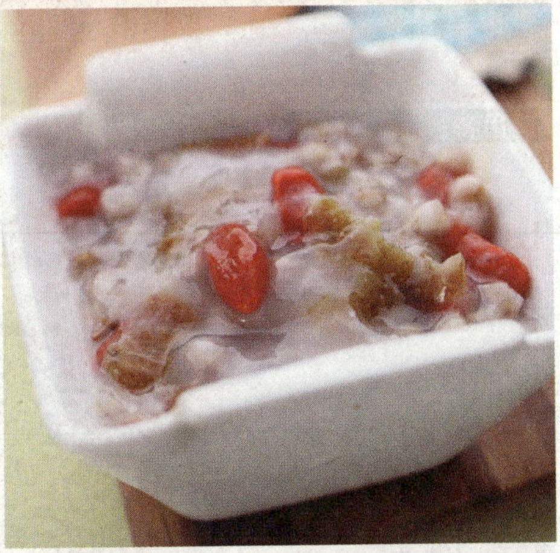

材料： 荞麦米80克，干桂圆肉40克。

调料： 白糖、枸杞各适量。

制作方法

①将荞麦米洗净，泡2小时；干桂圆肉洗净，撕碎。②锅置火上，放入适量清水，放入荞麦米，开大火煮沸后转用小火熬煮约20分钟。③放入桂圆肉碎、白糖、枸杞，再煮约10分钟。④关火后不揭盖再焖约10分钟即可。

豆芽荞麦面

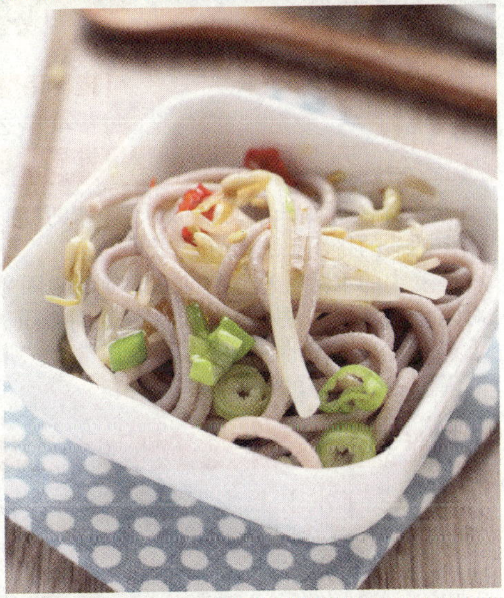

材料： 荞麦面条100克，绿豆芽80克。

调料： 红朝天椒2个，大葱1节，花椒8粒，生抽、植物油各适量。

制作方法

①绿豆芽择洗干净，焯水，捞出，过凉，沥干。②红朝天椒洗净切圈；大葱切成葱花。③荞麦面条煮熟，用凉开水过凉，沥干，盛盘，撒上绿豆芽、红朝天椒圈和人葱花，淋上生抽。④锅中入油，放入花椒粒，中火将花椒粒炸出香味后捞出，将热油泼在面条上即可。

荞麦西葫芦煎饼

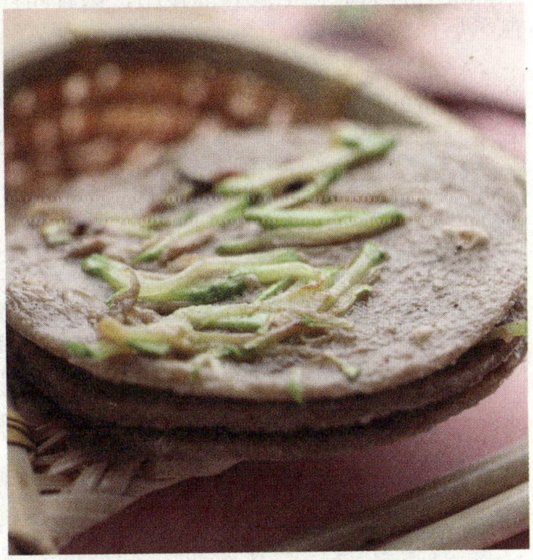

材料： 荞麦面100克，面粉50克，鸡蛋2个，牛奶3大匙，西葫芦250克。

调料： 盐3克，泡打粉2小匙，植物油适量。

制作方法

①鸡蛋打散，加入水和牛奶调成液；荞麦面、面粉、盐、泡打粉放入一个大容器搅匀。②把鸡蛋液分3次倒入面糊搅匀。③西葫芦切丝，放入面糊。④平底锅置火上，抹油烧至六成热，淋入适量面糊摊成薄饼状即可。

燕麦 降低体内胆固醇和钠的含量

适用者：高胆固醇者、病后体弱者　不适用者：对麸质过敏者

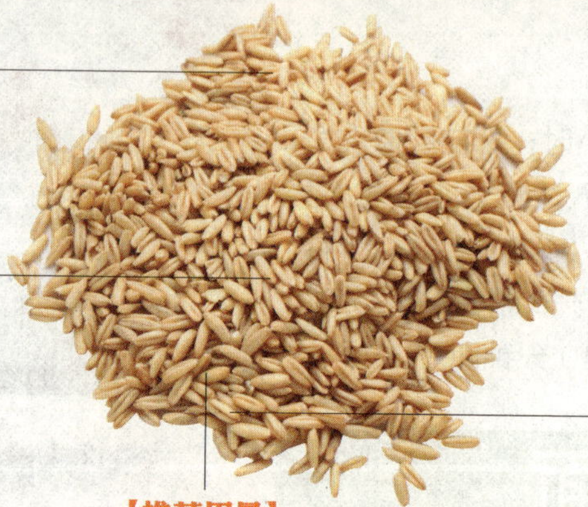

【性味归经】
性平，味甘，归肝、脾、胃经。

【营养成分】
富含膳食纤维、维生素E、维生素 B_1、维生素 B_2、钾、钙、亚油酸、氨基酸。

【推荐用量】
每餐40克左右。

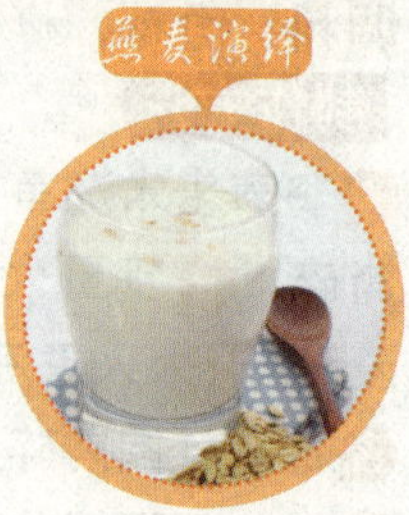

【降压明星元素】
膳食纤维。

燕麦为什么能降血压

*燕麦富含膳食纤维，膳食纤维可以促进人体中钠盐的排出，有助于降低血压。

*燕麦中的水溶性膳食纤维，能降低胆固醇，对防止动脉粥样硬化有益，能改善高血压。

*燕麦含有丰富的钾，使血管能正常地扩张，能降低患高血压的概率。

这样做更营养美味

●燕麦片不宜长时间高温煮，煮的时间越长其营养损失就越大。

●去壳燕麦可以磨成粗细不同的燕麦片，或是弄软碾平做成燕麦卷。

搭配宜忌

√燕麦＋水果 燕麦不含有水果富含的维生素C，二者搭配食用，营养更丰富。

√燕麦＋大米 大米含淀粉较多，易升高血糖含量，而燕麦有抑制血糖值上升的作用，两者同食，能较好地控制餐后血糖。

√燕麦＋香蕉 燕麦谷皮和香蕉皆有提高人体内的血清素含量的功效，二者搭配，更有助于血清素含量的提高，利于改善睡眠。

√燕麦＋虾 燕麦和虾同食，有助于牛磺酸的合成，而牛磺酸能护心、解毒，利于人体健康。

营养师叮咛

◆燕麦一次不宜食用太多，否则会影响身体对钙、铁、锌和一些维生素的吸收和利用。

◆荞常吃燕麦有助于长期控制能量摄入，缓慢消化糖类对血糖的影响，经常食用燕麦对糖尿病患者有益。

保健功效一览表	
调脂减肥	燕麦能降低血液中胆固醇与三酰甘油的含量，起到调治减肥的功效，预防高血压合并血脂异常。
预防心脑血管疾病	燕麦能促进血液循环，缓解生活带来的压力，预防心脑血管疾病。
美容、通便	燕麦富含维生素E，可以抗氧化，美肌肤；还能补益脾胃，润肠通便，缓解便秘问题。

这样吃就能降压——推荐降压特效料理

玉米燕麦粥

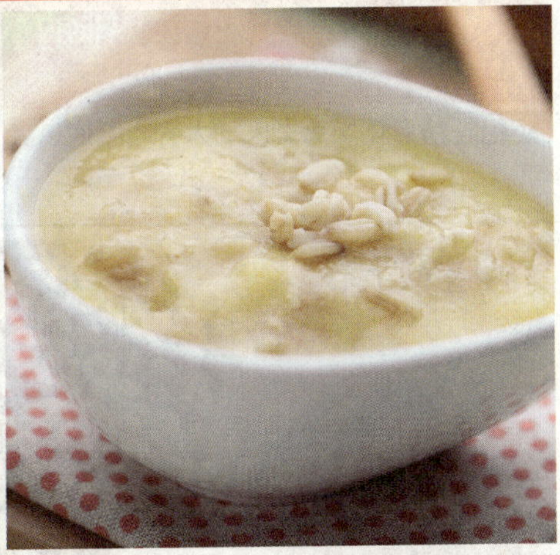

材料： 燕麦片50克，玉米粉水2小匙（玉米粉1小匙，水1小匙）。

制作方法

1. 燕麦泡水 1 小时后沥干。
2. 汤锅内加入适量的水煮沸，把泡好的燕麦放进去，熬煮 25 分钟。
3. 加入玉米粉水勾芡即可。

奶香燕麦红豆沙

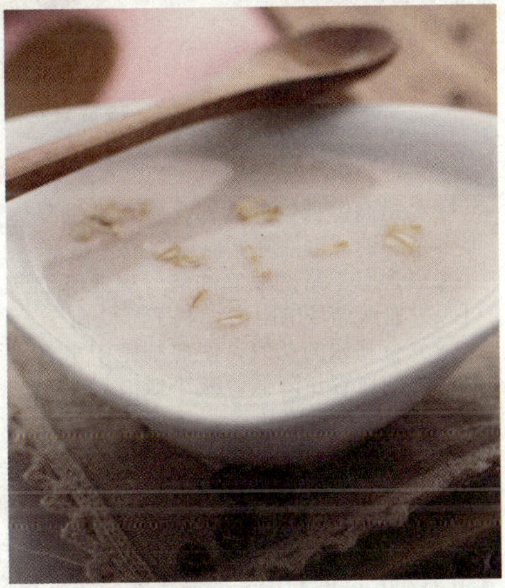

材料： 红豆100克，燕麦片50克，杧果1个。
调料： 红糖适量，炼乳少许。

制作方法

1. 红豆洗净，提前用清水浸泡一晚。
2. 泡好的红豆倒入锅中，加足量清水大火烧开后，转中小火煮 1 小时左右，加入红糖，搅拌均匀。
3. 另起锅加水，烧开后放入燕麦片煮约 10 分钟，捞出趁热拌入炼乳。
4. 在杯中放入红豆沙和奶香燕麦，搅匀即可。

燕麦大枣粥

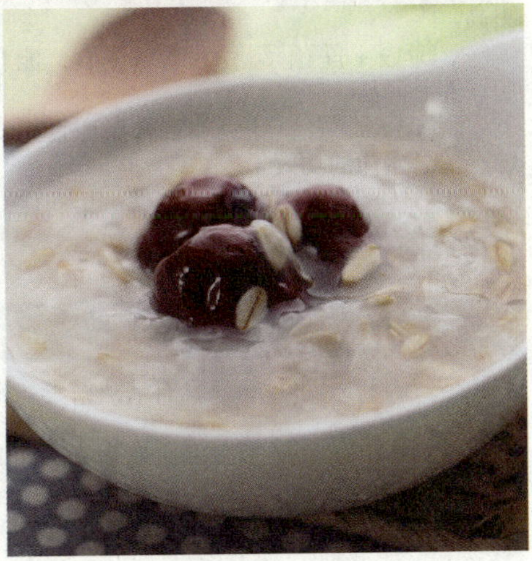

材料： 大米40克，糯米20克，燕麦片30克，大枣10克。
调料： 色拉油少许。

制作方法

1. 先将米用冷水浸泡半小时，让米粒膨胀开。2. 锅置火上，加水煮开，放入全部材料大火煮开，再转文火熬煮。3. 顺同一方向搅拌，文火熬粥约 10 分钟时放入少许色拉油，30 分钟左右起锅即可。

绿豆 利尿、排钠，辅助降血压

适用者：身体燥热、火气大者、眼病患者 不适用者：脾胃虚寒者、泄泻者、尿频者

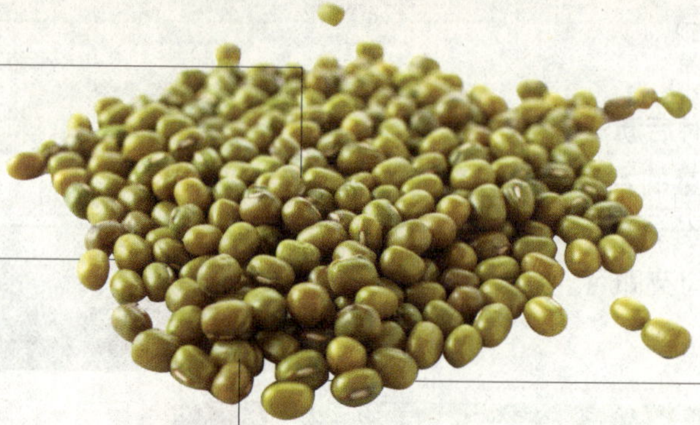

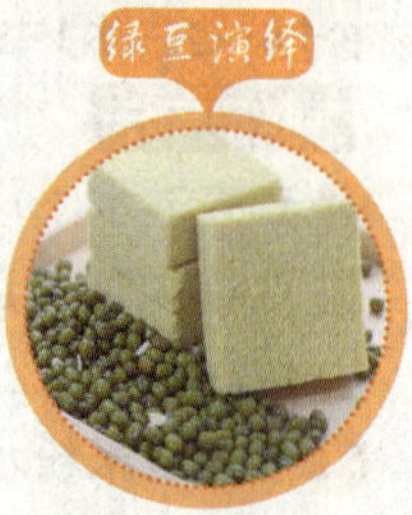

【性味归经】
味甘，性寒，归心、胃经。

【营养成分】
含有钾、钙、铁、亚麻油酸、次亚麻油酸、蛋白质、糖类、膳食纤维等。

【推荐用量】
每餐宜吃25克。

【降压明星元素】
钾。

绿豆为什么能降血压

*绿豆是高钾低钠的食物，钾可帮助身体排泄多余的钠，进而降低血压。
*绿豆含有丰富的亚麻油酸、次亚麻油酸，可减少血液循环的阻力，利于降低血压。
*绿豆有利尿的功效，使血细胞中水含量和血管内的血容量降低，减小血液对血管壁的压力，进而辅助降压。

这样做更营养美味

●用绿豆清热、解暑不宜将其煮至开花，不然会降低清热、祛暑的功效。
●绿豆忌用铁锅煮。
●绿豆可与大米、小米掺和起来制作成干饭、稀饭等主食，也可以磨成粉后制作成糕点及美味小吃。

搭配宜忌

√绿豆＋大米 绿豆和大米一起烹调后食用，可提高二者氨基酸的利用率，使大米和绿豆各自的营养价值更高。

√绿豆＋莲藕 绿豆和莲藕同食，能有效地疏肝利胆、养心降压。

√绿豆＋百合 绿豆和百合搭配食用，具有清热润肺、消暑生津的功效。

× 绿豆＋狗肉 二者同食会产生腹胀、腹泻、恶心等反应。

营养师叮咛

◆绿豆能清热，在服用人参、黄芪等温补类中药时不宜食用，否则会降低这些中药的滋补效果。
◆绿豆属于寒性食物，肠胃不好的人不宜过量摄取，否则容易出现腹泻、胀气现象。

保健功效一览表	
消肿下气，利尿润肤	绿豆具有清热解毒、消暑利水、消肿润肤的功效，尤其适宜夏季食用。
降血脂，保护心血管	绿豆能降血脂，增加血管弹性，对心血管系统有良好的保护作用。
解热毒、抗过敏	绿豆皮能解热毒，适用于眼疾患者，有明目退翳之效。绿豆还能抗过敏，可辅助治疗荨麻疹。

这样吃就能降压——推荐降压特效料理

绿豆芝麻粥

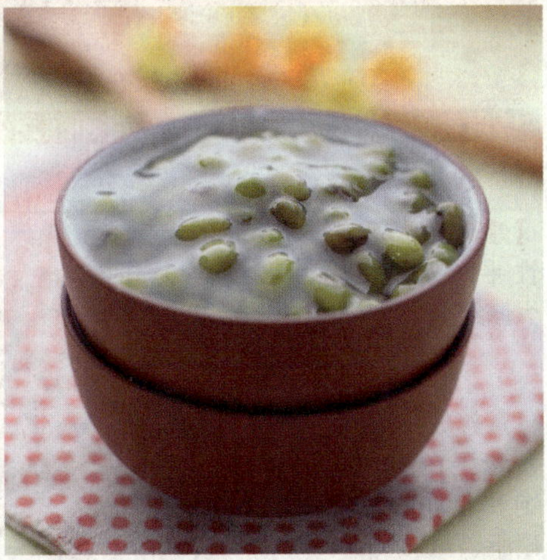

材料： 芝麻粉10克，绿豆30克，糯米20克。

调料： 冰糖1大匙。

制作方法

1. 将绿豆、糯米泡水3小时后，沥干备用。
2. 把绿豆和糯米下入沸水中，小火熬煮至熟烂。
3. 加入冰糖及芝麻粉煮匀即可。

降压功效： 芝麻中的不饱和脂肪酸与维生素C共同作用，可去除附着在人体血管壁上多余的胆固醇，防治高血压、高血脂等症。

绿豆饭

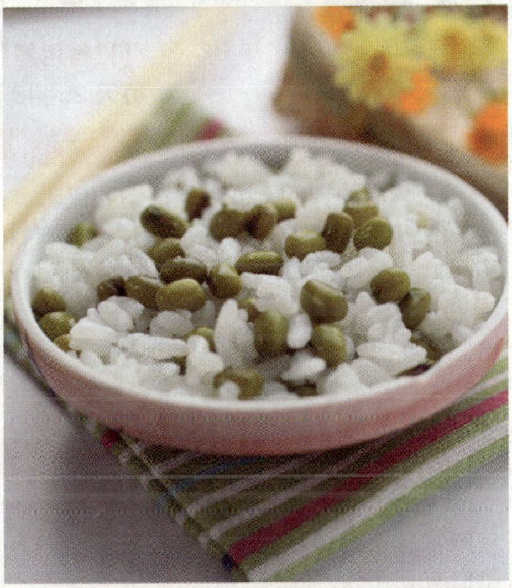

材料： 大米60克，绿豆15克。

制作方法

1. 将绿豆挑去杂志，洗净，用清水浸泡6~12小时。
2. 大米淘洗干净。
3. 将大米和绿豆倒入电饭锅内，加适量清水蒸熟即可。

降压功效： 绿豆是祛痰火湿热的家常食品，凡体质属痰火湿热者、血压偏高者，常吃绿豆饭可以起到清肠胃、解热毒、降脂降压的作用。

绿豆薏仁汤

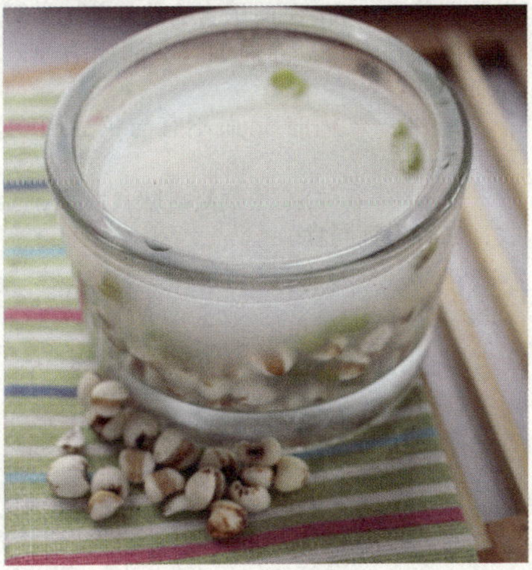

材料： 绿豆20克，薏仁20克。

调料： 冰糖适量。

制作方法

1. 薏仁洗净，清水浸泡7小时至稍软；绿豆洗净，清水浸泡1小时。
2. 将薏仁放入锅内，加适量水用大火煮沸后，改用小火煮半小时。
3. 再放入绿豆煮至熟烂，加入冰糖调味即可。

黄豆 扩张血管，降压降脂

适用者：服用利尿剂降压的患者　不适用者：尿酸过多者、痛风患者勿过量食用

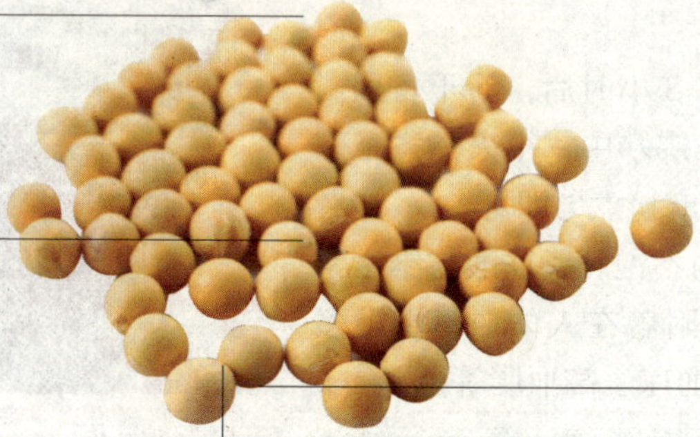

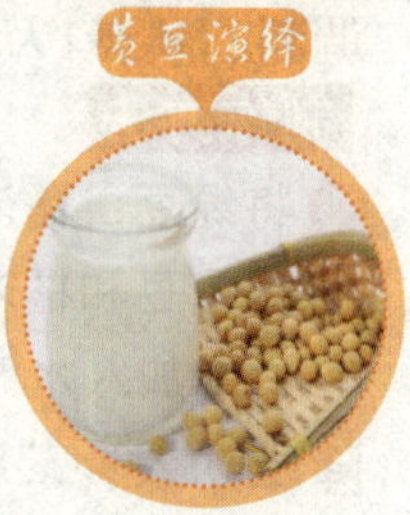

【性味归经】
性平，入脾、胃、大肠经。

【营养成分】
富含蛋白质、不饱和脂肪酸、卵磷脂、异黄酮、钙、铁、钾、磷、糖类、膳食纤维等。

【推荐用量】
每天 25~40 克。

【降压明星元素】
钾。

黄豆为什么能降血压

*黄豆含有的钾元素可以促进钠的代谢。
*黄豆中的卵磷脂、异黄酮可以防止血管硬化，让血管正常舒张，进而可以改善高血压。
*黄豆中含有的可溶性纤维，既可通便，又能调节血脂，缓解血管硬化现象。

这样做更营养美味

● 黄豆整粒地吃，能起到好的降压效果。
● 黄豆烹调前用凉盐水洗，可以减淡豆腥味。
● 黄豆的最佳加工方式是豆浆，豆浆是加工最少、最能获取到黄豆精华的食品。

搭配宜忌

√黄豆＋玉米 玉米中色氨酸、赖氨酸的含量较少，而黄豆则富含这两种物质，二者搭配，营养互补，且能更好吸收蛋白质。

√黄豆＋茄子 茄子含有维生素 C，可降低毛细血管的脆性和渗透性；黄豆养血通气、润燥消肿，二者搭配可以润燥养血益气。

× 黄豆＋猪血 猪血不宜与黄豆同吃，否则会引起消化不良。

× 黄豆＋芹菜 芹菜富含膳食纤维，会影响黄豆中铁的吸收，二者不宜同食。

营养师叮咛

◆长期服用利尿降压剂的高血压患者，经常吃些黄豆，能及时补充随尿液排出的钾元素。
◆黄豆在消化吸收过程中会产生过多的气体造成胀肚，故消化不良的人应少食。

保健功效一览表	
预防动脉硬化	黄豆含有的皂苷，能有效降低血脂，具有减轻和预防动脉硬化的作用。
健脑强体，增强体质	黄豆含有多种人体必需的氨基酸，可以提高人体免疫力；含有大豆卵磷脂，能促进神经和大脑的发育，起到健脑的作用。
预防心血管疾病和癌症	黄豆所含的豆固醇能降低血清胆固醇，预防心血管疾病；所含的异黄酮等 5 种抗癌物质，能减少直肠癌等的发生率。

这样吃就能降压——推荐降压特效料理

玉米排骨黄豆汤

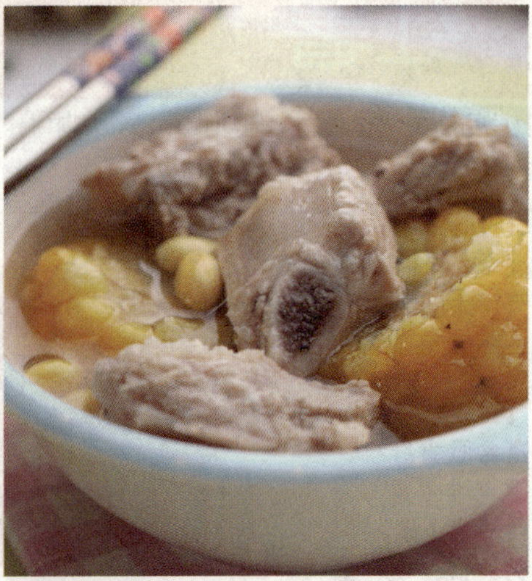

材料： 甜玉米100克，黄豆80克，排骨200克。
调料： 八角2克，生姜3克，盐3克，料酒少许。

制作方法

1 将黄豆洗净，提前浸泡10小时以上；甜玉米洗净，切段。2 排骨洗净，用沸水焯后捞出，凉水洗净。3 排骨放入砂锅，加入甜玉米、姜片、黄豆、料酒和足够的水。4 大火烧开15分钟后，转小火煲至排骨酥烂，加盐调味即可。

凉拌卤黄豆

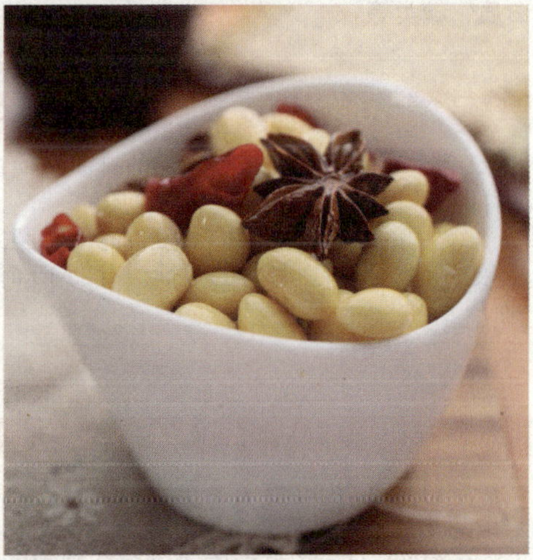

材料： 黄豆100克。
调料： 大料1个，葱花10克，干辣椒3克，盐4克，白糖5克，花椒粒3克。

制作方法

1 黄豆洗干净，用清水浸泡8~12小时。2 将黄豆、大料放入锅内，加清水烧开，放入盐和白糖，转小火煮30分钟，焖2小时，捞出。3 锅置火上，倒油烧至七成热，花椒和干辣椒放锅内炒香，放豆翻炒，撒葱花即可。

酒香黄豆佛手茄

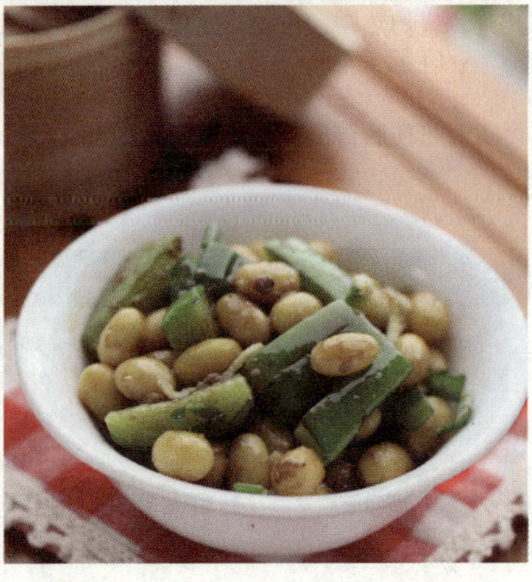

材料： 长茄子300克，干黄豆80克。
调料： 姜末、蒜末、葱末各10克，黄酱10克，白糖5克，米酒少许，水淀粉5克。

制作方法

1 黄豆用清水泡软；茄子切佛手花刀；黄酱用水调稀。2 锅置火上，倒油烧热，放茄子煎熟，盛出。3 锅留油，放黄酱炒至起泡，加葱、末、蒜末，冲水烧开，放黄豆和煎好的茄子，用糖调味。4 小火烧至豆熟透，淋米酒，勾芡即可。

红薯 扩张血管，降压降脂

适用者：便秘患者、血压偏高者、血脂偏高者　不适用者：容易胀气者、胃酸过多者

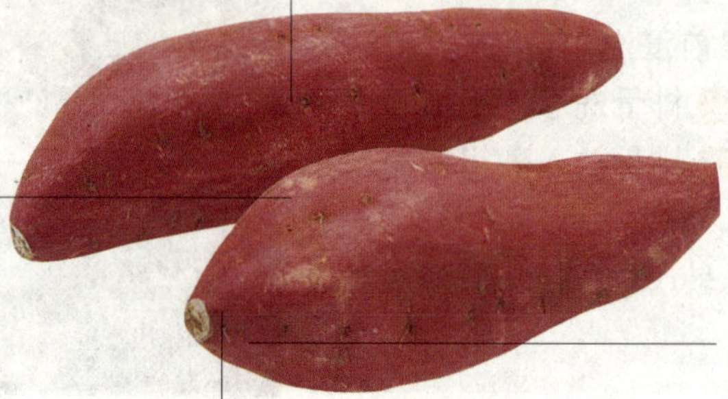

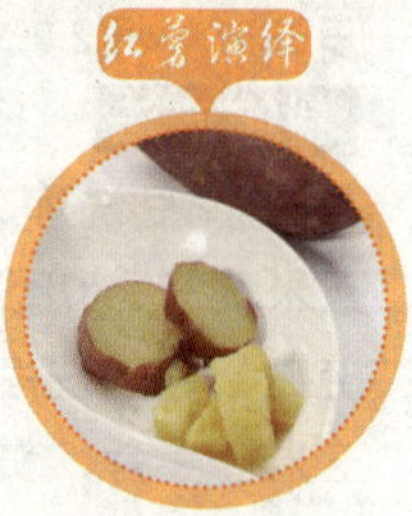

【性味归经】
性平，味甘，归脾、胃、大肠经。

【营养成分】
富含膳食纤维、钾、维生素C、类胡萝卜素、钾、钙、镁、铁、蛋白质、糖类等。

【推荐用量】
每餐宜吃40克。

【降压明星元素】
钾。

红薯为什么能降血压

*红薯含有丰富的钾，利于钠的排泄，使血管能正常地扩张，进而改善高血压。

*红薯中的黏蛋白能保护黏膜，能促进胆固醇的排泄，保持血管壁的弹性，有助于降低血压。

这样做更营养美味

●红薯蒸着吃比烤着吃好，因为蒸红薯不仅能减少营养的流失，还能减少因烤制而生成的有害物质。

●红薯必须蒸透后才可食用，因为未蒸透的红薯食用后难以消化，还会出现胃胀、胃痛等症状。

搭配宜忌

√红薯+米面 红薯搭配米、面食物一起吃，能减轻食入红薯后出现的胀肚或排气感，还有助于蛋白质互补。

√红薯+咸菜 红薯吃得过多会刺激胃酸大量分泌，使人感到“胃灼热”，与咸菜同食，可有效抑制胃酸。

√红薯+燕麦 二者同食，能加强降血脂、降血压的功效。

×红薯+柿子 红薯不能与柿子同食，否则易形成胃结石，严重时可使肠胃出血或造成胃溃疡。

营养师叮咛

◆发芽的红薯和带有黑斑的红薯易使人中毒，不可食用。

◆红薯宜趁热吃，食用凉红薯容易造成上腹部不适。

保健功效一览表	
防止动脉粥样硬化	红薯能清除沉积在血管壁上的坏胆固醇，防止动脉粥样斑块的形成。
润肠通便	红薯富含的膳食纤维能刺激消化液分泌及胃肠蠕动，起到润肠通便的作用。
防衰抗老	红薯能抑制肌肤老化，保持肌肤弹性，具有抗衰老的作用。

这样吃就能降压——推荐降压特效料理

香甜红薯粥

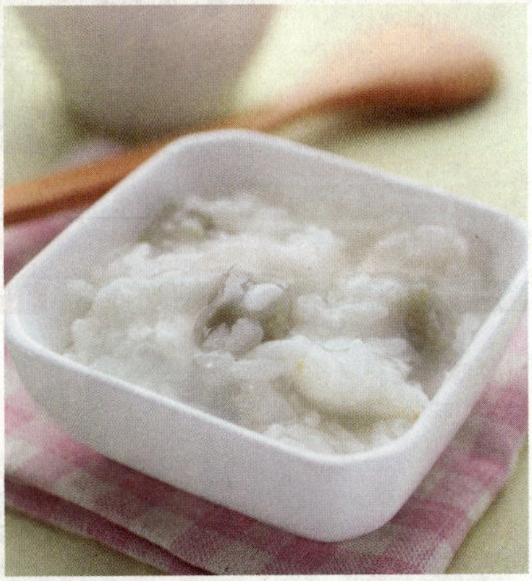

材料： 红薯100克，大米50克。

调料： 盐3克。

制作方法

1. 大米泡水3小时备用。
2. 红薯洗净，去皮，切块备用。
3. 锅置火上，加入适量水煮开，放入大米、红薯及盐，以小火慢煮，边搅拌边煮到熟即可。

专家点评： 红薯是粮菜兼具、价廉物美的健康长寿食品，也是“营养最均衡的食品”。

醋炒红薯丝

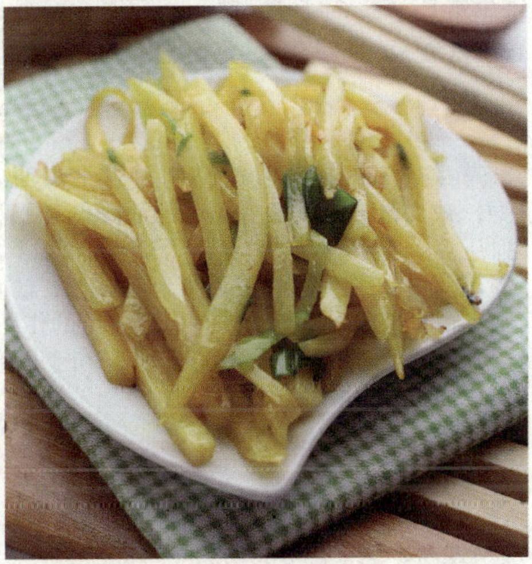

材料： 红薯400克。

调料： 白糖2克，葱花5克，醋、植物油各适量。

制作方法

1. 将红薯洗净，去皮，切丝。
2. 锅置火上，倒油烧至七成热，放入葱花炒香。
3. 放入红薯丝翻炒至熟，加白糖、醋调味即可。

红薯银耳羹

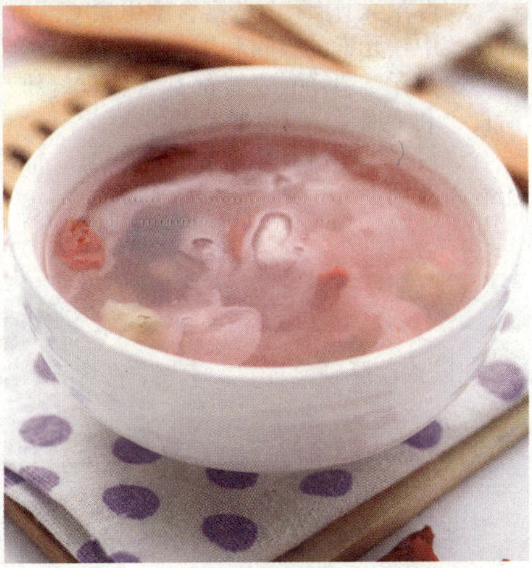

材料： 红薯200克，干银耳100克，枸杞子10克。

制作方法

1. 干银耳洗净，用温水泡发至软，撕小朵；红薯去皮洗净，切成块；枸杞子洗净。
2. 将银耳放入砂锅中，加适量水煮至软。
3. 将红薯块倒入砂锅中，与银耳一起煮约10分钟。
4. 红薯煮熟后，倒入枸杞子，煮5分钟即可。

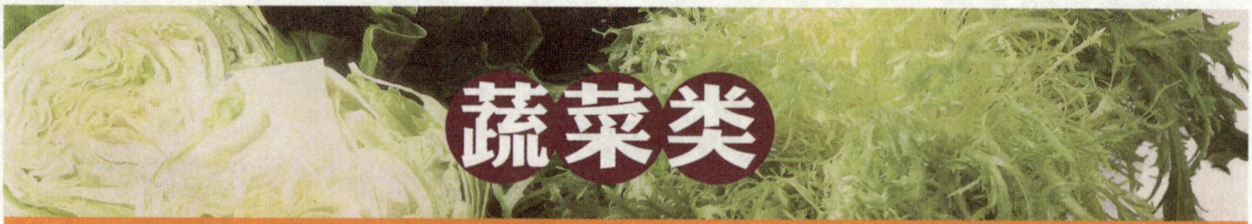

芹菜 富含钾和镁，防治高血压

适用者：血压血糖高者，消化不良者　不适用者：胃肠虚弱者，肾脏不好者

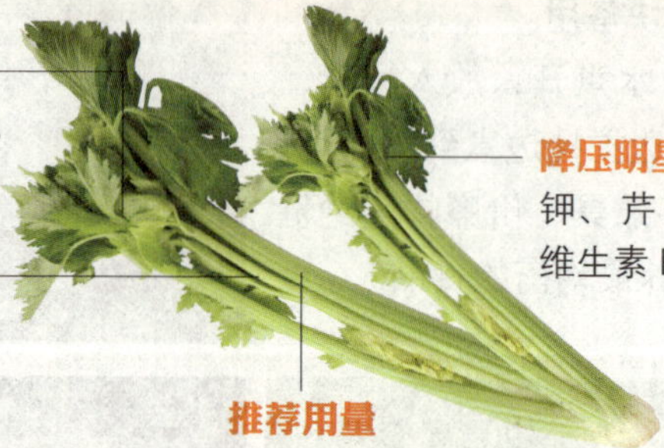

【性味归经】
性凉，味甘，归肺、胃、肝经。

【营养成分】
含有胡萝卜素、维生素 C、维生素 P、钙、钾、磷、铁、芹菜素等。

降压明星元素
钾、芹菜素、维生素 P。

推荐用量
每餐 50 克。

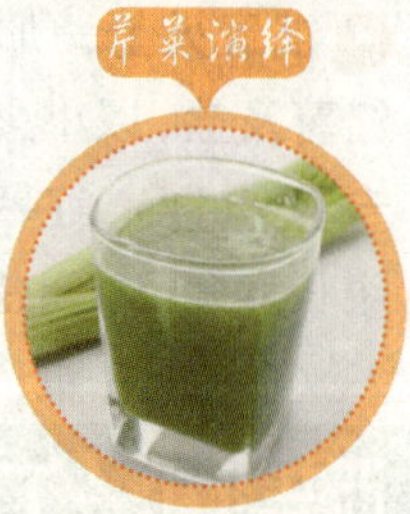

芹菜为什么能降血压

* 芹菜含有的芹菜素能抑制血管平滑肌紧张，减少肾上腺素的分泌，从而降低和平稳血压。
* 芹菜中的维生素 P 可增加血管弹性，防止毛细血管破裂等功效，具有稳定血压的作用。
* 芹菜富含钾，促进钠的排泄，利于降低血压。

这样做更营养美味

● 每天分 3 次饮用芹菜汁 30 毫升，可降低胆固醇，改善高血压。
● 芹菜汁可直接和面粉制成面条或饺子皮，增加风味。
● 空心芹菜不宜切丝，只能切成段，否则容易从中间断裂，翻卷不成形。

搭配宜忌

√芹菜 + 核桃仁　芹菜与核桃仁搭配同食，能起到润肤美容、缓解便秘、延年益寿的功效。

√芹菜 + 山楂　山楂富含维生素 C，与芹菜同食，利于人体对芹菜中铁元素的吸收利用。

√芹菜 + 番茄　二者都富含膳食纤维，搭配食用，可健胃消食、利于通便。

√芹菜 + 香菇　芹菜和香菇同食，能降压利尿，适宜高血压病人食用。

营养师叮咛

◆ 芹菜叶中所含的胡萝卜素和维生素C比茎多，吃时应把能吃的嫩叶一起吃掉。
◆ 生吃芹菜降低血压的效果比熟吃芹菜降压效果好。
◆ 芹菜含钾较多，肾脏病患者不宜多吃。

保健功效一览表	
防治动脉硬化	芹菜中富含钾，对动脉硬化、血脂异常症等并发症有辅助治疗作用。
清热利湿，镇定神经	芹菜具有清热利湿、止咳利尿、消除疲劳、镇定神经的作用。
增进食欲、帮助消化	芹菜富含膳食纤维，能够帮助消化，防止便秘，还有芳香油，可以增进食欲和帮助消化吸收。

这样吃就能降压——推荐降压特效料理

芹菜炒土豆片

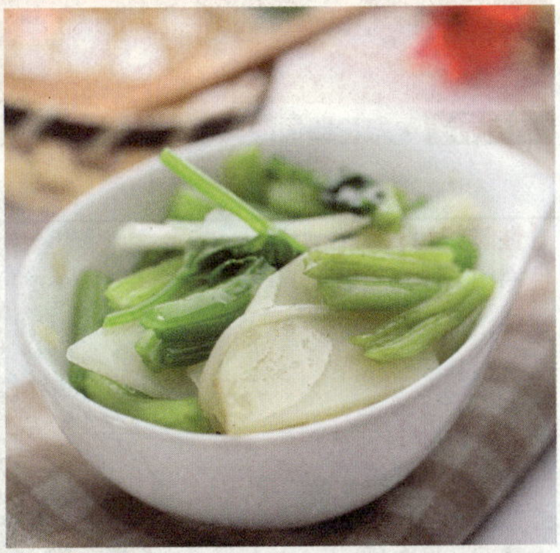

材料： 芹菜 250 克，土豆 100 克。
调料： 葱花、盐、花椒粉、植物油各适量。

制作方法

1 芹菜择洗干净，切段，入沸水中焯透，捞出控水；土豆去皮，洗净，切片。2 锅置火上，入油烧热，放入葱花、花椒粉炒香，倒入土豆片翻炒均匀。3 加适量清水，将土豆烧熟，放入芹菜翻炒均匀，用盐调味即可。

香干炒芹菜

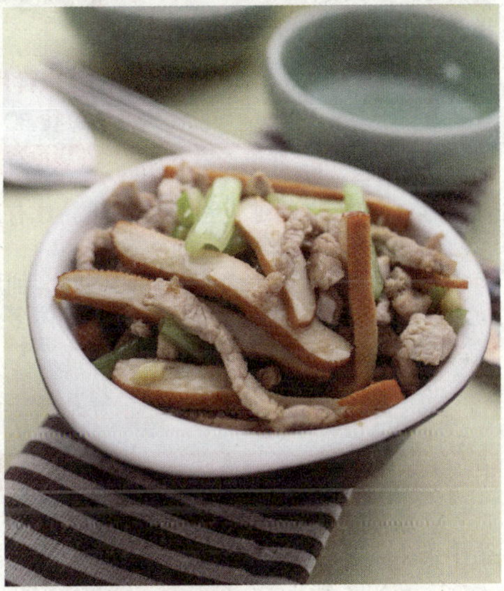

材料： 芹菜150克，香干250克，猪瘦肉50克。
调料： 葱末、姜末各5克，精盐、酱油各1/2小匙，味精1小匙，植物油3大匙。

制作方法

1 芹菜去根及老叶，洗净，切丝；猪瘦肉洗净，切丝。2 香干切丝，放入六成热油中略炒片刻，盛出沥油。3 锅置火上，加油至五成热，放葱末、姜末炝锅，放入猪肉丝煸炒，加入酱油炒匀，放入芹菜段炒至熟嫩。4 再放入香干丝、精盐、味精炒至入味即可。

绿豆芽炒芹菜

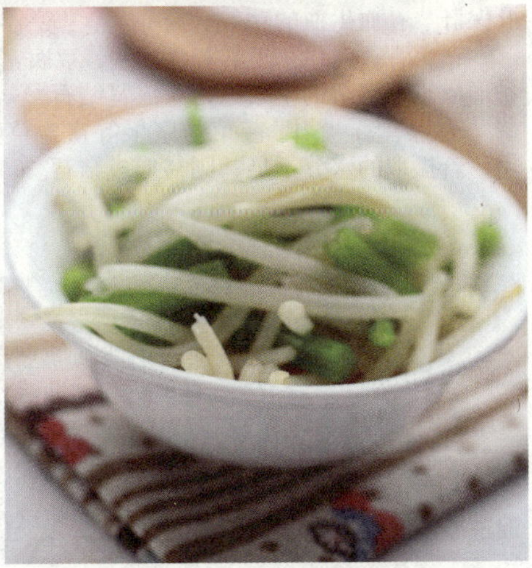

材料： 绿豆芽400克，芹菜150克。
调料： 葱末10克，姜末5克，精盐3克，味精、醋各1/2小匙，香油少许，葱油适量。

制作方法

1 将绿豆芽掐去两端，洗净沥干；芹菜去叶、洗净，切成小段。2 锅置火上，加葱油烧热，下葱末、姜末炝锅；放入绿豆芽、芹菜略炒。3 烹入醋，加入精盐、味精翻炒入味，再淋入香油即可。

菠菜 限制钠内流，降低血压

适用者：孕妇、胆固醇较高者 不适用者：肾结石患者

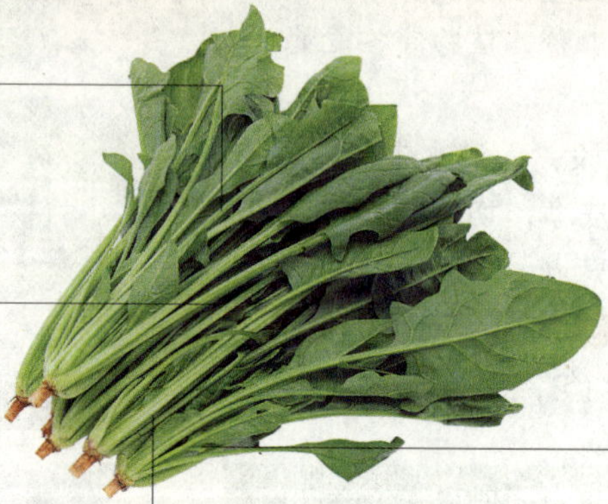

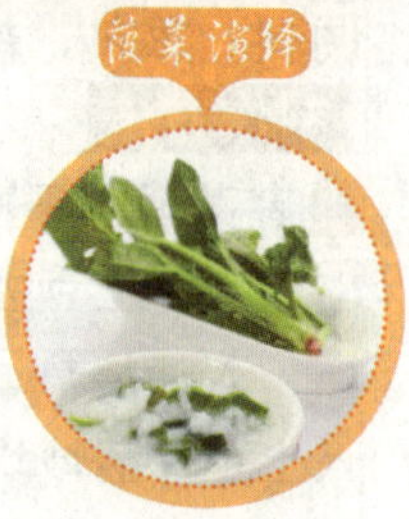

【性味归经】
性寒，味甘，归大肠、胃经。

【营养成分】
叶酸、膳食纤维、类胡萝卜素、维生素C、蛋白质、镁、铁、钾等。

【降压明星元素】
维生素C、镁、钾。

【推荐用量】
每餐80~100克。

菠菜为什么能降血压

* 菠菜含有丰富的维生素C与钙质，具有改善血液循环、降低高血压的功效。
* 菠菜富含镁和钾，镁能降低胆固醇、辅助心脏收缩，钾能限制钠内流，排出身体多余盐分，利于血压的控制。

这样做更营养美味

- 菠菜在烹调过程中容易流失叶酸和维生素C，所以应缩短加热时间。
- 菠菜富含草酸，会影响人体对钙的吸收，烹调菠菜前宜用沸水将其焯透以减少草酸含量。
- 焯菠菜时在水中加少许盐和香油，可使焯出的菠菜保持色泽鲜嫩。

搭配宜忌

√菠菜＋鸡蛋 菠菜含有叶酸，与鸡蛋同食，能提高对鸡蛋中维生素B_{12}的吸收率；且二者皆有保护视力的作用。

√菠菜＋鸭血 二者都是含铁量丰富的食物，同食具有养肝保肝、补血生血的功效。

×菠菜＋豆腐 菠菜富含草酸，豆腐富含钙，二者同食，易形成难以溶解的草酸钙，生成肾结石。

×菠菜＋坚果 菠菜与坚果等富含草酸盐的食物一起食用，若摄取的水分不足，则易形成结石。

营养师叮咛

◆煮菠菜时，其所含的大量矿物质和维生素会溶解到水中，最好要连同汤汁喝掉。

◆菠菜适合慢性肝病及贫血患者食用，但不宜单纯用来补铁补血。

保健功效一览表	
预防糖尿病性高血压	菠菜有类似胰岛素的物质，有助于维持血糖稳定，对糖尿病性高血压有预防和辅助治疗的作用。
辅助治疗贫血	菠菜富含维生素C和叶酸，前者可协助铁的吸收，后者是重要的造血物质，能够辅助治疗缺铁性贫血。
促进新陈代谢，利于减肥	菠菜所含的微量元素，能促进人体新陈代谢，增进身体健康；且菠菜所含的热量低，有助于减肥。

这样吃就能降压——推荐降压特效料理

菠菜炒鸡蛋

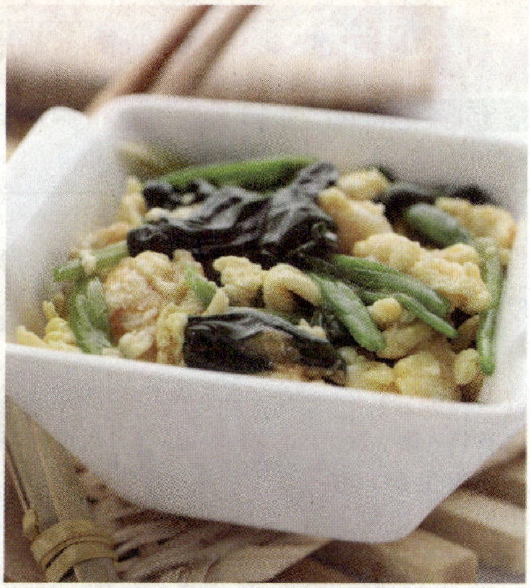

材料： 菠菜300克，鸡蛋2个。

调料： 盐3克，味精2克，葱末、姜末各5克，料酒、香油、植物油适量。

制作方法

①菠菜洗净，切段，放入开水中焯一下，捞出，过凉。②将鸡蛋加盐在碗中打散，倒入热油锅中炒熟，盛出待用。③锅中放油烧热，下葱姜末爆香，烹入料酒，下菠菜、盐，煸炒至菠菜断生。④放入鸡蛋炒匀，加味精、香油炒匀即可。

菠菜炒粉丝

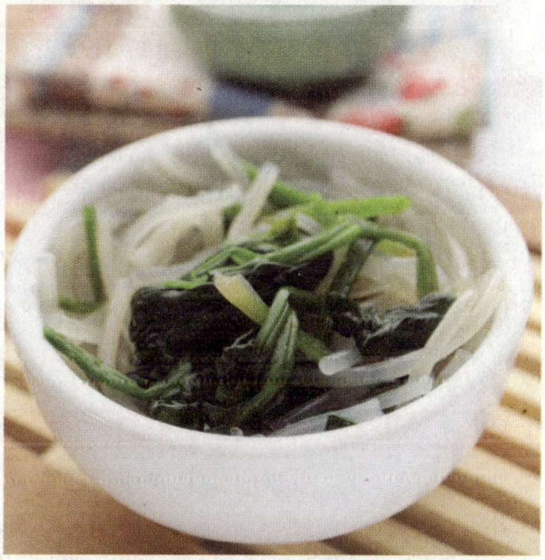

材料： 菠菜200克，干粉丝5克。

调料： 葱末5克，盐3克，香油、植物油适量。

制作方法

①将菠菜择洗干净，入沸水中焯烫一下，捞出，过凉，沥干水分，切段。②干粉丝洗净，煮熟，捞出，过凉。③锅置火上，倒油烧热，放葱花炒香，倒入菠菜和粉丝翻炒均匀，加盐、香油调味即可。

凉拌菠菜

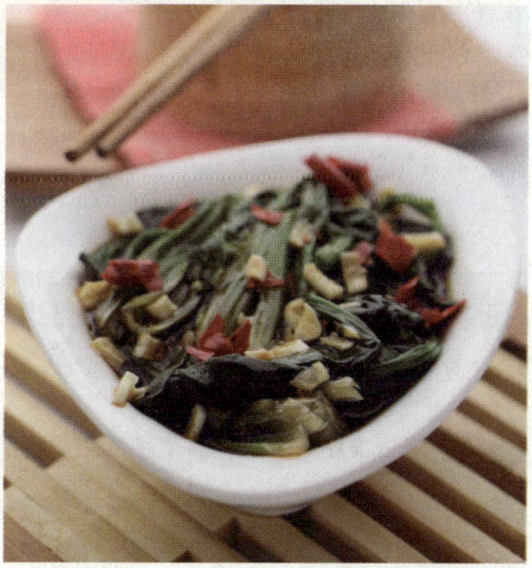

材料： 菠菜300克。

调料： 蒜末5克，盐、味精、海鲜酱油、醋、干辣椒节、花椒适量。

制作方法

①菠菜择洗干净，入沸水烫熟后捞出，过凉，挤干水分，放入碗里，加蒜末、盐、味精调味。②锅置火上，倒少许油烧热，放入干辣椒节和花椒炒香，将炒香的油倒入菠菜中。③再加少许海鲜酱油、自制辣椒，拌匀即可。

油菜 增加钙摄入，有利血压控制

适用者：缺钙者、产妇 不适用者：脾胃虚寒者

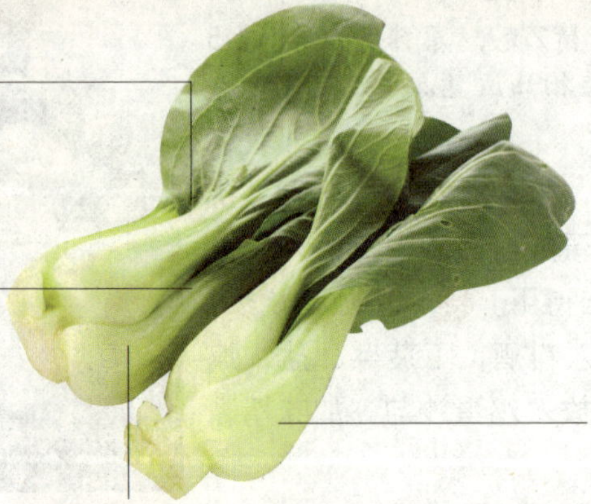

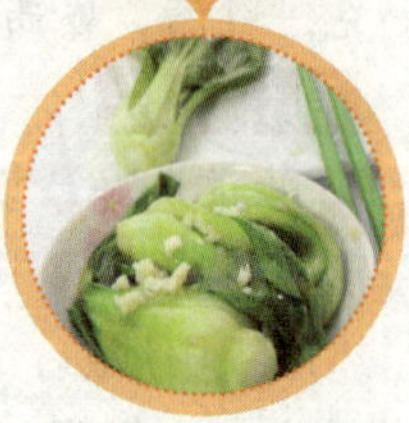

【性味归经】
性凉，味甘，归肝、脾、肺经。

【营养成分】
含有钙、磷、铁、B族维生素、维生素C、胡萝卜素、膳食纤维等营养素。

【推荐用量】
每餐150克。

【降压明星元素】
钙。

油菜为什么能降血压

*我国流行病学证实，人体缺乏钙会引起血压升高，钙摄入量高者血压低。油菜中富含钙，有利于血压控制。

*油菜所含的钾有辅助排钠，降低血压的作用，还能避免高血压对动脉壁造成的损伤。

这样做更营养美味

● 油菜宜现切现做，保持色泽新鲜，否则易变黄。

● 油菜宜用大火快炒，既保持口味鲜脆，又可使营养成分不被破坏。

搭配宜忌

√油菜＋蒜 油菜加蒜末清炒，能促进体内宿便和毒素的排出。

√油菜＋虾皮 二者都富含钙，同食可增强补钙壮骨的功效。

√油菜＋香菇 油菜和香菇都富含膳食纤维，能促进肠道代谢，防治便秘，减少脂肪堆积。

√油菜＋萝卜 二者同食，可以增强胃动力，加快肠胃蠕动，有效预防便秘。

营养师叮咛

◆熟油菜过夜后易造成亚硝酸盐沉积，易引发癌症，所以熟油菜不要隔夜再吃。

◆油菜性凉，脾胃虚寒、大便稀且不成形者不宜多吃。

保健功效一览表	
促进血液循环、散血消肿	油菜能散血消肿，辅助缓解孕妇产后瘀血腹痛，辅助治疗丹毒、肿痛脓疮。
降低血脂	油菜是低脂肪、高膳食纤维蔬菜，有利于降低血脂。
防癌	油菜中所含的植物激素，能增加酶的形成，对进入人体内的致癌物质有吸附排斥作用。

这样吃就能降压——推荐降压特效料理

蒜蓉油菜

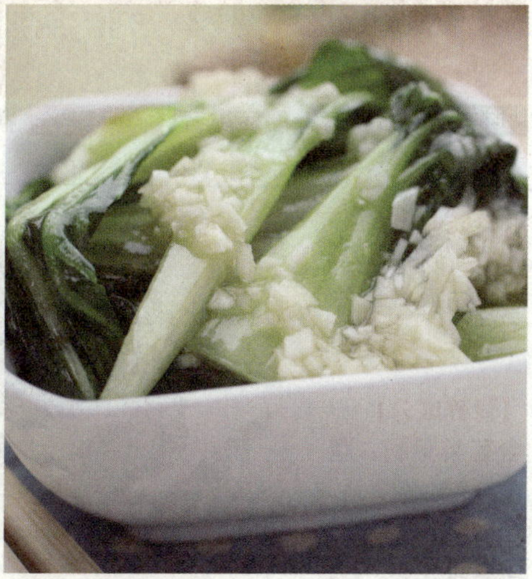

材料： 油菜150克，蒜30克。

调料： 盐、蚝油、植物油各适量。

制作方法

1. 油菜择洗干净，沥干；蒜剥皮，切成蓉。
2. 锅置火上，倒油烧至五成热，放入蒜蓉炒香后，放入油菜，加盐，翻炒片刻。
3. 加入蚝油翻炒均匀即可。

大厨献招： 这道菜，如果加入少许腐乳汁，味道会更鲜美。

油菜香菇汤

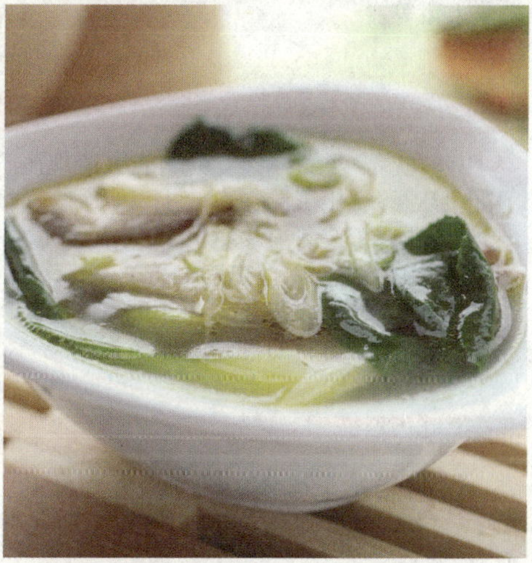

材料： 油菜300克，干香菇6朵。

调料： 葱花、姜丝少许，清汤、植物油、盐、香油各适量。

制作方法

1. 将油菜择洗干净；将干香菇洗净，温水泡发，洗净去柄，切片。
2. 锅置火上，倒油烧热，放葱花、姜丝炒香，再放入油菜和香菇，大火炒熟。
3. 放入适量清汤煮沸，加盐，淋香油即可。

虾皮拌油菜

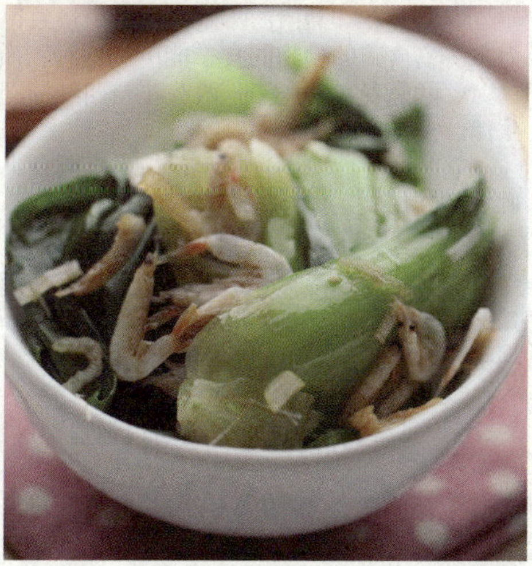

材料： 嫩油菜梗200克，虾皮30克。

调料： 醋、盐、香油各适量。

制作方法

1. 油菜梗洗净，切段；虾皮用温水泡发洗净。
2. 将油菜放入沸水中焯一下，捞起，过凉，挤净水分，放在盘中。
3. 将虾皮放油菜盘中，用醋、盐、香油制成调味汁，浇在虾皮上，拌匀即可。

西蓝花 利于舒张血管，预防冠心病等并发症

适用者：减肥者，癌症患者 不适用者：肾脏功能异常者，甲状腺功能低下者

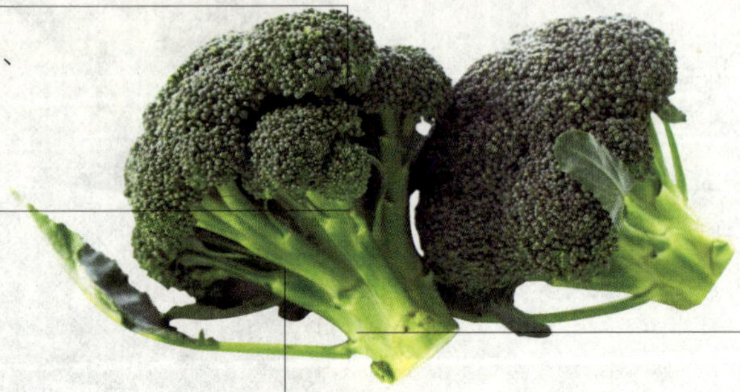

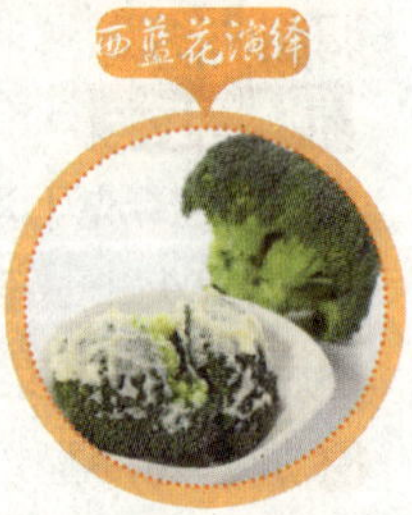

【性味归经】
性平，味甘，归脾、肾、胃经。

【营养成分】
含有类黄酮、膳食纤维、钾、钙、叶酸、维生素C、B族维生素、类胡萝卜素等。

【降压明星元素】
类黄酮。

【推荐用量】
每餐70克。

西蓝花为什么能降血压

* 西蓝花富含类黄酮，类黄酮能够清理血管，阻止胆固醇氧化沉淀在血管上，使血管通畅。
* 西蓝花属于高钾食物，可以使血管正常扩张，保持血流通畅，稳定血压。
* 西蓝花富含的维生素C和叶绿素有抗氧化作用，能保障血管的舒张，调节血压。

这样做更营养美味

- 西蓝花宜用大火快炒，可减少维生素C和抗癌化合物的损失。
- 生食西蓝花所获得的维生素C，比煮熟的要多20%以上。生鲜西蓝花可以用来拌沙拉。
- 西蓝花易生菜虫，在吃之前，可将西蓝花放在淡盐水里浸泡几分钟，菜虫就跑出来了。

搭配宜忌

√西蓝花＋牛肉 西蓝花富含叶酸，牛肉富含维生素B_{12}，二者同食，叶酸有助于人体更好地吸收维生素B_{12}，对补血有益。

√西蓝花＋海带 西蓝花含有少量致甲状腺肿的物质，与海带等富含碘的食物同食，能中和这种物质。

√西蓝花＋西红柿 西蓝花与西红柿同食，可健胃消食、生津。

√西蓝花＋鸡肉 西蓝花与鸡肉同食，能有一定的预防乳腺癌的作用。

营养师叮咛

- 西蓝花富含钾，尿少或无尿患者应减少钾的摄入，因此不宜食用。
- 西蓝花有致甲状腺肿的物质，甲状腺肿大、甲状腺功能低下者，不宜吃太多西蓝花。

保健功效一览表

预防心脏病、中风	西蓝花能够阻止胆固醇氧化，防止血小板凝结成块，预防心脏病、中风等高血压并发症。
解毒、提高免疫力	西蓝花可以散血消肿、增强肝脏的解毒能力，并能提高机体的免疫力，预防感冒。
防止出血，防癌	西蓝花能为人体补充维生素K，能增强血管壁的韧性，防止出血；适量食用西蓝花能减少乳腺癌、直肠癌及胃癌的发病率。

这样吃就能降压——推荐降压特效料理

炝炒西蓝花

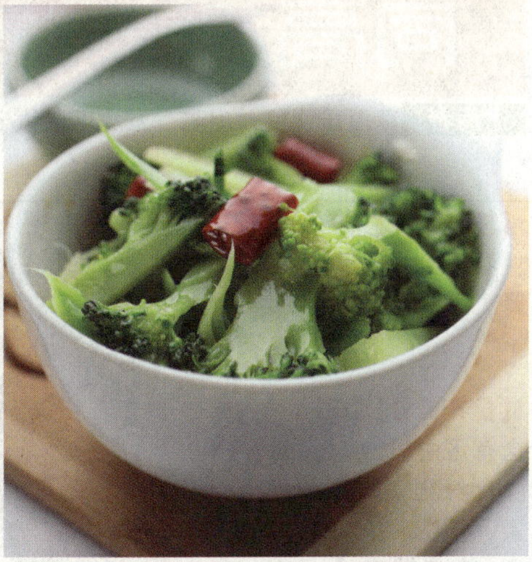

材料： 西蓝花250克。

调料： 干辣椒2根，花椒粒10颗，植物油、盐、味精各适量。

制作方法

①把西蓝花切成小朵，洗净，放入沸水中烫一下，捞出，沥干。②将干辣椒去蒂、去子，切成节。③锅中放油烧热，下花椒粒炸香，捞出，下干辣椒节炒香，放入西蓝花，快速翻炒，下盐、味精稍炒即可。

西蓝花拌黑木耳

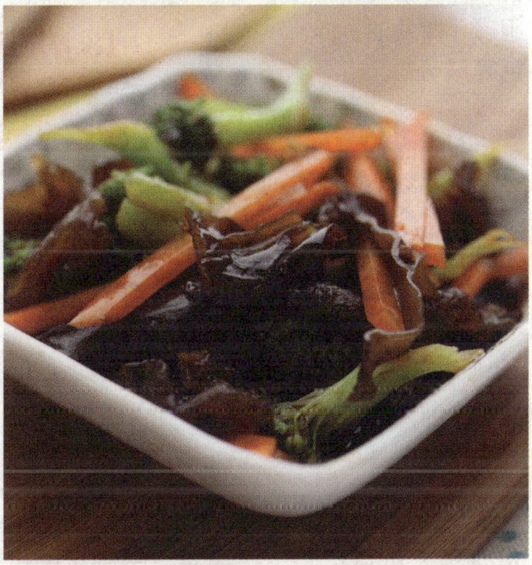

材料： 西蓝花200克，木耳、胡萝卜各20克。

调料： 蒜蓉、醋、生抽、香油、糖各适量。

制作方法

①干木耳用温水发好，去根蒂，切成小块。②西蓝花切成小朵，汆水，捞起，过凉。③胡萝卜去皮切丝；分别汆烫黑木耳及胡萝卜，捞起，过凉，沥干。④将蒜蓉及所有调味料放在碗内调成酱汁，将西蓝花、黑木耳及胡萝卜排放入碗内，再将酱汁淋在表面即可。

西蓝花炒牛肉

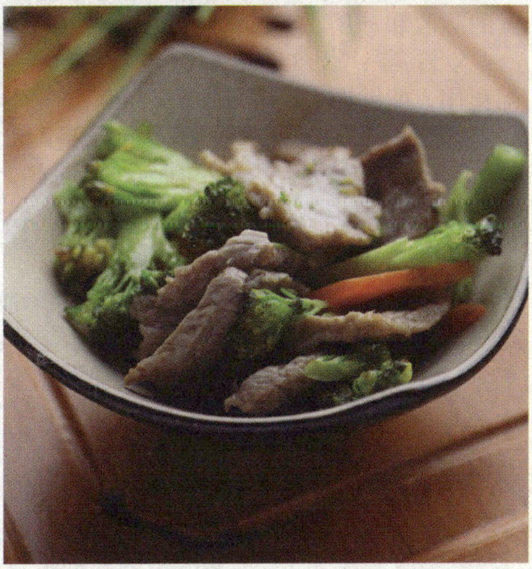

材料： 西蓝花、牛肉各150克，胡萝卜80克。

调料： 植物油、酱油、淀粉、料酒、白糖、胡椒粉、盐、鸡精、葱、姜、蒜各适量。

制作方法

①将牛肉洗净切片，加料酒、酱油、淀粉腌制 15 分钟。②西蓝花掰小朵；胡萝卜去皮，洗净，切片。③锅置火上，倒油烧热，下入牛肉煸炒至水分全干，捞出。④放葱姜蒜炒香，放入胡萝卜、西蓝花翻炒，将牛肉下锅，再加糖、盐、鸡精、料酒炒匀即可。

茼蒿 具有降压补脑的功效

适用者： 高血压、贫血患者，脑力劳动人士 **不适用者：** 体质虚寒、胃虚腹泻者

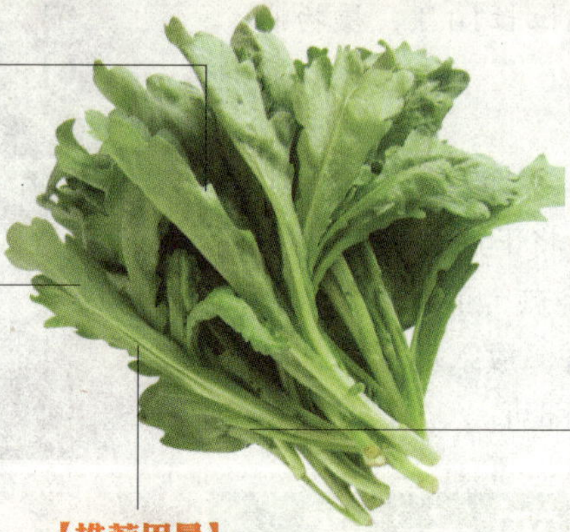

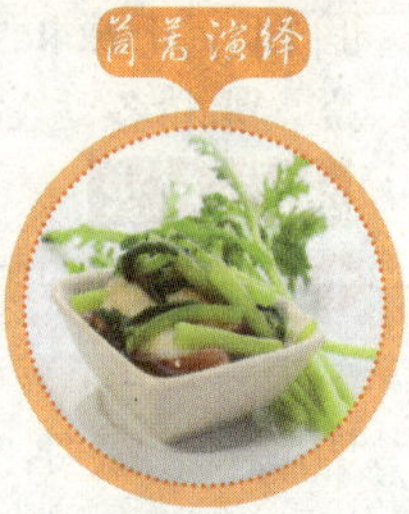

【性味归经】
性温，味甘辛；入肝、肾、脾、胃经。

【营养成分】
含有蛋白质、糖类、膳食纤维、胡萝卜素、烟酸、维生素C、B族维生素、胆碱、挥发油、钾、钙等成分。

【推荐用量】
每餐50~100克。

【降压明星元素】
挥发油、胆碱。

茼蒿为什么能降血压

*茼蒿含有的挥发油，有助于消食开胃、健脾和胃，利于辅助治疗脾胃不和引起的原发性高血压。

*茼蒿所含的胆碱、氨基酸、钾、类黄酮、类胡萝卜素等物质，能调节体内水分代谢，使血管保持健康通畅，利于调节血压。

这样做更营养美味

●茼蒿汆烫或凉拌，适合胃肠功能不好的人食用。

●茼蒿中的芳香精油遇热易挥发，所以烹调时应用大火快炒，减少烹调时间，更好地发挥茼蒿的健胃作用。

●茼蒿可以用来榨汁、煎水、煮汤，都有很好的食疗功效。

搭配宜忌

√茼蒿＋肉、蛋类 茼蒿与肉、蛋等荤食搭配食用，可以促进肉、蛋类蛋白质的代谢，同时还能提高茼蒿所含胡萝卜素的吸收和利用。

√茼蒿＋蛤肉 蛤肉富含蛋白质和钙，脂肪低，与茼蒿搭配食用，能够通便、降压、安神养心，适合高血压患者食用。

×茼蒿＋柿子 茼蒿不宜与柿子搭配食用，不然易伤到胃。

×茼蒿＋草鱼 茼蒿不宜与草鱼同食，易引起消化不良等不适。

营养师叮咛

◆茼蒿气浊、上火，一次不要吃太多。

◆茼蒿辛香滑利，胃虚泄泻者不宜多食。

◆茼蒿对慢性肠胃病和习惯性便秘有一定的食疗作用。

保健功效一览表	
养心、健脑	茼蒿具有四种强化心脏的药效成分，富含维生素及多种氨基酸，具有养心安神，润肺补肝，稳定情绪，健脑补脑，防止记忆力减退等功效。
消食开胃、通腑利肠	茼蒿含有的挥发油，有助于宽中理气、消食开胃；其所含的膳食纤维有助于肠道蠕动，能够促进排便，起到通腑利肠的作用。
降低胆固醇	茼蒿含的色素、叶绿素，具有去除胆固醇的功效；茼蒿所含的菜油固醇也能减少胆固醇的吸收。

这样吃就能降压——推荐降压特效料理

茼蒿蛋花汤

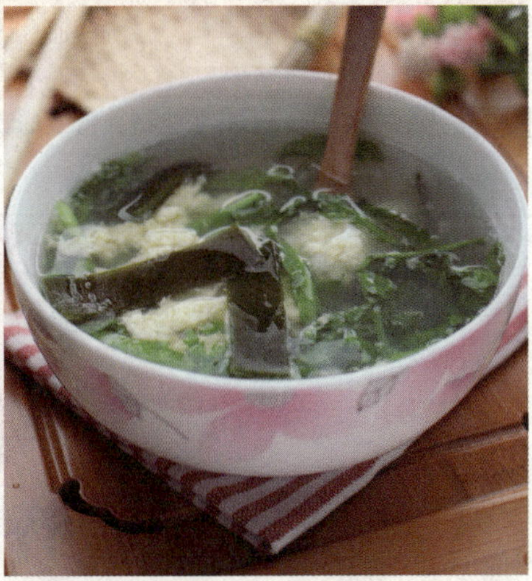

材料：茼蒿300克，鸡蛋70克，海带10克。
调料：盐3克，胡椒粉2克。

制作方法

1. 茼蒿择洗干净；海带洗净，切段；鸡蛋打散拌匀。
2. 将适量的水煮滚后，加入海带段以小火熬煮 20 分钟，再加入鸡蛋液煮熟。
3. 在煮熟的蛋花汤中加入茼蒿、盐及胡椒粉，略煮即可食用。

茼蒿炒肉丝

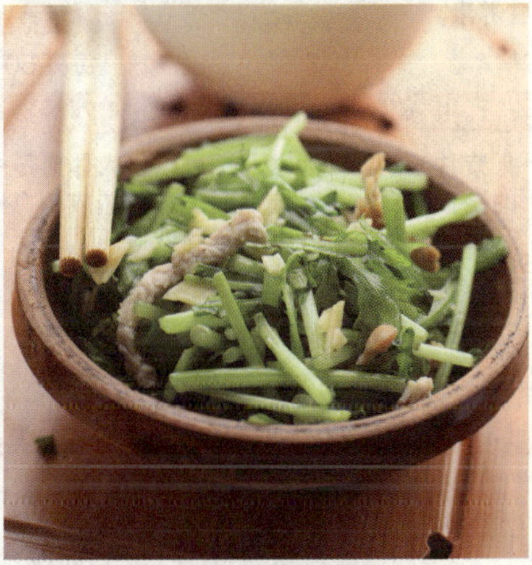

材料：茼蒿300克，猪肉100克。
调料：盐3克，鸡精2克，酱油、植物油各适量，蒜末5克。

制作方法

1. 茼蒿洗净切段；肉洗净切丝。
2. 锅里放油烧热，放蒜末炒香，加入肉丝翻炒至熟，再加入茼蒿大火爆炒片刻。
3. 放盐、鸡精和酱油，稍炒即可起锅。

蒜泥茼蒿

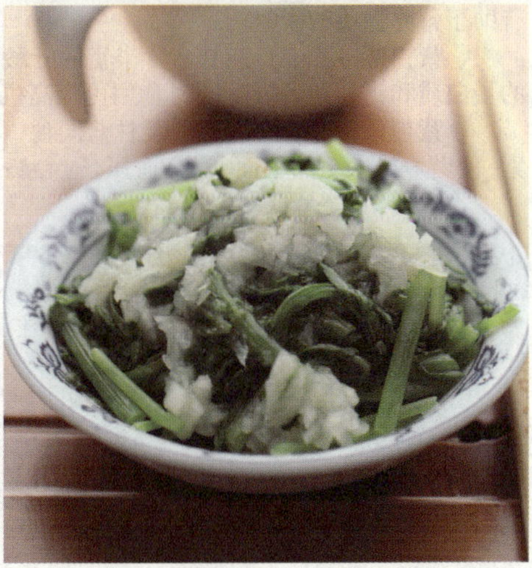

材料：茼蒿250克，大蒜3瓣。
调料：盐3克，味精2克，香油适量。

制作方法

1. 将茼蒿清洗干净，切成长段；大蒜捣烂为泥，备用。
2. 锅内放入清水煮开，茼蒿下锅焯 3 分钟，捞出，盛盘。
3. 盘中放入蒜泥、味精、盐、香油，搅拌均匀即可。

紫甘蓝 将人体中的钠置换出来，利于降血压

适用者：血压高者、动脉硬化者、胃溃疡者 不适用者：甲亢患者

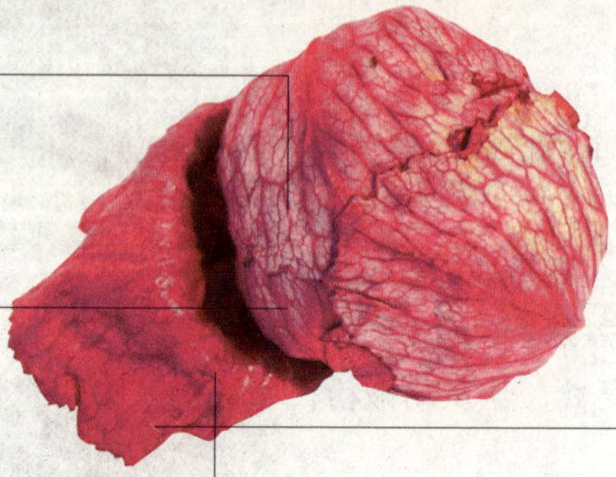

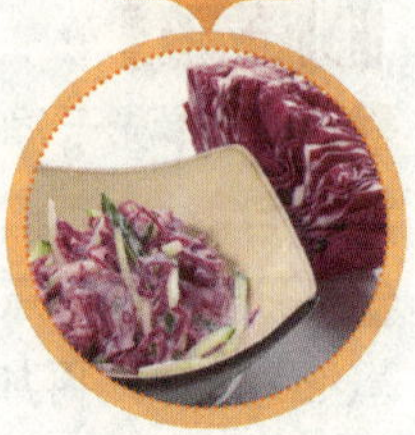

【性味归经】
性平，味甘；归脾、胃经。

【营养成分】
含有维生素 C、B 族维生素、胡萝卜素、氨基酸、烟酸、钙、钾等营养素。

【降压明星元素】
钾。

【推荐用量】
每餐 50 克。

紫甘蓝为什么能降血压

* 紫甘蓝富含钾元素，钾可以将人体血压中的钠置换出来，对抗钠离子过多造成的血压升高和血管损伤，有利于降低血压，并能预防中风等高血压并发症。

这样做更营养美味

● 紫甘蓝的残留农药较多，应把紫甘蓝放在淘米水中浸泡 30 分钟，去除大部分农药后再烹调。

● 紫甘蓝既可生食，也可炒食。为了保持营养，以生食为好。如炒食，要急火重油，煸炒后迅速起锅。

搭配宜忌

√紫甘蓝 + 紫菜 甘蓝富含的维生素 B_6 能促进紫菜中牛磺酸的吸收，二者同食，能使人体更好地吸收营养。

√紫甘蓝 + 辣椒 紫甘蓝与辣椒同食，能促进胃肠蠕动，有助于营养物质的吸收。

√紫甘蓝 + 虾肉 紫甘蓝含丰富的叶酸，虾肉中含有丰富的蛋白质和钙，两者搭配同时食用可提高机体免疫力。

√紫甘蓝 + 鲤鱼 鲤鱼同紫甘蓝同食，可得到丰富的维生素，使营养摄入更加全面，对高血压、冠心病、动脉硬化等有益。

营养师叮咛

◆ 甲状腺患者吃富含碘的食物时，不可进食紫甘蓝，因为紫甘蓝中的有机氧化物会抑制碘的吸收。

保健功效一览表

降低胆固醇，促消化	紫甘蓝含有大量纤维素，能够增强胃肠功能，促进肠道蠕动，以及降低胆固醇水平。
杀菌消炎	紫甘蓝有植物杀菌素，有抑菌消炎作用，对咽喉疼痛、外伤肿痛者有一定益处。
辅助胃肠溃疡治疗	紫甘蓝富含维生素 U，能加速胃溃疡及十二指肠溃疡创面的愈合。

这样吃就能降压——推荐降压特效料理

凉拌紫甘蓝

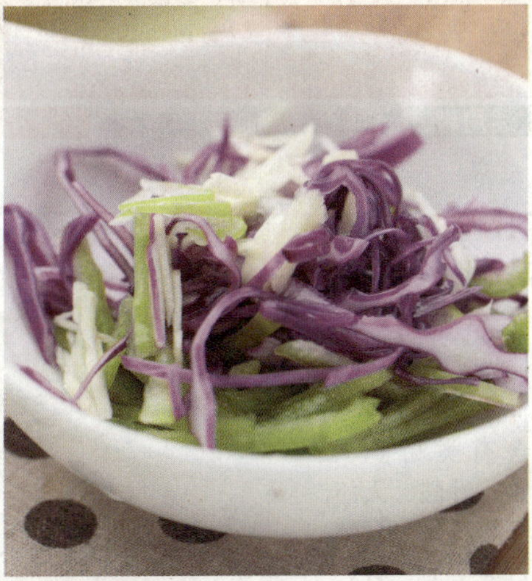

材料： 紫甘蓝150克，尖椒50克。
调料： 葱、蒜各少许，香油、白醋、盐各适量。

制作方法

1 紫甘蓝洗净切丝，加适量盐拌匀腌10分钟。
2 葱、蒜洗净，切碎成末；尖椒去蒂，洗净切丝。
3 腌好的紫甘蓝挤干水分，装盘，加入尖椒丝、葱末、蒜末、白醋、香油拌匀即可。

三丝紫甘蓝

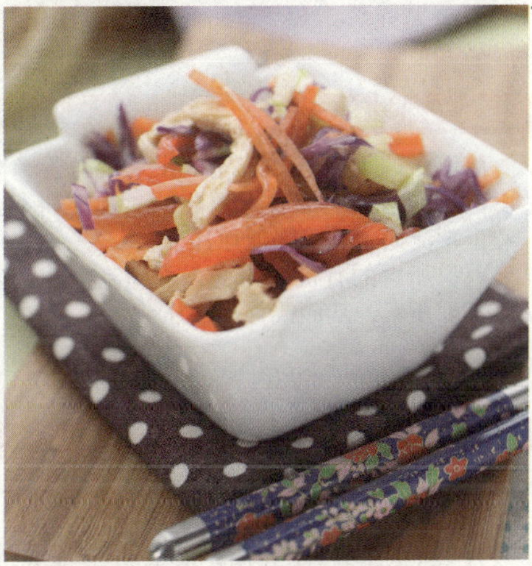

材料： 紫甘蓝100克，柿子椒、胡萝卜、鸡胸肉各50克。
调料： 盐3克，葱花5克，植物油适量。

制作方法

1 柿子椒洗净，去蒂除子，切丝；胡萝卜削皮，洗净，切丝。2 紫甘蓝、鸡胸肉洗净，切丝。3 锅置火上，倒油烧热，放葱花炒香，放入鸡肉丝和胡萝卜丝煸熟。4 下入紫甘蓝丝和柿子椒丝翻炒片刻，加盐炒匀即可。

紫甘蓝拌苦菊

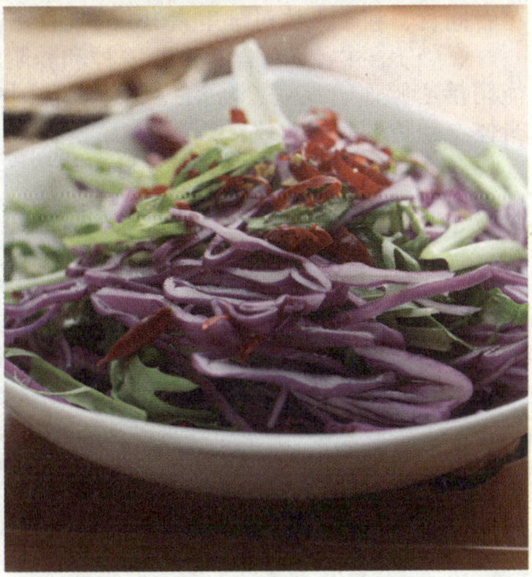

材料： 紫甘蓝150克，苦菊100克。
调料： 盐、鸡精、陈醋、糖、生抽、香油各适量。

制作方法

1 苦菊洗净，切段；紫甘蓝洗净，切丝；将二者装盘。
2 用小火热少许油，放入干辣椒和花椒，炸出香味后，把油淋入菜中。
3 放盐、鸡精、陈醋、糖、生抽、香油拌匀即可。

芦笋 扩张末梢血管，降低血压

适用者：高血脂者、血管疾病患者 不适用者：痛风者、糖尿病者、肾功能不佳者

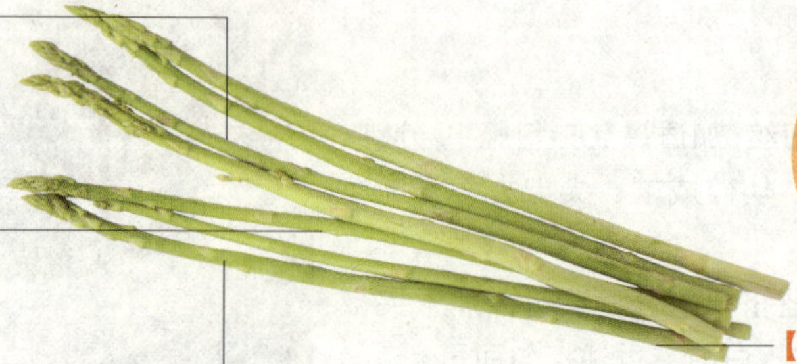

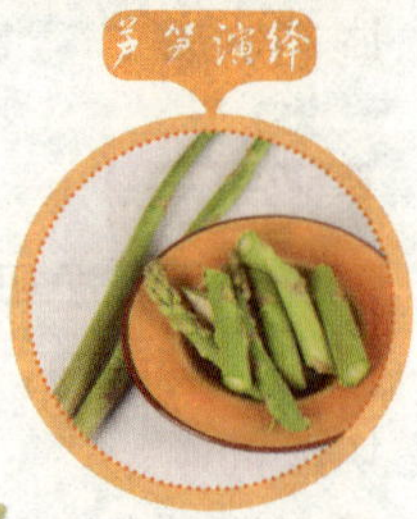

【性味归经】
性凉，味甘；归肺、胃、膀胱经。

【营养成分】
含有类胡萝卜素、叶酸、天门冬酰胺、芸香素、芦笋皂苷、钾、钙、铁等营养素。

【推荐用量】
每餐50克。

【降压明星元素】
天门冬酰胺、槲皮黄酮。

芦笋为什么能降血压

*芦笋中的天门冬酰胺能扩张末梢血管，槲皮黄酮能增强毛细血管弹性，二者皆利于血液正常流通，利于降低血压。

*芦笋所含的有机硫化物，可抑制身体产生血管加压素，从而改善高血压。

这样做更营养美味

●食用新鲜芦笋较佳，冷冻过的芦笋在味道上会稍差一些。

●洗净，除去老硬部分。蒸、炒、煮均可，直至纤维软化。

●芦笋切去少许根，将根部浸泡在清水中，送入冰箱竖着冷藏存放，可保鲜数天。

搭配宜忌

√芦笋+番茄 番茄所含的维生素C能促进芦笋中的叶酸的吸收，二者同食，利于营养吸收。

√芦笋+猪肉 猪肉中含有维生素B_{12}，芦笋富含叶酸，二者同食，利于人体对维生素B_{12}的吸收。

√芦笋+百合 百合有清心安神和养阴清热的作用，芦笋能防治心脑血管疾病、防治癌症，二者同食，有很好的调养身体、预防癌症的功效。

× 芦笋+西葫芦 芦笋不宜与西葫芦搭配食用，以免加重脾胃虚寒。

营养师叮咛

◆用芦笋来补充叶酸应避免高温烹煮，最佳的食用方法是用微波炉小功率热熟。

◆芦笋的纤维较粗，不宜生吃，也不宜存放超过1周才吃。

保健功效一览表	
降低胆固醇	芦笋中的膳食纤维能与肠道中胆固醇代谢产物合成会排出体外的复合废弃物，从而降低胆固醇含量，保护心血管。
抑制癌细胞生长	芦笋所含的天门冬酰胺能抑制癌细胞生长，对所有的癌症都有一定的辅助治疗作用。
防治高血压并发冠心病	芦笋能扩张冠状动脉，增加冠状动脉血流量，因而能防治高血压并发冠心病。

这样吃就能降压——推荐降压特效料理

枸杞芦笋汤

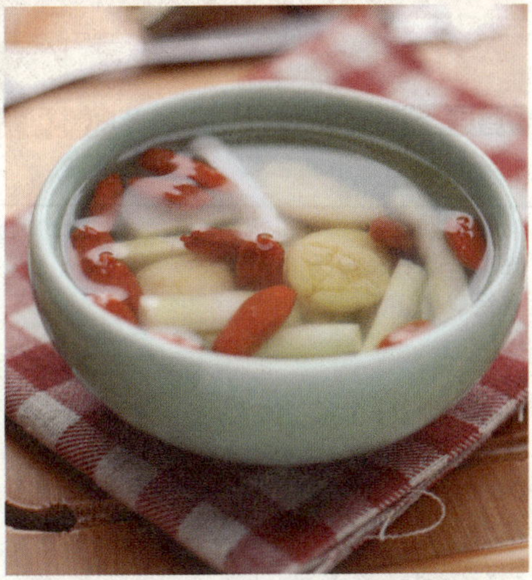

材料： 芦笋200克，枸杞30克，白果30克。

调料： 盐2克，胡椒粉2克，香油少量。

制作方法

1. 芦笋切段，放入沸水锅中汆烫，沥干后稍微热炒一下。
2. 白果放入沸水锅中汆烫，沥干；枸杞用清水浸泡，清洗干净。
3. 将芦笋、枸杞、白果放入汤锅中，加入适量水，以中火炖煮30分钟，加入调料搅匀即可。

芦笋炒肉片

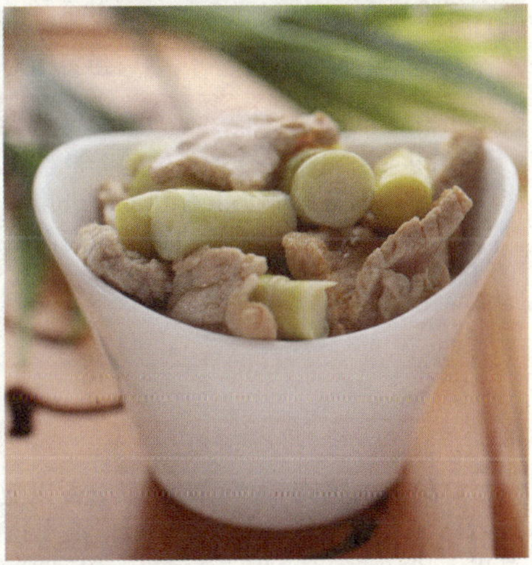

材料： 芦笋200克，猪肉150克。

调料： 盐3克，蒜片5克，水淀粉10克，胡椒粉少许。

制作方法

1. 将芦笋洗净，去老根，切成小段；猪肉洗净，切成片。
2. 锅置火上，加油烧热，放入蒜片爆香，放肉片爆炒熟，再放入芦笋翻炒。
3. 加入盐和胡椒粉调味，用水淀粉勾芡即可。

芦笋三素

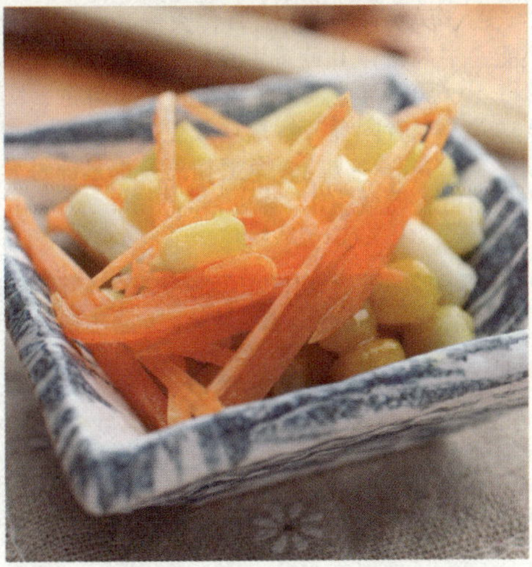

材料： 芦笋150克，胡萝卜、玉米100克。

调料： 盐3克，蒜片5克。

制作方法

1. 芦笋洗净切段，汆烫，沥干；胡萝卜去皮，切丝；玉米洗净，剥成粒。
2. 锅置火上，倒油烧热，放蒜片爆香，再放芦笋、胡萝卜、玉米粒翻炒。
3. 加入盐炒匀即可。

莴笋 降低和稳定血压

适用者：消化功能弱者、水肿者 不适用者：视力弱者

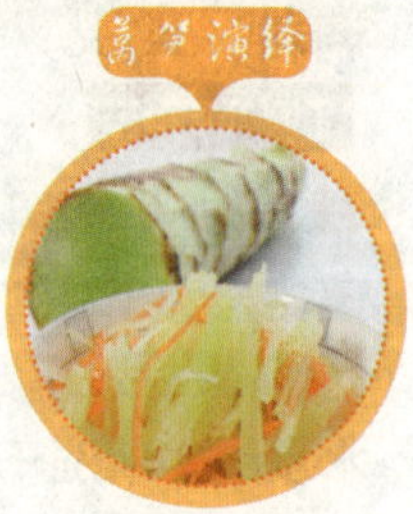

【性味归经】
性凉，味甘；归肠、胃经。

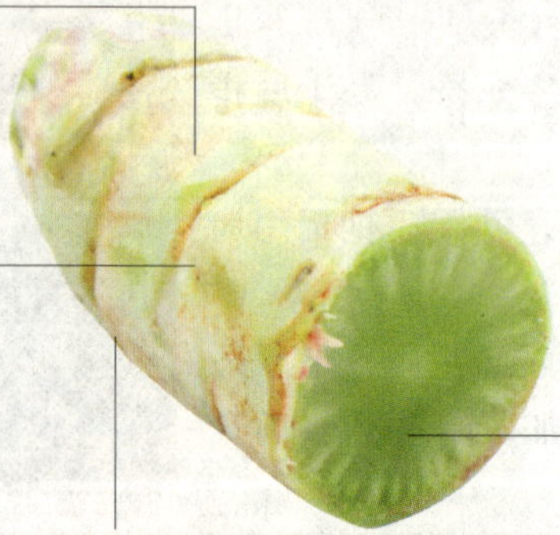

【营养成分】
含有钾、钙、铁、维生素C、维生素B_1、维生素B_2、胡萝卜素、膳食纤维等成分。

【推荐用量】
每餐100克。

【降压明星元素】
天门冬酰胺、槲皮黄酮。

莴笋为什么能降血压

*莴笋是高钾低钠的食物，钾的含量是钠的5～6倍，丰富的钾元素有利于促进排尿，保持水盐平衡，维持血压稳定，对高血压患者有很大的裨益。

这样做更营养美味

- 烹调莴笋时要少放盐，否则会掩盖掉莴笋的清香味。
- 莴笋下锅前适当挤干水分，可增加莴笋的脆嫩。
- 焯莴笋时间不宜长，温度不宜高，不然会使莴笋绵软，失去清脆的口感。

搭配宜忌

√莴笋＋猪肉 莴笋清凉润肤，配以能补虚滋阴的猪肉，适宜病体虚弱者食用；莴笋还可以消除猪肉的油腻，二者同食更美味。

√莴笋＋牛肉 莴笋含大量叶绿素，能促进人体造血的功能，牛肉富含B族维生素，二者同食，有利于调血养气。

√莴笋＋蒜薹 百蒜薹能杀菌解毒，莴笋也有清热解毒的功效，二者同食，解毒功效更好，有利五脏。

×莴笋＋蜂蜜 蜂蜜和莴笋都是凉性食物，二者同食，不利肠胃，易致腹泻。

营养师叮咛

◆莴笋叶有平咳的作用，秋季易患咳嗽的人，可适量多吃些莴笋叶。

◆莴笋中的某种物质对视神经有刺激作用，视力弱者不宜多食。

保健功效一览表	
利于牙齿和骨骼生长	莴笋所含的氟元素，参与牙釉质和牙本质的形成，参与骨骼的生长。
促消化、清肠道	莴笋的浆液，可增强胃液和消化腺的分泌，增进食欲；且含有大量植物纤维素，能促进肠壁蠕动，帮助大便排泄。
预防癌症	莴笋含有的芳香烃羟化脂，能分解食物中的致癌物亚硝胺，防止癌细胞的形成。

这样吃就能降压——推荐降压特效料理

木耳炒莴笋条

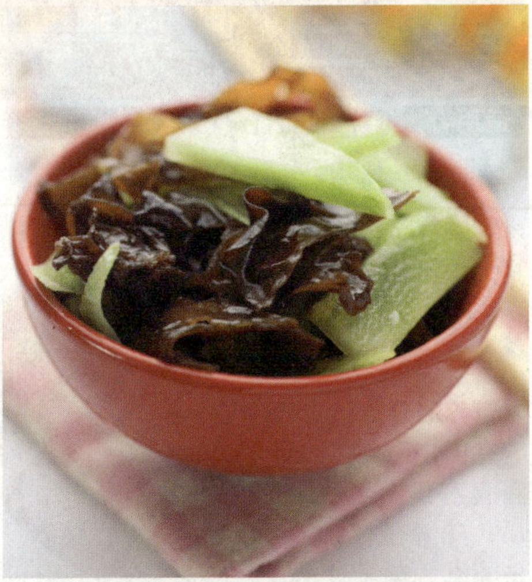

材料： 莴笋250克，干木耳10克。

调料： 葱花、盐、植物油各适量。

制作方法

1 木耳用清水泡发，清水洗净，去蒂，撕成小朵。

2 莴笋去叶留茎，削皮，切条。

3 锅置火上，倒油烧至七成热，放葱花炒香。

4 放入木耳和莴笋条，加适量清水大火翻炒4分钟，加盐炒匀即可。

莴笋鸡丁

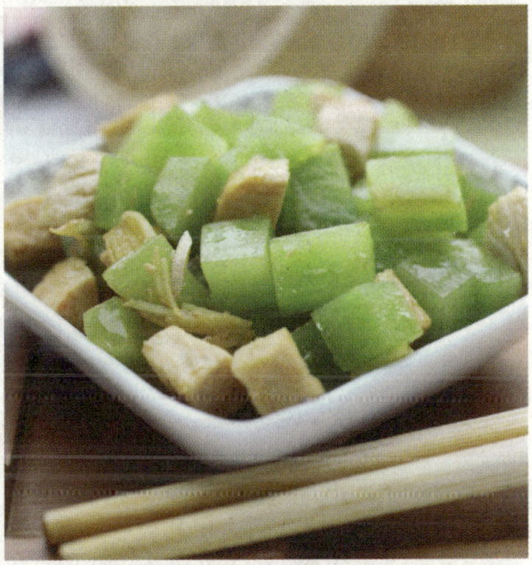

材料： 莴笋200克，鸡胸肉100克。

调料： 姜末5克，料酒、淀粉、酱油、盐、各适量。

制作方法

1 莴笋去叶留茎，削皮，切丁。2 鸡胸肉洗净，切丁，放碗中加料酒、淀粉和酱油拌匀，腌制5分钟。3 锅置火上，倒油烧至五成热，放姜末炒香，再放鸡丁翻炒至鸡肉变色。4 放入莴笋丁翻炒3~5分钟，加盐，味精炒匀即可。

清炒莴笋

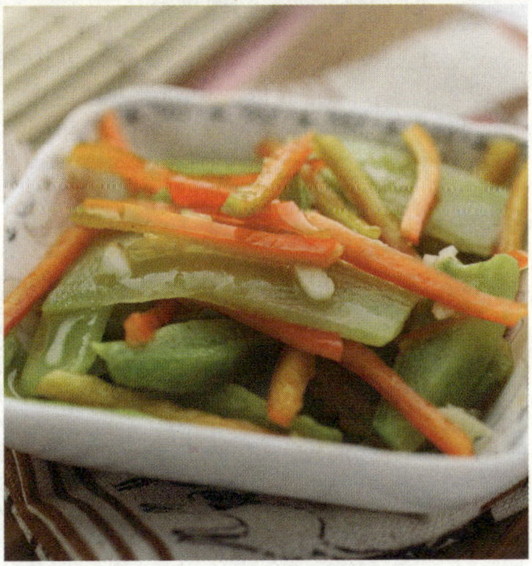

材料： 莴笋250克，红柿子椒半个。

调料： 盐1克，味精1克，植物油、蒜适量。

制作方法

1 莴笋洗净，去皮，切丝；红柿子椒洗净，去子去蒂，切丝；大蒜去皮，切成末。2 锅置火上，入油烧至七成热，放入蒜末炒香，放入莴笋丝快速翻炒。3 再放入红柿子椒一起炒熟，用盐和味精调味即可。

土豆 保钾排钠，防止血压升高

适用者： 抵抗力弱者、便秘者 **不适用者：** 肾脏病患者

【性味归经】
性平，味甘，归胃、大肠经。

【营养成分】
含有钾、钙、铁、膳食纤维、蛋白质、花青素、维生素C、胡萝卜素、淀粉等成分。

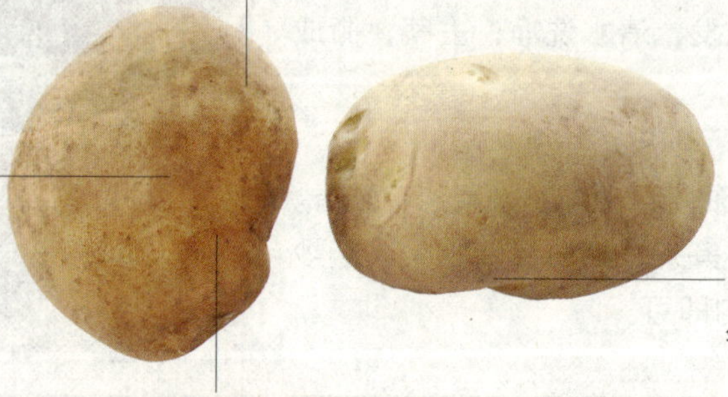

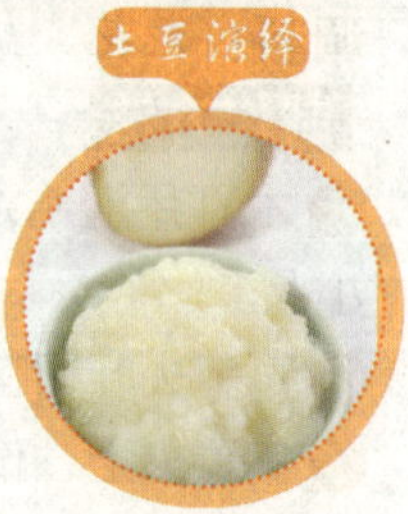

【降压明星元素】
钾、膳食纤维。

【推荐用量】
每餐 130 克。

土豆为什么能降血压

*土豆是高钾食物，钾能帮助人体排出多余的钠元素，适当利尿，增加血管弹性，防止血压升高。

*土豆富含膳食纤维，可抑制胆固醇在肠道内的吸收，调节血液中胆固醇比例，降低高血压。

这样做更营养美味

●切好的土豆不宜在水中浸泡时间过长，不然会使其含有的钾和水溶性维生素大量流失。

●为了有效利用土豆中的钾与胡萝卜素，蒸或烤土豆勿过久。

搭配宜忌

√土豆＋番茄 番茄有利于保持血管壁的弹性，与土豆搭配对防治动脉硬化、高血压和冠心病有一定帮助。

√土豆＋牛肉 土豆属于碱性食物，牛肉属于酸性食物，二者同食，利于人体保持酸碱平衡。

√土豆＋醋 土豆含有微量的有毒物质龙葵素，醋可以分解掉龙葵素，二者同食，更利于人体健康。

√土豆＋牛奶 牛奶富含蛋白质和钙，土豆富含碳水化合物和维生素，二者搭配，则营养全面且均衡。

营养师叮咛

◆土豆宜去皮食用，有芽眼的部分应挖去，以免中毒。土豆若发芽变质，则不应食用。

◆土豆皮不宜削得太厚，因为土豆外皮的内侧较内部富含更多营养素。

保健功效一览表

降低中风和心肌梗死的风险	土豆中的黏液蛋白可防止心血管壁脂肪沉积，保持血管的弹性，预防中风和心肌梗死。
宽肠通便	土豆含有大量膳食纤维，能帮助人体及时排泄代谢毒素，防止便秘。
整肠调胃	土豆有健脾益气、消炎解毒、整肠调胃之功效，可用于治疗慢性胃肠炎。

这样吃就能降压——推荐降压特效料理

番茄土豆炖牛肉

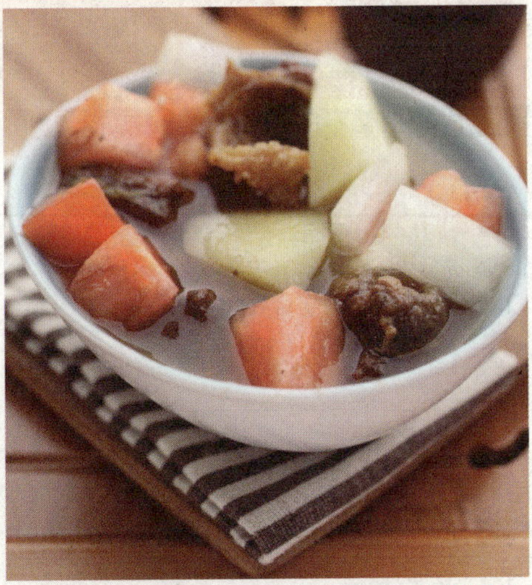

材料： 土豆200克，番茄150克，牛肉150克、洋葱30克。

调料： 盐3克，姜片5克，清汤适量。

制作方法

1 土豆削皮切块；番茄洗净切块；洋葱洗净切片。2 牛肉洗净切块，入锅烧沸，去除浮沫，捞出洗净。3 锅内入油烧热，放生姜片爆香，入牛肉和土豆翻炒 5 分钟，加番茄和清汤烧沸。4 用中火炖至牛肉松软，加入洋葱片和盐，再用大火烧沸 2 分钟即可。

香油土豆丝

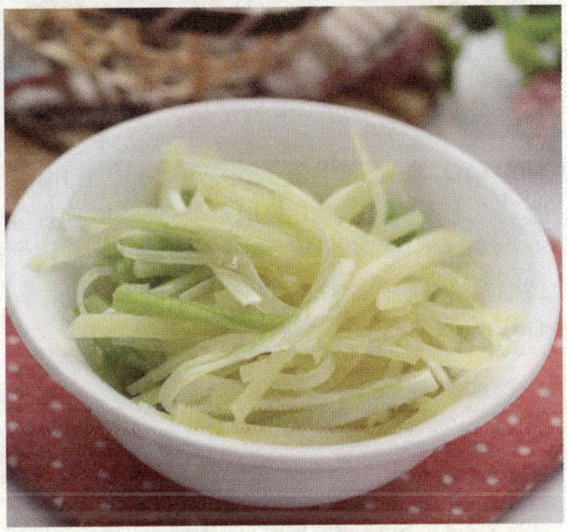

材料： 土豆300克，青椒100克。

调料： 盐3克，味精2克，香油适量，大葱20克。

制作方法

1 土豆削皮洗净，切细丝，放开水中稍煮，过凉，捞出，沥干。

2 葱洗净，切丝。青椒洗净，切细丝。

3 把土豆丝、青椒丝和葱丝放盘中，加入盐、味精、香油拌匀即可。

糖丝土豆

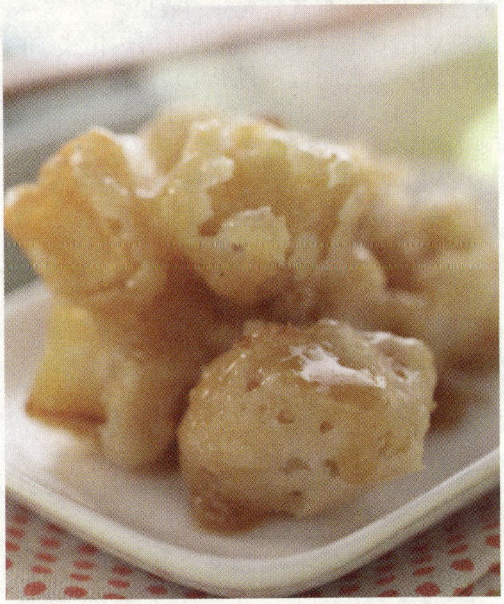

材料： 土豆200克。

调料： 植物油40克，白砂糖60克，豌豆淀粉20克。

制作方法

1 将土豆去皮洗净，切滚刀块，拍上干淀粉。

2 锅置旺火上，放入植物油，烧至五成热时，下入土豆块炸透，至色泽金黄时捞出，沥干油。

3 锅置中火上，放入少许油，下入白糖，慢慢熬至糖液溶化。

4 当糖液颜色呈浅棕色时，下入土豆块，颠翻均匀，出锅装入抹有油的盘中，即可食用。

白萝卜 抑制有毒有害元素升高血压

适用者：消化不良、易感冒者 不适用者：脾胃虚弱、易腹泻者

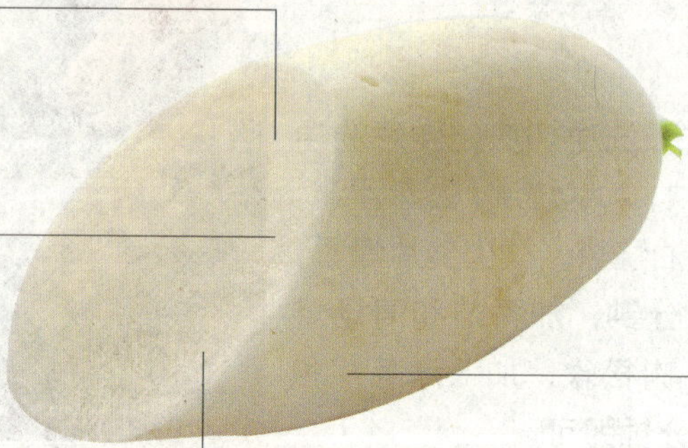

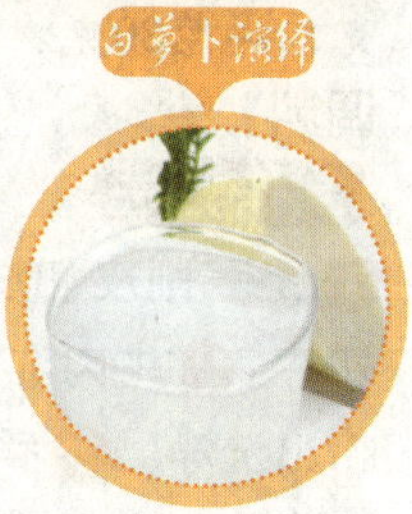

【性味归经】
性微凉，味甘辛，归肺、脾经。

【营养成分】
含有膳食纤维、维生素C、锌、钾、钙、类黄酮、芥子油等营养素。

【降压明星元素】
维生素C、锌。

【推荐用量】
每餐50~100克。

白萝卜为什么能降血压

*白萝卜富含维生素C，常吃白萝卜可软化血管、稳定血压、预防冠心病、降低血脂等。
*白萝卜中的锌元素可抑制有毒有害元素升高血压的作用，并能通过调节免疫功能参与血压的调节。

这样做更营养美味

●白萝卜捣汁与姜汁同服，可改善声音嘶哑、失音。
●白萝卜宜生食，吃后半小时内不能进食其他食物，以防其有效成分被稀释。

搭配宜忌

√白萝卜＋肉 吃肉易生痰，易上火，与萝卜同食，可以清热降火，更有营养滋补的效果。

√白萝卜＋紫菜 紫菜可清热化痰，白萝卜也有化痰止咳的作用，二者同食，利于化痰治咳嗽。

√白萝卜＋糯米 糯米性质黏滞，在胃中不易消化，与白萝卜同食，可促进消化，防止积食。

×白萝卜＋人参 白萝卜有通气消食的作用，与补元气的人参同食，影响人参的滋补作用。

营养师叮咛

◆白萝卜生吃易耗气，气虚者不宜生吃白萝卜，宜把白萝卜烹调熟了再吃。
◆白萝卜为寒凉蔬菜，偏寒体质者、脾胃虚寒者及易腹泻者，不宜多食。

保健功效一览表	
清肺热，治咳嗽	白萝卜有清热降火的作用，能清除肺胃积热，还能止咳化痰。
增食欲，促消化	白萝卜能促进肠胃蠕动，可使消化功能减退者增加食欲、促进消化。
减少癌症的概率	白萝卜有一种糖化酶的成分，能分解致癌物质，减少该物质的致癌作用。

这样吃就能降压——推荐降压特效料理

爽口萝卜丝

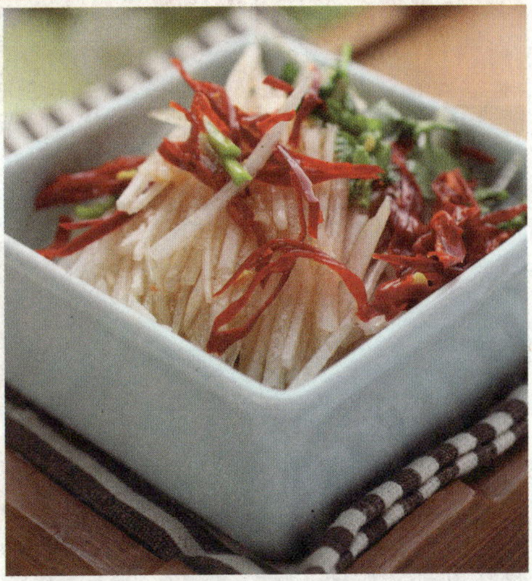

材料：白萝卜150克。

调料：红椒、香菜各少许，盐2克，醋、芝麻油各适量。

制作方法

1. 白萝卜削皮切丝，放入盘中加盐拌匀，放冰箱两小时。
2. 红椒洗净切丝，香菜洗净切段。
3. 将腌制好的萝卜拿出，沥干，加入红椒丝和香菜段，加入醋、芝麻油拌匀即可。

白萝卜蔬菜汤

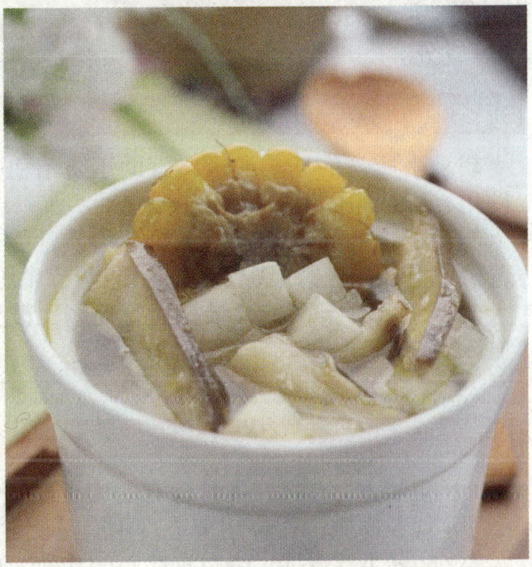

材料：白萝卜200克，口蘑100克，甜玉米200克。

调料：葱花5克，盐少许。

制作方法

①白萝卜去皮洗净，切小块；口蘑去蒂洗净，切厚片。②甜玉米洗净，切成块，入开水中煮到半熟，捞起备用。③汤锅盛入适量清水，水开后加入甜玉米，等到玉米快熟时加入口蘑。④口蘑煮到变色后再加入白萝卜，一起煮15分钟，调入盐，撒上葱花即可。

炝白萝卜条

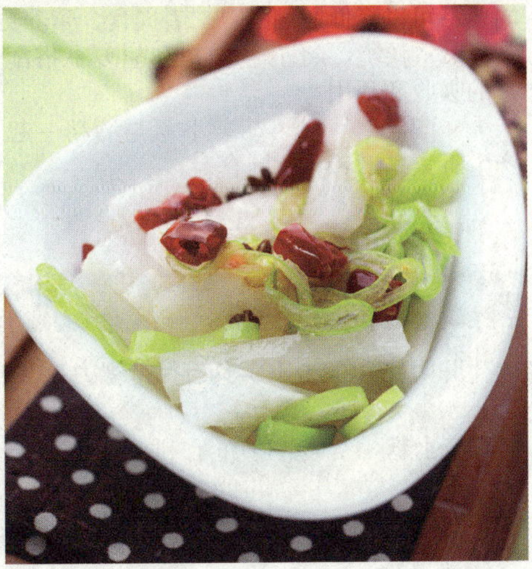

材料：白萝卜250克。

调料：盐3克，葱花3克，干辣椒段、花椒、植物油各适量。

制作方法

1. 白萝卜削皮，洗净，切条，装盘，放入盐调味。
2. 锅置火上，入油烧至七成热，放葱花、花椒和干辣椒节炒香。
3. 关火，将热油淋在白萝卜条上即可。

胡萝卜 促进肾上腺素合成，调节血压

适用者：夜盲症、贫血患者 不适用者：肾功能不良者不宜多食

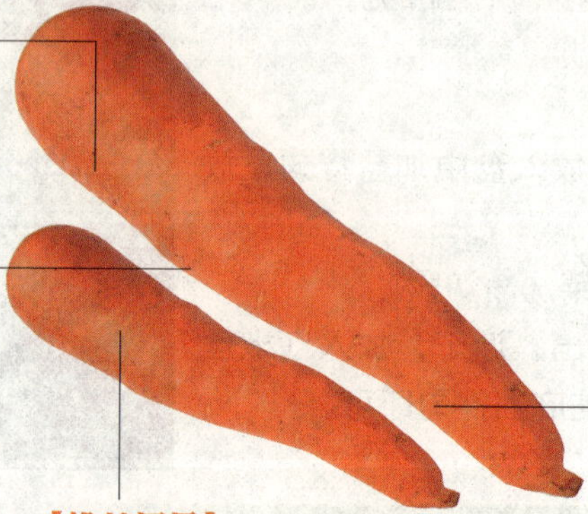

【性味归经】
性平，味甘；归肺、脾经。

【营养成分】
含有胡萝卜素、维生素C、B族维生素、琥珀酸钾、叶酸、膳食纤维、钾、钙、铁等成分。

【推荐用量】
每餐70克。

【降压明星元素】
琥珀酸钾、槲皮素。

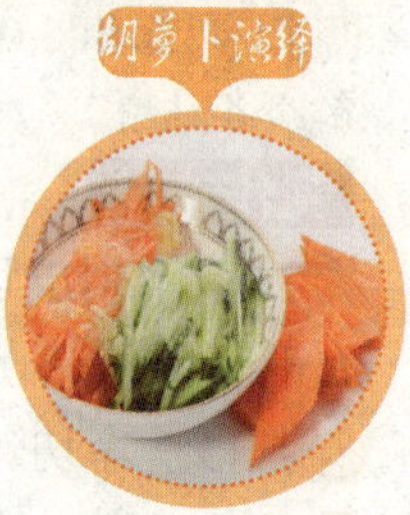

胡萝卜为什么能降血压

*胡萝卜所含的琥珀酸钾，有助于防治血管硬化，降低胆固醇，降低血压。

*胡萝卜中的槲皮素、山柰酚等物质，能改善微血管、促进肾上腺素合成，能调节血压。

*胡萝卜含钾丰富，可维持血管通畅，改善血压。

这样做更营养美味

●烹调胡萝卜时不要加醋，以免胡萝卜素损失。

●胡萝卜素和茄红素只能溶解在油脂中，所以胡萝卜最好用油炒或与肉同炖。

●胡萝卜不宜与苹果放在一起，苹果的果香会使胡萝卜吃起来有苦涩味。

搭配宜忌

√胡萝卜＋排骨 排骨含有的大量的蛋白质、骨胶原、磷酸钙等营养物质，配合胡萝卜食用有滋阴养颜的功效。

√胡萝卜＋猪心 猪心有补心的功效，但胆固醇含量较高，胡萝卜可以降低胆固醇，二者同食，营养更均衡。

×胡萝卜＋山楂 山楂和胡萝卜搭配食用，会破坏维生素的吸收和利用。

×胡萝卜＋酒 胡萝卜素与酒精一起下肚，会在肝胆中产生毒素，二者不宜同食。

营养师叮咛

◆大量摄取胡萝卜素会让皮肤的颜色变黄，不宜过量食用胡萝卜。

◆胡萝卜最好不要削皮吃，因为胡萝卜素主要存在于皮下。

保健功效一览表	
补肝明目	胡萝卜素具有保持视力正常的作用，辅助治疗夜盲症。
降低血糖	常吃胡萝卜有利于血糖维持正常水平，还能防治糖尿病并发症。
美容健肤	胡萝卜富含维生素，可刺激皮肤的新陈代谢，使皮肤细嫩光滑，肤色红润。

这样吃就能降压——推荐降压特效料理

香烧胡萝卜

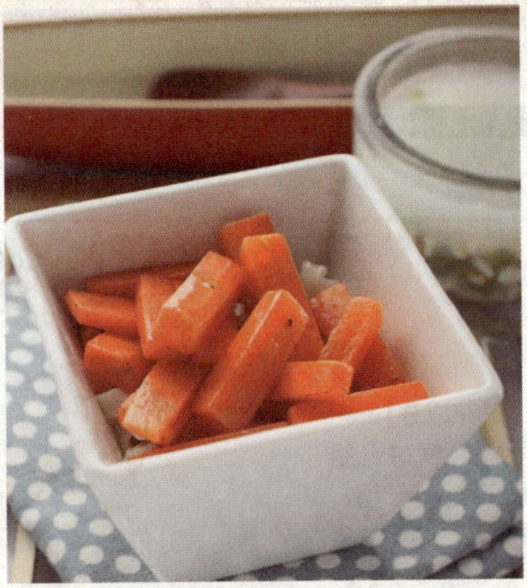

材料： 胡萝卜200克。
调料： 盐、酱油、白糖、植物油各适量。

制作方法

1 胡萝卜去皮，洗净，切块。
2 取碗，放入酱油、白糖和盐，混合调成汁。
3 锅中入油烧热，下入胡萝卜块，用中小火慢烧，待胡萝卜烧透后，倒入调味汁拌匀，待调味汁烧至略干即可。

炒胡萝卜丝

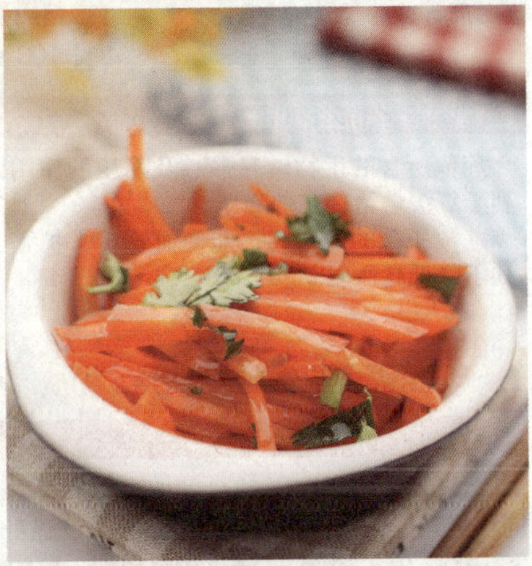

材料： 胡萝卜300克。
调料： 香菜、盐、植物油各适量。

制作方法

1 将胡萝卜去皮，清洗干净，切成细丝。
2 香菜清洗干净，切段。3 锅置火上，倒油烧热，放入胡萝卜丝煸炒至变软，加入盐炒匀，撒上香菜即可。

降压功效： 经常食用胡萝卜等可以活血下气的食物，有助于增加血流量，降低血脂。

胡萝卜炒鸡蛋

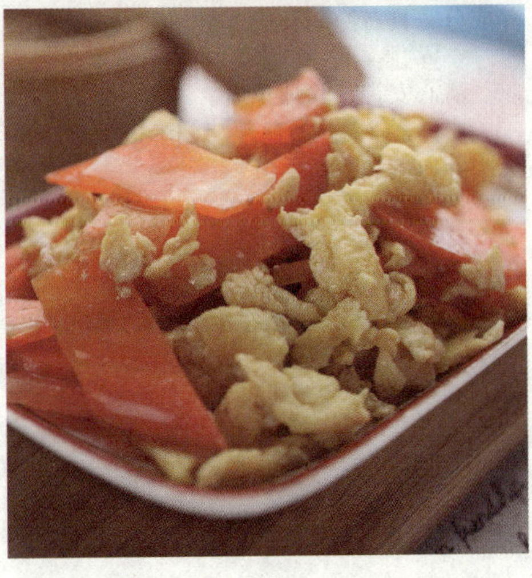

材料： 胡萝卜250克，鸡蛋2个。
调料： 葱花3克，盐3克。

制作方法

1 胡萝卜去皮，洗净，切片；鸡蛋打散。
2 锅置火上，倒油烧热后倒入蛋液，炒好后盛出。
3 放油烧热，放入胡萝卜片翻炒，加入盐，少量水焖炒后倒入鸡蛋，翻炒均匀，撒上葱花即可。

莲藕 利于平肝降压，强心安神

适用者：体弱多病、营养不良者 不适用者：肾脏疾病患者不宜多食

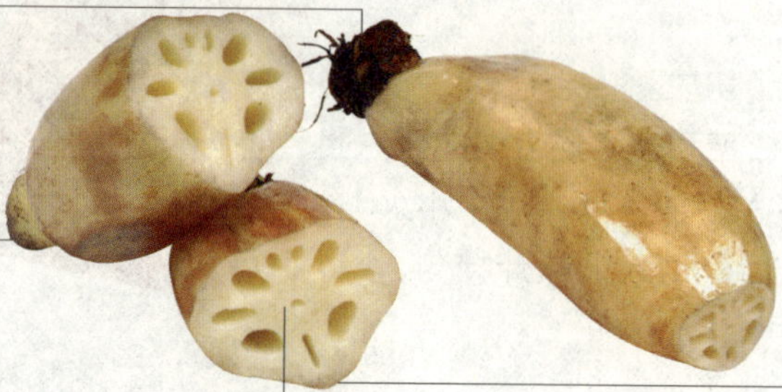

【性味归经】
性寒，味甘，归心、脾、胃经。

【营养成分】
含有生物碱、膳食纤维、钾、钙、磷、铁、维生素C、B族维生素、蛋白质等成分。

【推荐用量】
每餐100克。

【降压明星元素】
生物碱、钾。

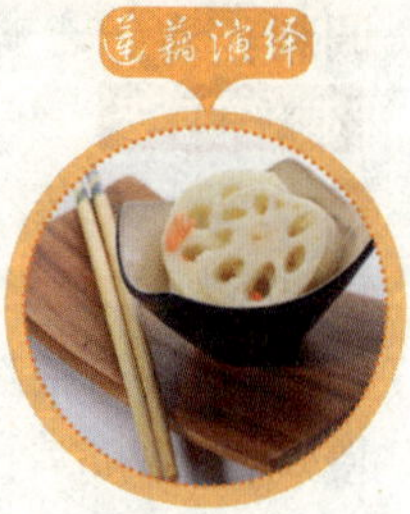

莲藕为什么能降血压

*莲藕所含的生物碱有强心及降压的作用，利于舒缓情绪、安神降压。

*莲藕所含的钾与钙，能使血管正常扩张，利于降低高血压。

这样做更营养美味

●水烫莲藕的时间不宜过长，不然莲藕中的维生素C易丢失。

●莲藕切片以后易氧化，可以放在醋水中浸泡，保持其玉白水嫩。

●莲藕的切口容易变黑腐烂，切过的莲藕要在切口处覆以保鲜膜，冷藏保鲜。

搭配宜忌

√莲藕＋鳝鱼 莲藕是碱性食物，鳝鱼是酸性食物，二者同食能保持酸碱平衡，而且能够补虚、强身健体。

√莲藕＋猪肉 莲藕与猪肉相配，可为人体提供丰富的营养成分，具有滋阴补血、健胃消食的作用。

√莲藕＋莲子 莲藕与莲子同食，可以补肺益气、润肺止咳、清心安神、除烦止血。

√莲藕＋糯米 莲藕与糯米搭配食用，有良好的补中益气、滋阴养血的功效。

营养师叮咛

◆莲藕生吃清脆爽口，但碍脾胃，脾胃消化功能不佳、大便溏泻者不宜生吃。

◆莲藕要选肉肥厚而白的，如果肉质发黑，有异味，则不宜食用。

保健功效一览表

降低胆固醇	莲藕含黏液蛋白和膳食纤维，能与胆固醇结合，从粪便中排出。
补益气血、收缩血管	莲藕富含铁、钙等元素，有养血补血、增强人体免疫力作用；藕还有大量的单宁酸，有收缩血管的作用，可用于止血。
开胃健中，促进消化	莲藕能增进食欲、健脾健胃、有益于胃纳不佳、食欲不振者食用。

这样吃就能降压——推荐降压特效料理

酱煮莲藕

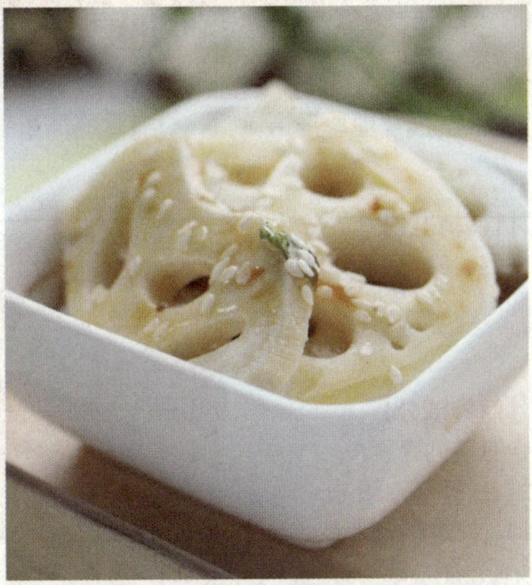

材料： 莲藕300克。

调料： 酱油、红糖、米酒、白芝麻、蜂蜜各适量。

制作方法

1. 莲藕去皮，洗净，切片，放入锅中备用。
2. 将藕放入锅中，锅中放入与藕持平的冷水，加入酱油、红糖、米酒，大火煮开后用小火焖煮至收汁。
3. 撒入白芝麻，淋上蜂蜜即可。

莲藕拌萝卜

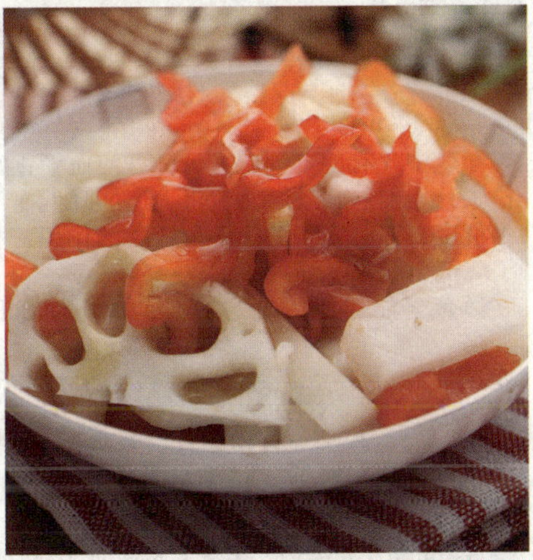

材料： 莲藕300克，白萝卜80克，红椒1支。

调料： 盐3克，白糖3克，白醋4克。

制作方法

1. 莲藕去皮，切薄片，泡入水中；红椒洗净，切丝。
2. 白萝卜去皮，切长条，用盐腌拌软化。
3. 取出莲藕，沥干，与白萝卜一起用调料腌拌4小时，加红椒丝点缀即可。

银耳莲藕羹

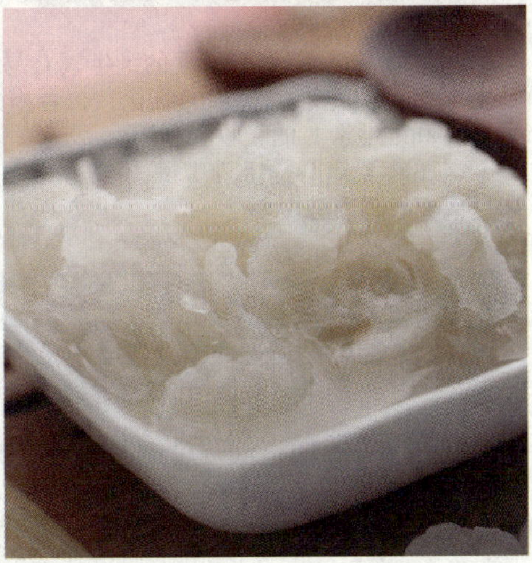

材料： 水发银耳150克，莲藕50克。

调料： 冰糖一大匙。

制作方法

1. 将莲藕去皮，切成薄片；水发银耳洗净，用水泡开。
2. 在汤锅中加入适量的清水煮滚，加入莲藕片、银耳，以小火慢炖40分钟。
3. 加入冰糖调味即可。

洋葱 促使血管正常扩张，降低血压

适用者：高血压、高血脂、心血管疾病患者　不适用者：易肠胀气者

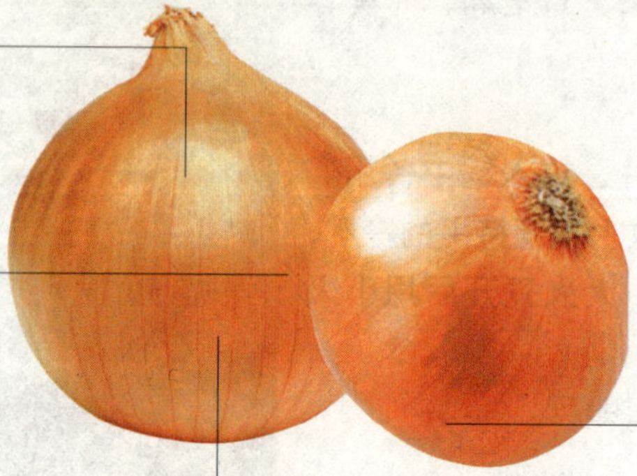

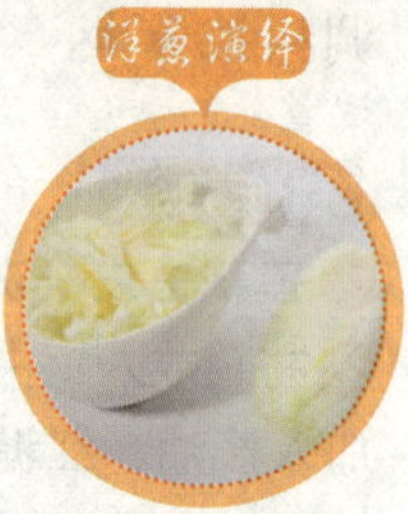

【性味归经】
性温，味辛；归肝、肺经。

【营养成分】
含有前列腺素A、维生素C、蛋白质、类黄酮、钾、钠、硒、铁、膳食纤维等成分。

【推荐用量】
每餐50克。

【降压明星元素】
前列腺素A。

洋葱为什么能降血压

＊洋葱中含有的前列腺素A，可使血管正常扩张，增加冠状动脉血流量，还能降低血压黏稠度，抑制儿茶酚等升压物质的作用，利于降低血压。

＊洋葱还能促使钠盐的排泄，从而使血压下降。

这样做更营养美味

● 洋葱不宜加热过久，以有些微辣味为佳。

● 一边切洋葱一边往洋葱上撒些盐水，切洋葱就不易流泪了。

● 橘黄色皮的洋葱比紫色皮的洋葱水分多，口感脆。

搭配宜忌

√**洋葱+肉** 洋葱与肉搭配能促进肉中的维生素B_1的吸收，还能去除肉的腥味。

√**洋葱+葡萄酒** 洋葱与葡萄酒搭配能活血化瘀、降压降糖。

√**洋葱+鸡蛋** 洋葱所含的维生素C易被氧化，鸡蛋中的维生素E可防止维生素C的氧化，二者搭配，利于人体对维生素C和维生素E的吸收和利用。

√**洋葱+猪肝** 猪肝胆固醇较高，与洋葱同食，可防止人体过量吸收胆固醇。

营养师叮咛

◆ 洋葱在肠胃中容易产生挥发性气体，不宜过量食用，以免产生胀气现象。

◆ 洋葱性温，热病患者应慎食。

保健功效一览表	
防癌抗衰老	洋葱所含的槲皮素，是天然的抗癌物质，洋葱中的硒是很强的抗氧化剂，能增强细胞的代谢能力，具有防衰老的功效。
养胃润肠	洋葱能提高胃肠抵抗力，增加胃肠消化液分泌，改善消化不良。
杀毒抑菌	洋葱含有大蒜素等植物杀菌素，有很强的杀菌能力，可抑制多种病菌。

这样吃就能降压——推荐降压特效料理

什锦洋葱汤

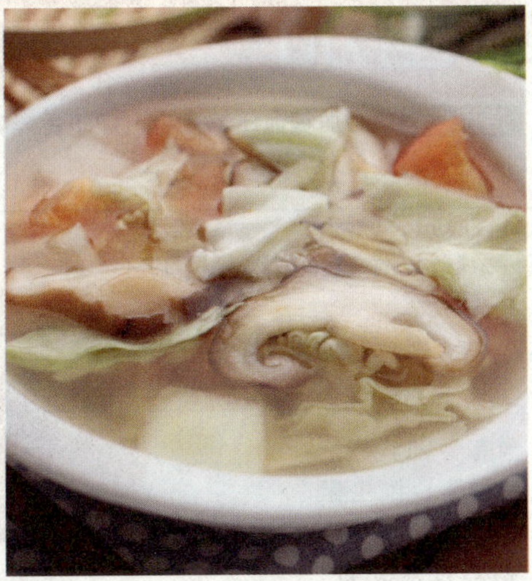

材料：洋葱150克，蘑菇30克，圆白菜40克，番茄50克。

调料：盐3克，胡椒粉2克，奶油2小匙。

制作方法

①洋葱切丁，蘑菇切片，圆白菜切块，番茄切丁。②锅置火上，加入奶油，熔化后加入洋葱炒到金黄色，再加入蘑菇炒软。③放入圆白菜、番茄，并加入适量的水煮滚，加入盐及胡椒粉调味即可。

洋葱炒土豆片

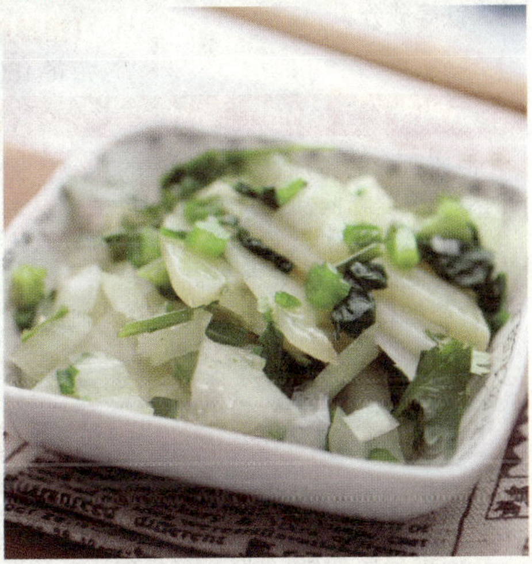

材料：土豆400克，洋葱200克，芹菜50克。

调料：香菜5克，盐3克，胡椒粉、植物油各适量。

制作方法

①洋葱剥皮，洗净，切碎末；香菜、芹菜洗净，切碎末。②土豆洗净，煮至嫩熟，捞出凉凉，切薄片。③锅置火上，倒油烧热，放入土豆片煎炸至微黄，加入洋葱、芹菜、香菜，翻炒片刻，加入盐和胡椒粉炒匀即可。

洋葱炒鸡蛋

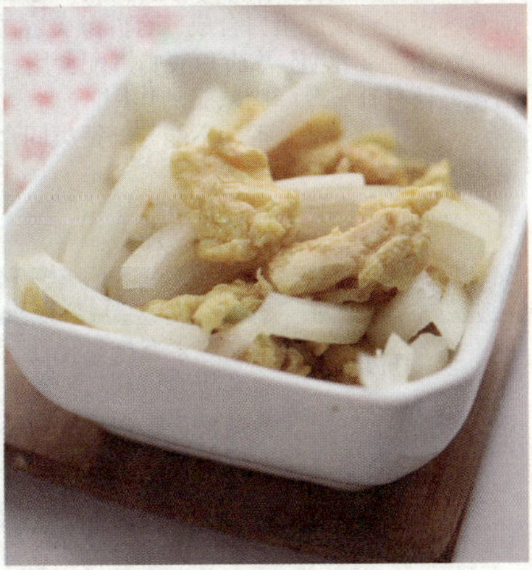

材料：鸡蛋2个，洋葱1个。

调料：盐3克，白糖5克，植物油和五香粉各适量。

制作方法

①蛋打散，搅匀；洋葱去老皮和蒂，洗净，切丝。

②锅置火上，入油烧热，倒入鸡蛋液炒成块，盛出。

③锅底留油，烧热，放入洋葱炒熟，倒入鸡蛋块，放盐、白糖、五香粉炒匀即可。

番茄 使钠离子浓度降低，利尿降压

适用者：血脂血糖血压偏高者、口干舌燥者　不适用者：急性肠炎、慢性肾脏病患者

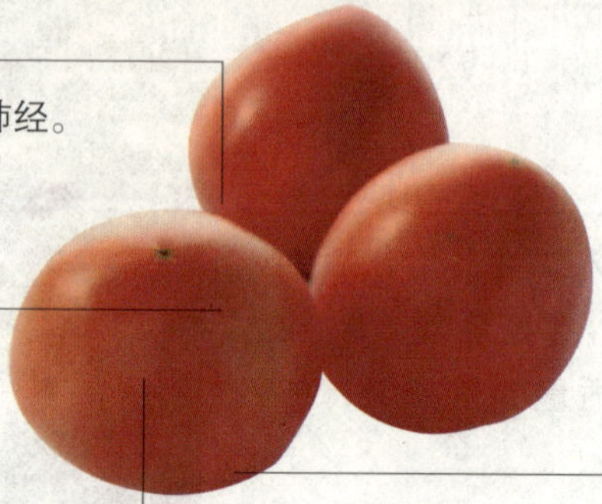

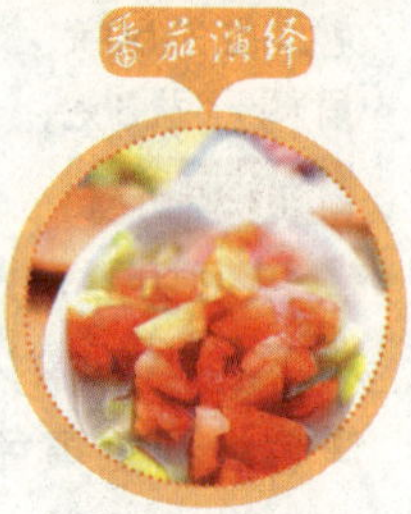

【性味归经】

性微寒，味甘、酸；归胃、肝、肺经。

【营养成分】

含有番茄红素、芸香素、维生素C、维生素P、苹果酸、柠檬酸、钾、钙、铁等成分。

【推荐用量】

每餐150克左右。

【降压明星元素】

番茄红素、钾。

番茄为什么能降血压

* 番茄所含的番茄红素有利尿的功效，促使钠离子浓度降低，从而辅助降压。
* 番茄富含维生素C和芸香素，可以软化血管，降低血管阻力，改善高血压。
* 番茄是高钾低钠水果，利于降低血压。

这样做更营养美味

● 烧煮番茄时稍加些醋，能破坏其中的有害物质番茄碱。
● 把番茄从尖部到底部细细地用勺刮一遍，就易用手撕开番茄皮了。
● 不要选购着色不匀、花脸的番茄，这种番茄味觉、营养均差。

搭配宜忌

√番茄＋鸡蛋　番茄富含维生素，鸡蛋富含优质蛋白和矿物质，二者同食，有助于人体对二者营养成分的吸收。

√番茄＋豆腐　豆腐富含蛋白质，与富含维生素C的番茄同食，可促进胶原蛋白合成，有养颜美容的作用。

√番茄＋酸奶　番茄和酸奶搭配食用，可通利小便、帮助消化，还有补虚、降脂减肥的作用。

× 番茄＋虾蟹　番茄不能与虾蟹类同食，会生成砒霜，有剧毒。

营养师叮咛

◆ 青色未熟的番茄含有毒物质番茄碱，不要食用。
◆ 空腹时不宜吃番茄，容易出现胃痛、胃胀等不适感。

保健功效一览表	
防癌抗衰	番茄红素有抗氧化性，可清除体内自由基，保护细胞，能阻止癌变进程，因而有防癌抗衰之功效。
防治动脉粥样硬化	番茄富含膳食纤维与番茄红素，可降低血液中的胆固醇含量，进而防治动脉粥样硬化。
维护视力	番茄所含的维生素A、维生素C，可预防白内障，防治夜盲症，保护视力。

这样吃就能降压——推荐降压特效料理

小菜番茄汤

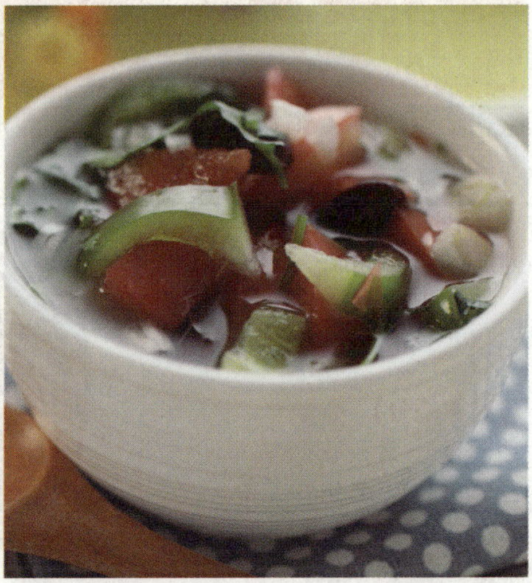

材料： 番茄100克，青尖椒40克，小油菜40克。

调料： 生姜5克，蒜5克，葱花10克，鸡精3克，白砂糖5克，食盐4克，食用油30毫升。

制作方法

1 番茄和尖椒清洗干净，分别切成小丁，生姜、蒜各自切成碎末。2 炒锅入油，烧热、放入姜末和蒜碎炒香，放入小油菜、尖椒丁和番茄块翻炒，加入清水煮开后，改中火焖煮20分钟，调入白砂糖、鸡精和盐，再撒上香葱花即可。

番茄炒鸡蛋

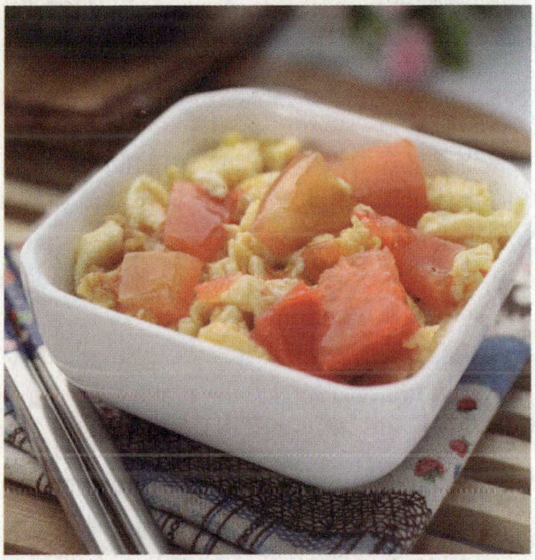

材料： 番茄200克，鸡蛋2个。

调料： 盐3克，白糖10克，料酒10克，蒜末5克。

制作方法

1 番茄洗净，切小块；鸡蛋打散，加料酒搅匀。2 锅置火上，倒油烧热，倒入鸡蛋液翻炒成块，盛出。3 锅底留油，烧热，放入番茄翻炒3分钟，加入鸡蛋块，二者炒匀，再加入白糖，盐，炒匀即可。

番茄烧豆腐

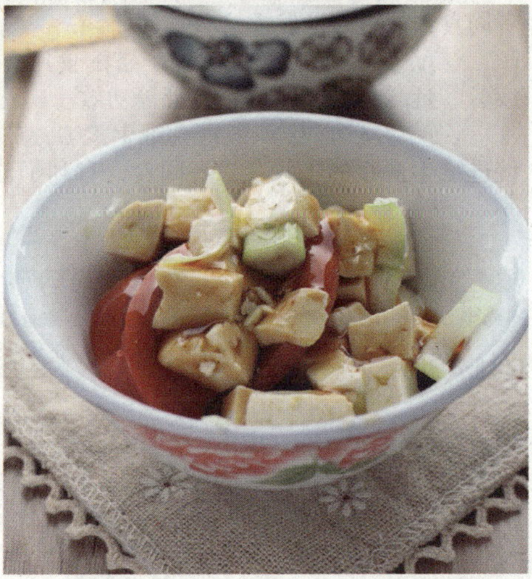

材料： 番茄50克，豆腐50克。

调料： 植物油、盐、味精、葱花各少许。

制作方法

1 豆腐洗净，切块，用沸水焯，捞出，放入盘中。2 番茄洗净，切块，放在同一盘中。3 炒锅置火上，放葱花少许，再依次放入番茄块，豆腐块，再放入适量白糖，食盐。4 炒至微变色，番茄出汁，即可盛出。

茄子 预防血管破裂，辅助降血压

适用者：血脂、血糖偏高者 不适用者：脾胃虚寒者不宜多食

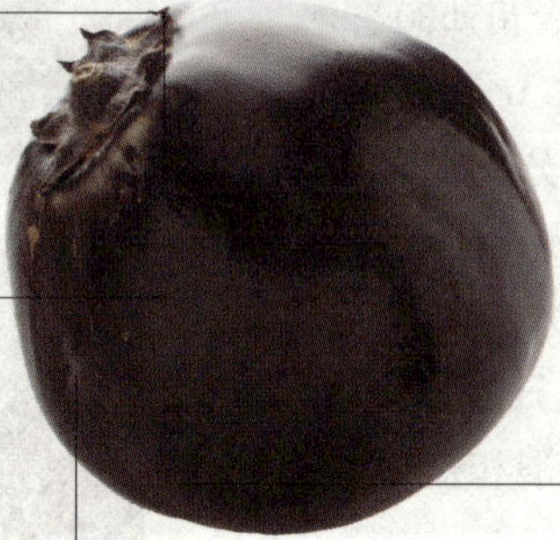

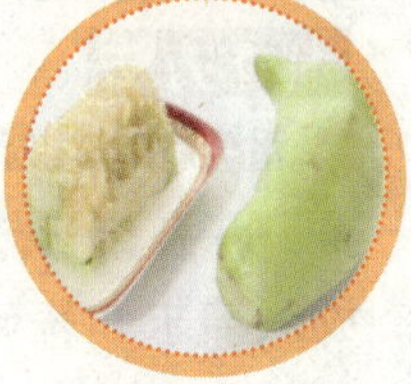

【性味归经】
性凉，味甘；归脾、胃、大肠经。

【营养成分】
含胡萝卜素、花青素、B族维生素、维生素P、维生素E、钾、钙、铁、磷等成分。

【推荐用量】
每餐150克。

【降压明星元素】
维生素P。

茄子为什么能降血压

*茄子富含的维生素P，能保持血管壁弹性，防止其出现硬化和破裂，保证血液流通顺畅，利于平衡血压。

*茄子是高钾食物，钾元素使血管正常扩张，进而降低血压。

这样做更营养美味

● 炒茄子时加少许醋，可使茄子色泽不发黑。

● 茄子遇热易氧化变黑，烹调前可先放入油锅中稍炸，最好挂糊上浆后炸，以减少茄子中维生素P的损失。

● 切过的茄子易氧化，可以放入淡盐水中，用手洗几下，挤去黑水，再用清水略冲。

搭配宜忌

√茄子＋鸡蛋 鸡蛋含有较多的胆固醇，而茄子有降低胆固醇的功效，二者同食，可平衡人体的胆固醇吸收量。

√茄子＋番茄 茄子和番茄都有清热解毒和抗癌功效，二者同食，能更好地发挥这些功效。

√茄子＋苦瓜 苦瓜与茄子搭配食用，有益气壮阳、缓解疲劳、延缓衰老、保护心血管等功效。

√茄子＋辣椒 辣椒富含维生素C，茄子中的维生素P能促进维生素C的吸收，二者同食，有利于营养吸收。

营养师叮咛

◆ 茄子不宜削皮食用，削皮后既容易氧化变黑，也容易丢失营养物质。

◆ 秋后的老茄子含有较多茄碱，不宜多吃。

保健功效一览表	
健脑、增强记忆力	茄子含有烟酸、维生素 B_1，可强健脑部和神经系统，起到缓解脑部疲劳、增强记忆力的作用。
防治心血管疾病	茄子所含的维生素E、花青素等，有抗氧化作用，能减轻血管硬化，防治冠心病、心肌梗死等心血管疾病。
防止出血	茄子富含维生素E，有保护血管的作用，能防止血管破裂出血。

这样吃就能降压——推荐降压特效料理

肉末烧茄子

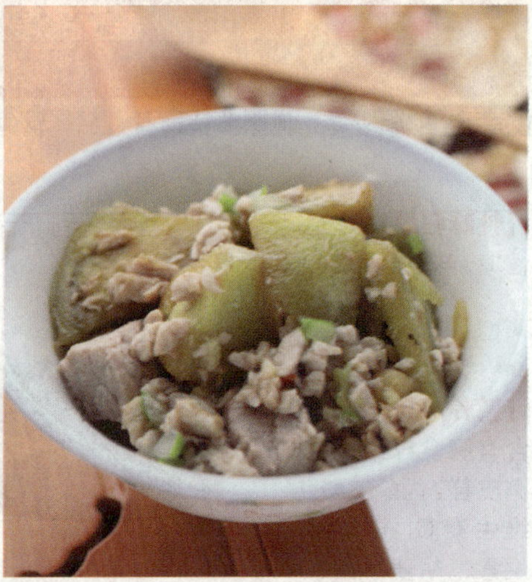

材料：茄子250克，猪肉50克。

调料：姜末、葱末、蒜末、水淀粉、酱油、白糖、植物油各适量。

制作方法

1 茄子去蒂，洗净，切滚刀块；猪肉洗净，剁成肉末。

2 锅置火上，倒油烧热，加葱末、姜末炒香；放入肉末煸熟，倒入茄子翻炒均匀。

3 加酱油、白糖和适量清水烧至茄子熟透，用蒜末调味，水淀粉勾芡即可。

青红椒炒茄子

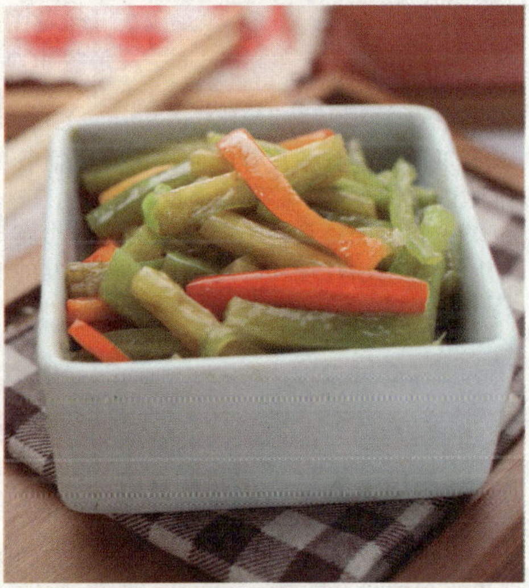

材料：茄子400克，青、红椒各50克。

调料：葱末、蒜末、姜丝各5克，料酒、酱油、盐、白糖、香油、水淀粉、植物油各适量。

制作方法

1 茄子洗净，去蒂，切长条。2 青、红椒洗净，去蒂及子，切细长条。3 锅置火上，倒油烧热，放入茄子翻炒片刻，盛出，沥油。4 锅留底油烧热，放入葱姜蒜炒香，倒入茄子、青椒、红椒，放入料酒、水、酱油、盐、白糖炒匀。5 用水淀粉勾芡，淋入香油即可。

蒜蓉拌茄子

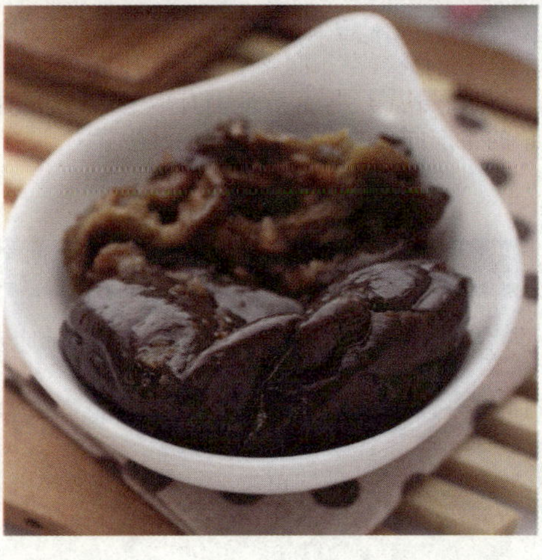

材料：茄子200克。

调料：蒜30克，大葱10克，盐5克，香油50克，酱油10克。

制作方法

1 大蒜去皮，捣成蒜蓉；大葱洗净，切成节。

2 茄子洗净，去蒂，一切两半，上笼用武火蒸25分钟，出笼。

3 将茄子置于盘内，加入蒜蓉、香油、盐、酱油、葱，拌匀即成。

黄瓜 使钠离子浓度降低，利尿降压

适用者：肥胖者、血脂血压高者、糖尿病者 不适用者：脾胃虚寒者

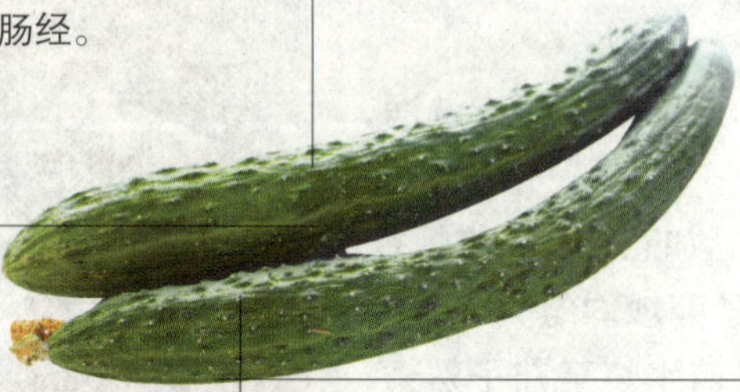

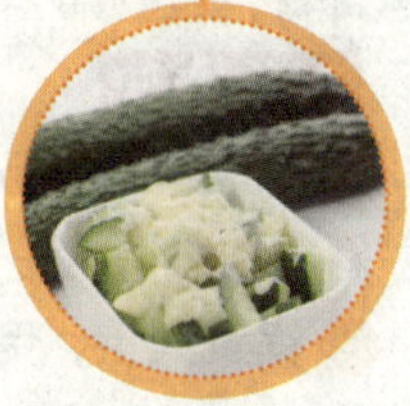

【性味归经】

性凉、味甘；归脾、胃、大肠经。

【营养成分】

含有膳食纤维、异槲皮苷、丙醇二酸、维生素C、B族维生素、胡萝卜素、铁等成分。

【推荐用量】

每餐100克。

【降压明星元素】

异槲皮苷、膳食纤维。

黄瓜为什么能降血压

*黄瓜所含的异槲皮苷能利尿，降低血管壁细胞内的钠含量，辅助降血压。

*黄瓜含有的膳食纤维能帮助肠道排出腐败物质，辅助治疗便秘，防治由便秘引发的血压升高。

这样做更营养美味

●黄瓜尾部含有较多的苦味素，有抗癌的功效，烹调黄瓜时不要把尾部丢掉。

●黄瓜表面的沟槽内容易藏有污物，用毛刷刷洗能洗得更干净。

●瓜皮表面有疣状突起、用手触碰有刺痛感的黄瓜最新鲜美味。

搭配宜忌

√黄瓜+大蒜 二者搭配食用，有美容、减肥的功效，适宜面部有斑者和身体肥胖的人食用。

√黄瓜+蜂蜜 黄瓜和蜂蜜都良好的润肠作用，二者同食，能更好帮助肠道排毒。

√黄瓜+豆腐 黄瓜和豆腐的营养互补，同食能起到清热利尿、消炎解毒、润燥平胃等作用。

×黄瓜+番茄 黄瓜中有维生素C分解酶，与富含维生素C的番茄同食，会破坏番茄的维生素C。

营养师叮咛

◆黄瓜性凉，久病体虚、脾胃虚寒者不宜多吃。

◆肝病、心血管病、肠胃病以及高血压患者都不要吃腌黄瓜。

保健功效一览表	
防治糖尿病	黄瓜不仅可以改善糖尿病临床症状，还能防治糖尿病合并血脂异常。
减肥	黄瓜中的丙醇二酸，可抑制糖类物质转化为脂肪，有益于人们保持适宜体重。
抗衰老	黄瓜的黄瓜酶，能促进机体的新陈代谢；黄瓜富含维生素E，可起到延年益寿、抗衰老的作用。

这样吃就能降压——推荐降压特效料理

凉拌黄瓜

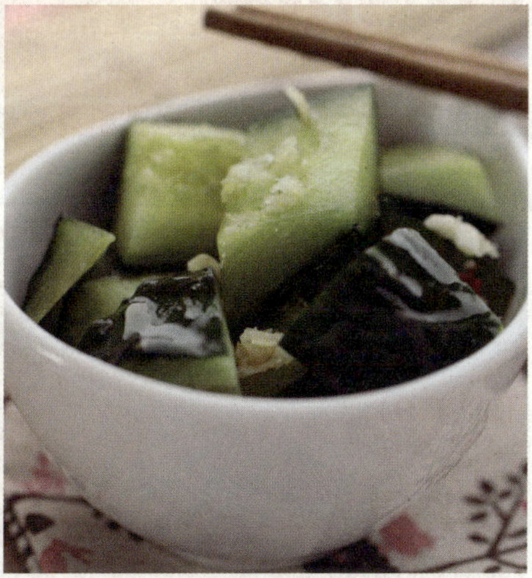

材料： 黄瓜200克。

调料： 大蒜20克，麻油、醋、盐、味精各适量。

制作方法

1. 黄瓜洗净，剖开，用刀轻拍，切菱形，放盐腌制10分钟。
2. 蒜头去皮，切末。
3. 把蒜末放入黄瓜中，加入麻油，醋，盐，味精拌匀即可。

小炒黄瓜片

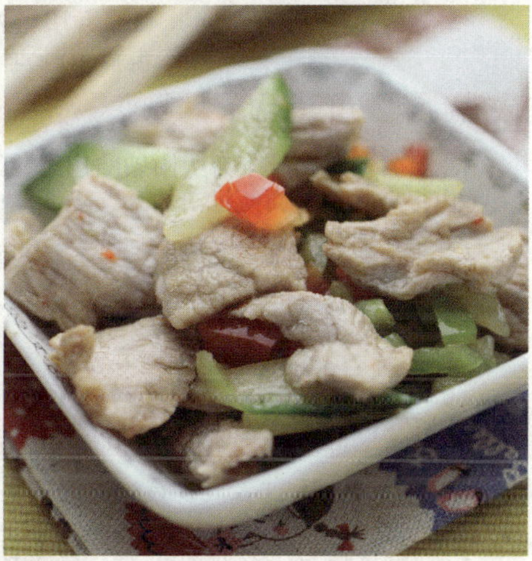

材料： 黄瓜250克，肉100克。

调料： 盐、料酒、酱油、水淀粉、鸡精、白糖、香油、葱末、姜末、剁椒各适量。

制作方法

1. 黄瓜洗净，切片，加盐腌1小时，沥干水分。
2. 肉切片，加料酒、酱油、水淀粉腌制15分钟。
3. 锅置火上，入油烧热，放入肉片炒熟，加入葱、姜和剁椒炒香，加入黄瓜片，大火炒2分钟。 4. 加入鸡精、白糖、香油炒匀即可。

黄瓜炒虾仁

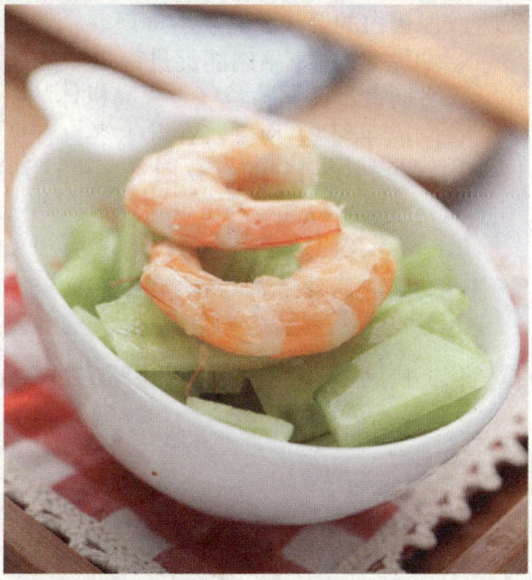

材料： 黄瓜350克，虾仁150克。

调料： 盐3克，味精3克，料酒、水淀粉、植物油各适量。

制作方法

1. 将虾仁从背部片开，挑除沙线，洗净，入沸水中焯烫，捞出过凉，沥干。 2. 黄瓜去皮，切成片。 3. 锅置火上，入油烧热，放入虾仁、黄瓜略炒，烹入料酒，加入盐、味精炒入味，用水淀粉勾芡即可。

南瓜 排出多余的钠，辅助降血压

适用者： 血糖、血压高者 **不适用者：** 胃热炽盛者少食

【性味归经】
性温，味甘；归脾、胃经。

【营养成分】
含有膳食纤维、蛋白质、维生素 C、B 族维生素、胡萝卜素、钾、钙等成分。

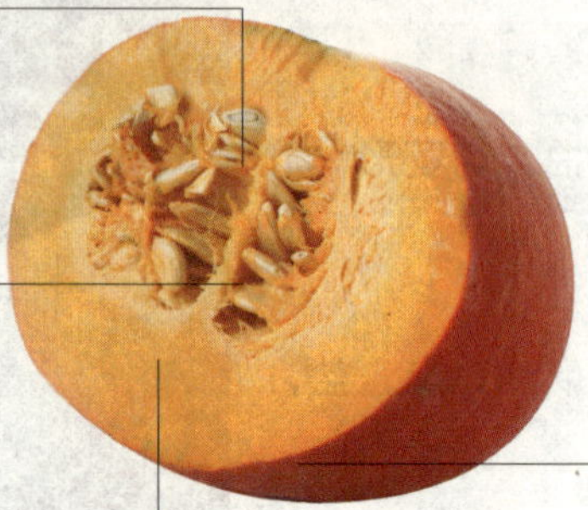

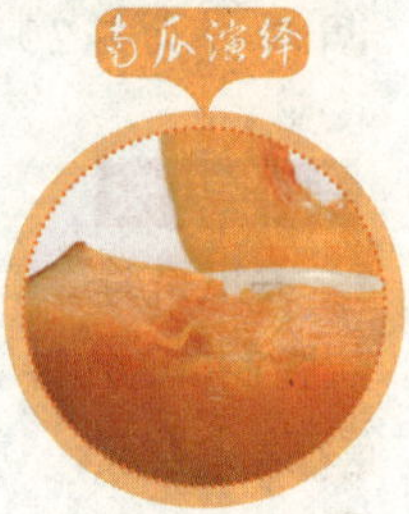

【降压明星元素】
膳食纤维。

【推荐用量】
每餐 100 克。

南瓜为什么能降血压

* 南瓜富含的膳食纤维有吸附钠的作用，使人体内多余的钠随粪便排出体外，降低体内钠的含量，辅助降血压。
* 南瓜含有较多钾离子，且经加热后也不易流失，有助于钠的排泄，利于降血压。

这样做更营养美味

- 南瓜皮内层中富含胡萝卜素和多种维生素，所以南瓜去皮时不宜去得太厚。
- 南瓜汁的某些成分可以中和食物中的部分农药，所以将南瓜打汁食用能降低农药对人体的蓄积毒性。
- 南瓜肉厚色黄，不能生食。

搭配宜忌

√南瓜＋山药 二者同食有补中益气、健脾的功效，特别适合腹泻者食用。

√南瓜＋虾 南瓜中的维生素 C 与虾中的蛋白质搭配，能促进胶原蛋白的合成，有美容养颜、消除疲劳的功效。

√南瓜＋牛肉 牛肉能促进南瓜中的胡萝卜素的吸收和利用，二者同食，能润肺益气、提高机体的抗病能力。

√南瓜＋红豆 南瓜富含维生素，有良好的降脂效果和通便作用，与利尿消肿的红豆同食，可达到减肥、润肤、健身的目的。

营养师叮咛

- 南瓜心有丰富的营养，其中胡萝卜素的含量是果肉中胡萝卜素的5倍，在烹调时不要丢掉南瓜心。
- 胃热患者，少食南瓜和南瓜子。

保健功效一览表	
抗氧化、抗癌	南瓜所含的胡萝卜素有抗氧化作用，并能抵抗致癌因子的致癌作用。
抑菌消毒	南瓜富含的果胶有极好的吸附性，能黏附并消除人体内的细菌、毒素，起到解毒的作用。
调节血糖	南瓜富含钴，钴是人体胰岛细胞所必需的微量元素，有促进胰岛素分泌、调节血糖的作用，利于防治糖尿病。

这样吃就能降压——推荐降压特效料理

海带南瓜汤

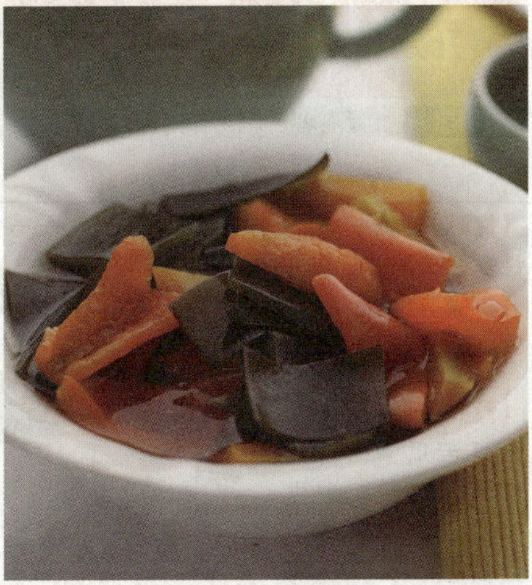

材料： 水发海带50克，南瓜50克，红甜椒20克。

调料： 盐2克，味精1克。

制作方法

1. 海带洗净，切块；红甜椒洗净，去子，切片；南瓜去皮，去瓤，洗净，切片。
2. 汤锅中加入适量水，放入所有食材一起熬煮至熟。
3. 起锅前加入盐和味精调味即可。

南瓜粥

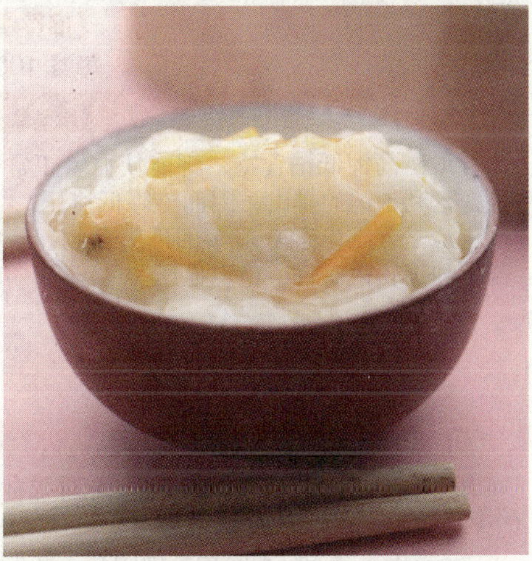

材料： 南瓜220克，大米60克，燕麦片、玉米片各40克。

制作方法

1. 将南瓜清洗干净，去皮，去瓤，去子，擦成细丝，备用。
2. 大米、燕麦片、玉米片淘洗干净。
3. 将南瓜块与大米、燕麦片、玉米片一起放入锅中，加入适量清水，先用大火煮开，然后改小火，熬煮成粥即可。

山药南瓜汤

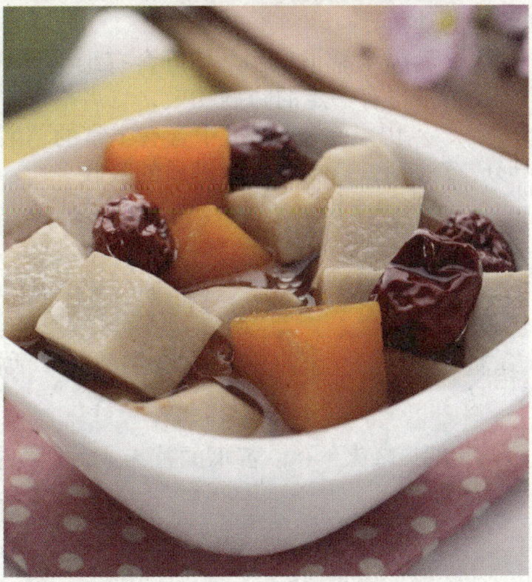

材料： 南瓜150克，山药100克，红枣5颗。

调料： 红糖适量。

制作方法

1. 山药削皮，放入清水里浸泡，洗净，切块。
2. 南瓜削皮切块；红枣去核。
3. 把南瓜块、红枣、山药块放到锅里，加入适量冷水，煮开后用中火煮至山药、南瓜熟烂，加红糖调味即可。

苦瓜 有利于保护血管弹性

适用者：血脂高者、糖尿病患者、火气大者 不适用者：生理期的女性、脾胃虚寒者、孕妇

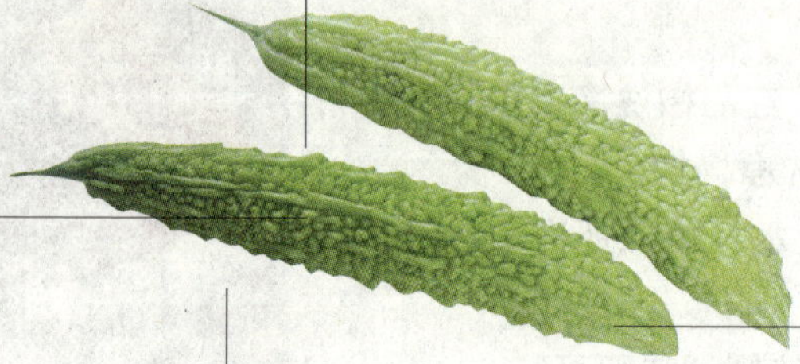

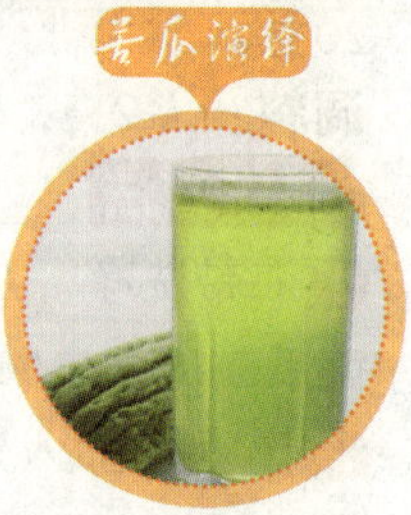

【性味归经】
性寒，味苦；归心、肝、脾、胃经。

【营养成分】
含有苦瓜素、苦瓜苷、氨基酸、维生素C、胡萝卜素、蛋白质、钾、钙等成分。

【推荐用量】
每餐 100 克。

【降压明星元素】
钾。

苦瓜为什么能降血压

* 苦瓜是高钾低钠食物，钾能使血管正常扩张，且利于钠的排出，因而能降低血压。
* 苦瓜是含维生素 C 最多的瓜类食物，常吃苦瓜利于软化血管、稳定血压。

这样做更营养美味

● 将切好的苦瓜氽烫一下或者用盐腌一下，可去除部分苦味。
● 饮用苦瓜汁，能使身体迅速吸收苦瓜中的有效成分。
● 食用苦瓜时最好搭配温性食物，以免苦寒伤胃。

搭配宜忌

√苦瓜 + 鸡蛋 苦瓜与鸡蛋搭配可促使铁质吸收得更好，能保护骨骼、牙齿及血管。

√苦瓜 + 青椒 苦瓜与青椒同食，能起到清暑解热、明目解毒的功效。

√苦瓜 + 猪肝 猪肝 猪肝含有维生素 C、硒等多种抗癌物质，苦瓜也有一定的防癌功效，二者搭配，抗癌效果尤佳。

× 苦瓜 + 豆腐 苦瓜中含有丰富的草酸，会与豆腐中的钙形成草酸钙，影响人体对钙质的吸收。

营养师叮咛

◆ 苦瓜性寒，脾胃虚寒者不宜食用；而且苦瓜能刺激子宫收缩，孕妇慎食。
◆ 苦瓜含草酸较多，不宜生吃太多，烹煮可降低草酸的含量。

保健功效一览表	
控制血糖，减少脂肪	苦瓜含有类胰岛素活性物质，具有控制血糖的作用；苦瓜中的苦瓜素，被誉为“脂肪杀手”，能阻止脂肪和多糖的吸收。
解热降火	苦瓜的苦味成分能抑制过度兴奋的体温中枢，发挥解热降火功效。
防癌	苦瓜含 B 族维生素和类胡萝卜素，可降低癌症的发病率。

这样吃就能降压——推荐降压特效料理

苦瓜煎蛋

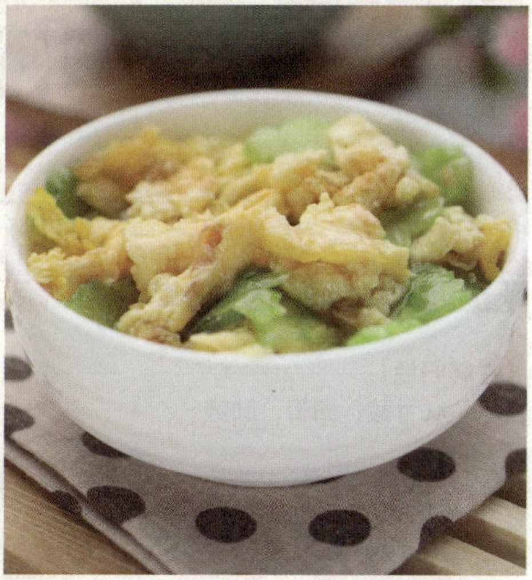

材料： 苦瓜200克，鸡蛋2个、红甜椒1个。
调料： 盐、胡椒粉、料酒各适量。

制作方法

①苦瓜洗净去瓤，切小薄片，加盐手搓，沥出苦汁，用清水冲净。②红甜椒洗净，切丁。③鸡蛋打散，加入盐，胡椒粉，料酒搅匀，再加入苦瓜薄片和红椒碎继续搅匀。④平底锅倒油加热，倒入苦瓜蛋液，用小火煎至底部凝固，翻面继续煎至金黄即可。

鱼香苦瓜丝

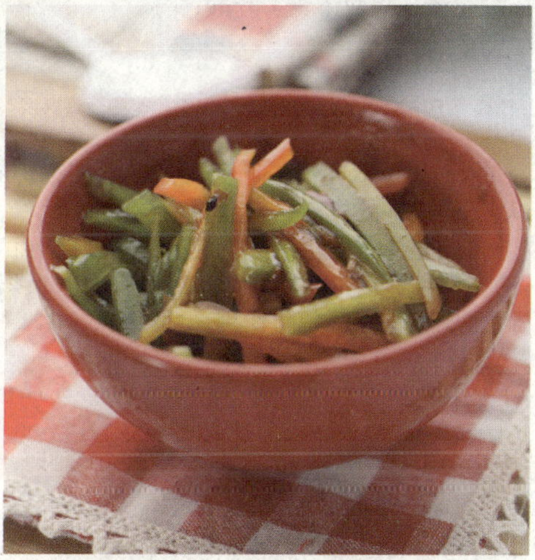

材料： 苦瓜300克，柿子椒100克。
调料： 香油、酱油、醋、白糖、味精各适量，姜末、葱末、蒜末各5克，豆瓣酱10克。

制作方法

①苦瓜洗净，去瓤，切细丝，焯水，捞出，过凉。②柿子椒去蒂去子，洗净，切细丝，入沸水焯，捞出。③锅置火上，倒油烧热，放入葱、姜、蒜炒香，再放入豆瓣酱、酱油、醋、味精、白糖，炒匀后浇在苦瓜丝上，淋上香油即可。

凉拌苦瓜

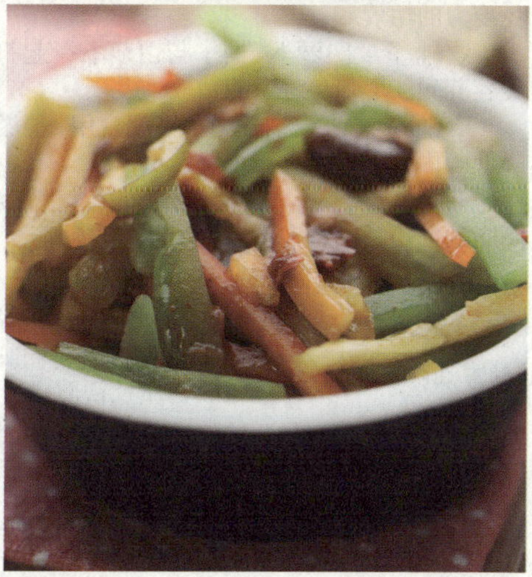

材料： 苦瓜400克，青椒25克。
调料： 酱油10克，豆瓣酱20克，盐2克，蒜泥5克，熟油少许。

制作方法

①苦瓜一剖两半，去瓤洗净后切条，在沸水中烫一下，过凉，捞出，沥干。②青椒洗净，切丝。③将苦瓜条和青椒丝装盘，加盐腌制后，沥出水分，冲净，捞出，沥干，放入酱油、豆瓣酱、蒜泥和熟油拌匀即可。

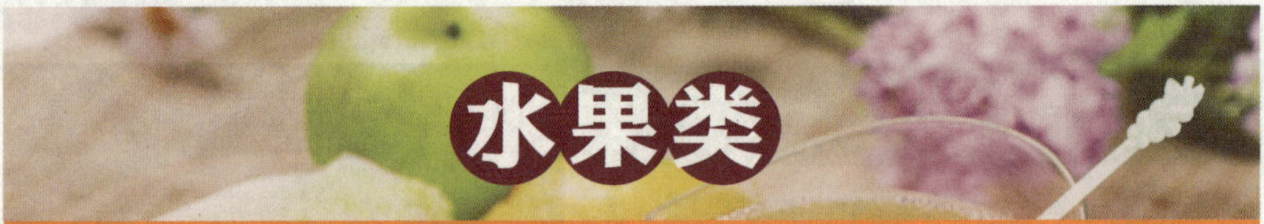

柚子 辅助降压，减少血栓的形成

适用者：心血管疾病患者、血压高者　不适用者：肾病患者慎吃

【性味归经】
性凉，味甘酸；归胃、肺经。

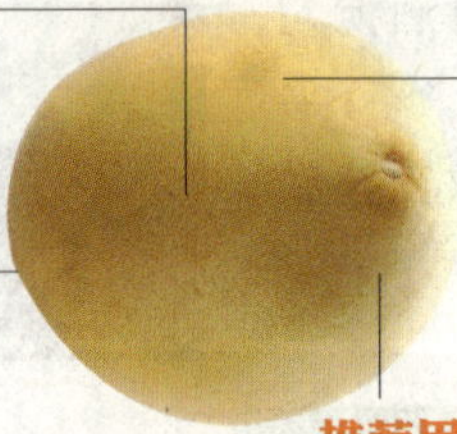

降压明星元素
钾。

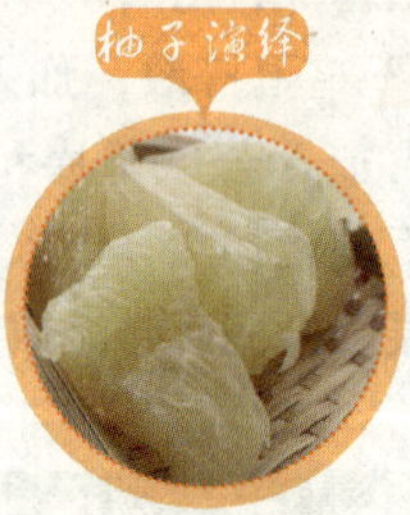

【营养成分】
含有钾、铬、维生素C、B族维生素、胡萝卜素、叶酸、矿物质等成分。

推荐用量
每餐50克。

柚子为什么能降血压

* 柚子几乎不含钠，且含有大量的钾；钾有利于促进钠的排泄，辅助降血压。
* 柚子含有生理活性物质皮苷，可降低血液的黏滞度，减少血栓的形成，对脑血管疾病、高血压有较好的预防作用。

这样做更营养美味

● 柚子皮不宜丢弃，可以用在烹调肉类食物时，具有去油腻、化痰、润喉的功效。
● 每次吃柚子肉60克，每天吃3次，可以治疗消化不良。
● 将去壳的柚子核与冬瓜皮一起煎水，频饮即可辅助治疗小儿发热。

搭配宜忌

√柚子＋蜂蜜　柚子有清热去火、化痰止咳的功效，搭配滋阴润肺的蜂蜜一起食用，有排毒、去火、止咳、养颜、增强免疫力的功效。

√柚子＋白萝卜　柚子与白萝卜一起打汁，有清洁血液、美容养颜、增强免疫力的功效。

√柚子＋梨子　柚子与梨搭配食用，能滋润肌肤、润肺解酒、降低胆固醇含量。

×柚子＋药品　柚子不能与环孢素、钙拮抗剂、西沙比利、降脂药等药品同食，不然会引起不良反应。

营养师叮咛

◆柚子性寒，太苦的柚子不宜吃。脾虚泄泻者要少吃，以免拉肚子。
◆柚子含钾多，肾病患者要慎吃。

保健功效一览表	
健胃润肺、增强体质	柚子具有补血、润肺、清肠、健胃、利便、增强气质等功效，帮助身体吸收钙质及铁质。
促进胎儿发育	柚子含有的叶酸，对怀孕中的女性来说，有预防贫血和促进胎儿发育的功效。
降低血糖	柚子含有作用类似于胰岛素的成分铬，有降低血糖的功效。

这样吃就能降压——推荐降压特效料理

柚子炖鸡

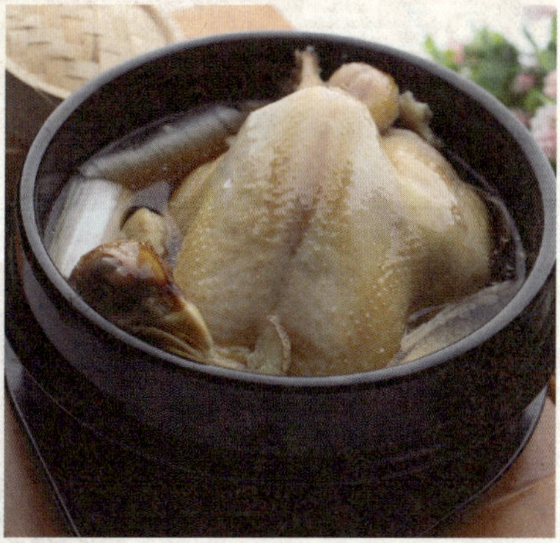

材料： 童子鸡750克，柚子500克。
调料： 姜片10克，葱段10克，盐4克，料酒适量。

制作方法

①将柚子去皮留肉；鸡宰杀后除毛、去内脏。②把柚子肉纳入鸡腹中，放在盆中，加入葱段、姜片、料酒、食盐和水。③将盆置入锅中，锅中加水，盖上盖子，文火炖熟即可。

蜂蜜柚子茶

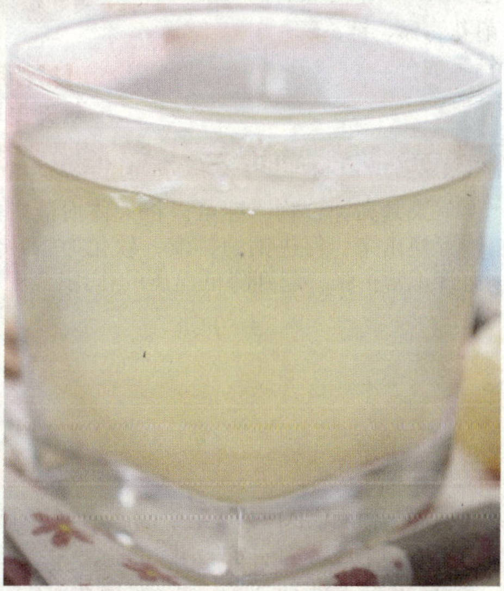

材料： 柚子1个，蜂蜜50克。
调料： 冰糖10克。

制作方法

①柚子洗净，入温水泡十分钟，取出；吸去水分，分离果皮和果肉，去核及薄皮，用勺子把柚子肉捣碎。②用刀将柚子的外层黄皮刮下来，切成细丝。③煮锅内入水，放入冰糖煮开后放入果皮、柚子肉，小火熬至黏稠。④盛出放凉，放入蜂蜜搅匀，放冰箱冷藏，取适量用温水冲调即可。

草莓柚汁

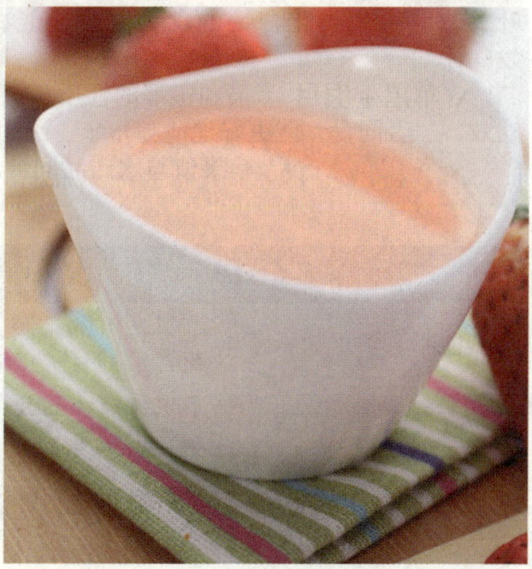

材料： 柚子肉50克，草莓200克。
调料： 蜂蜜适量。

制作方法

①草莓洗净，去蒂，切小块，放入榨汁机中打成汁，倒出，洗净榨汁机。

②柚子肉切小块，放入榨汁机中打成汁，倒出。

③草莓汁和柚子汁一同倒入杯中，加入适量蜂蜜调匀即可。

苹果 置换钠盐，降低血压

适用者：高血压者、高胆固醇者　不适用者：易胀气者

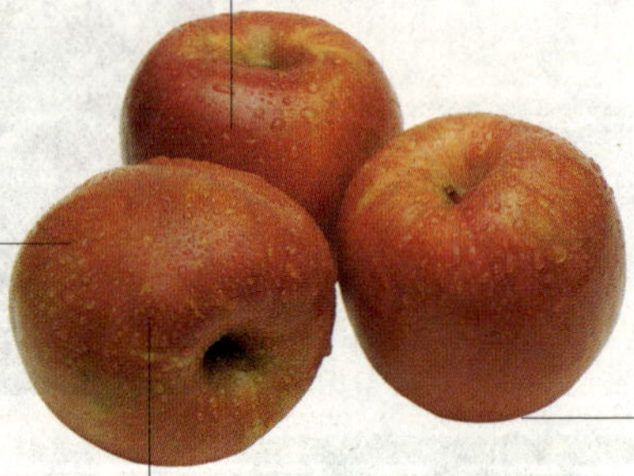

【性味归经】
性凉，味甘酸；归胃、膀胱经。

【营养成分】
含有果胶、胡萝卜素、维生素C、维生素E、槲皮素、前花青素、钾、磷、钙等成分。

【降压明星元素】
钾。

【推荐用量】
每天宜吃1~2个。

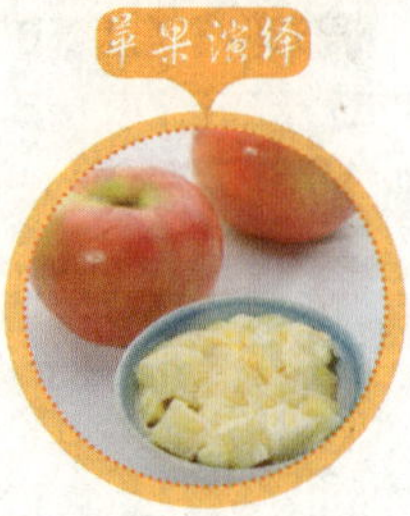

苹果为什么能降血压

* 苹果是高钾食物，钾可以将人体血液中的钠置换出来，促进钠的排泄，软化血管，使血管正常扩张，起到降低血压的作用。

这样做更营养美味

- 将削掉皮的苹果浸于凉开水中，可防止氧化，使苹果保持清脆香甜。
- 苹果皮富含维生素A，所以在吃苹果、榨苹果汁时尽量不要削皮。
- 苹果坏了一部分后，不宜把坏的地方挖掉，吃好的部分，因为好的部分同样含有病源物。

搭配宜忌

√苹果＋猪肉 二苹果中的膳食纤维能有效降低猪肉内的胆固醇，增加营养的同时消除油脂。

√苹果＋洋葱 苹果富含黄酮类化合物，宜与洋葱、茶叶等富含黄酮类化合物的食物同食，能有效减少心脏病的发病率。

√苹果＋银耳 苹果和银耳的性质相似，都有润肺解毒的功效，二者同食，能更好地清肺止咳、滋阴生津。

× 苹果＋水产品 苹果慎与水产品同食，否则会导致便秘。

营养师叮咛

- 饭后不要马上吃苹果，不然容易造成胀气，不利于消化。
- 心肌缺血患者不可多食苹果，以免引起心肌梗死。

保健功效一览表	
降低血脂、防止动脉硬化	苹果含有的果胶，能抑制肠道吸收脂肪，进而降低血脂；槲皮素、前花青素具有防止动脉硬化的作用。
降低患癌的概率	苹果含有多酚及黄酮类天然化学抗氧化物质，可以减少患肺癌的危险，预防铅中毒。
帮助肠胃消化	苹果富含的粗纤维可以促进肠胃蠕动，帮助人体排出体内的废物。

这样吃就能降压——推荐降压特效料理

苹果炖排骨

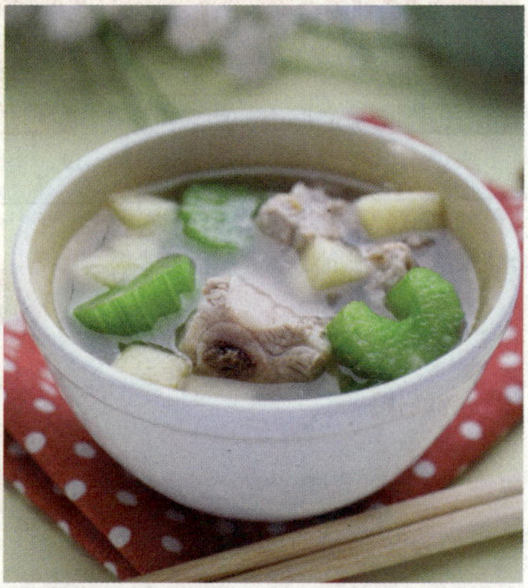

材料： 苹果350克，西芹100克，排骨300克。

调料： 盐3克。

制作方法

1 将苹果洗净，去核，切小块；西芹洗净，切小段。

2 将排骨洗净，放水中煮，去浮沫，捞出，冲洗。

3 汤锅中加入适量的水煮滚，放入排骨烫熟，再放入苹果和西芹，以小火熬煮 25 分钟，加盐调味即可。

苹果炒鸡柳

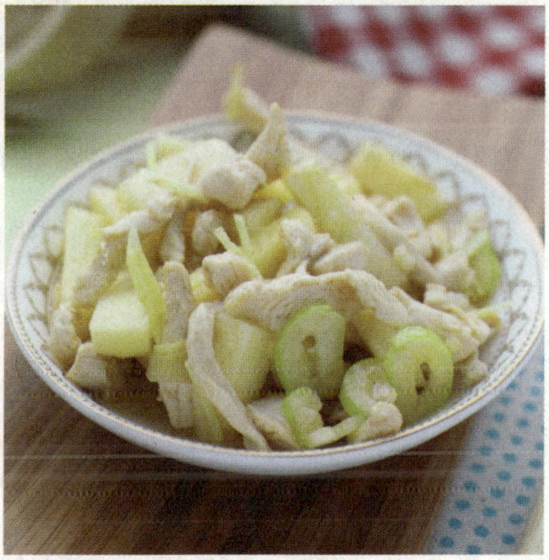

材料： 苹果、鸡胸肉各150克。

调料： 姜丝、葱花各5克，水淀粉、料酒、盐、鸡精各适量。

制作方法

1 苹果洗净，去皮除核，切条。2 鸡胸肉洗净，切条，用料酒和水淀粉抓匀，腌渍 15 分钟。3 锅置火上，倒油烧至七成热，放葱花、姜丝炒香，放入鸡肉条煸熟。4 倒入苹果翻炒 1 分钟，加盐和鸡精炒匀即可。

枸杞苹果茶

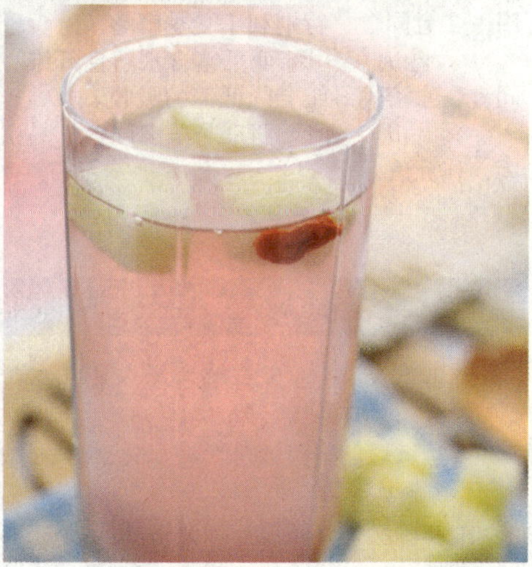

材料： 苹果1个，梨1个，枸杞子10克。

调料： 冰糖10克。

制作方法

1 苹果、梨洗净，去核，切块；枸杞子洗净。

2 汤锅中放入苹果和梨，加入没过锅中食材的清水，大火烧开后转小火煮 15 分钟。

3 放入枸杞子煮 5 分钟，加冰糖煮至融化，拌匀即可。

西瓜 利尿，扩张血管

适用者：肾炎、肝炎、胆囊炎患者　不适用者：脾虚胃寒者、容易腹泻者

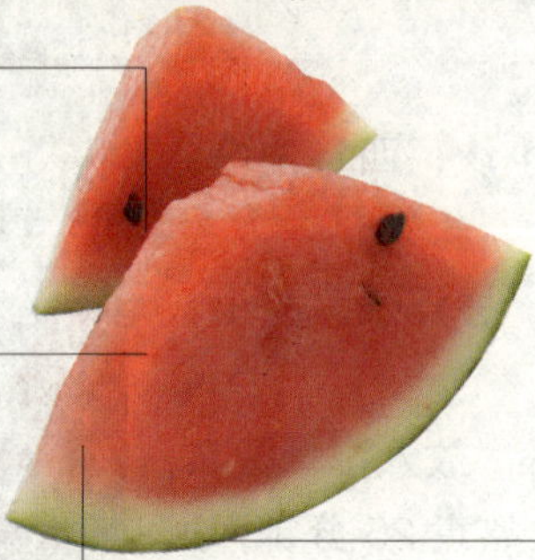

西瓜演绎

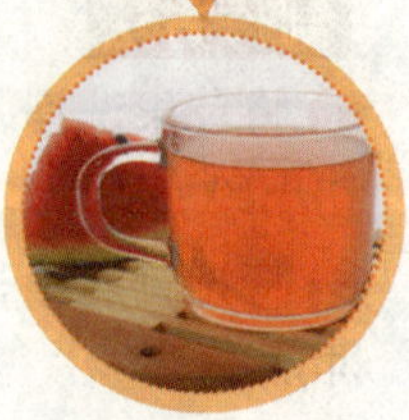

【性味归经】
性寒，味甘；归心、胃、膀胱经。

【营养成分】
含有维生素C、瓜氨酸、精氨酸、果糖、胡萝卜素、钾、钙、磷、铁等成分。

【降压明星元素】
瓜氨酸、精氨酸。

【推荐用量】
每次200克。

西瓜为什么能降血压

*西瓜中所含瓜氨酸、精氨酸、配糖有利尿、降压的作用。

*西瓜含有钾，利于扩张血管，辅助降低血压。

这样做更营养美味

●新鲜的西瓜汁能增加皮肤弹性，使人变得更年轻，减少皱纹，增添光泽。

●西瓜皮可切成丝、片、块，采用烧、煮、炒、拌等烹调方法，皆清鲜爽口。用小西瓜皮腌制咸菜，味美而爽口。

●西瓜肉也可入菜，拌煮炖肉或裹面糊油炸，味道都不错。

搭配宜忌

√西瓜＋番茄 西瓜与番茄同食，能够补充维生素C，具有清热生津、滋阴润燥的功效。

√西瓜＋绿豆 西瓜和绿豆都有清热解暑、生津止渴的作用，二者同食，特别利于夏季解暑。

× 西瓜＋鱼肉 西瓜富含水溶性纤维，鱼肉富含锌，二者同食，水溶性纤维会降低锌的吸收。

× 西瓜＋羊肉 西瓜与羊肉同食，易引起腹胀、腹痛、腹泻，伤元气。

营养师叮咛

◆不宜吃刚从冰箱里拿出来的西瓜，因为西瓜本就是凉性食物，冰镇后温度较低，食后易伤脾胃，引起胃痉挛。

◆西瓜含糖量高，糖尿病患者应少食。

保健功效一览表	
解酒毒、保肝	西瓜有解酒毒、保肝的功效，适用于肝炎、黄疸等病症的治疗。
清热解暑	西瓜含大量水分，具有清热解暑、除烦止渴、利尿消水肿等功效。
美容养颜	西瓜汁和鲜嫩的西瓜皮可增强皮肤的弹性，减少皱纹，增添光泽。

这样吃就能降压——推荐降压特效料理

西瓜皮瘦肉汤

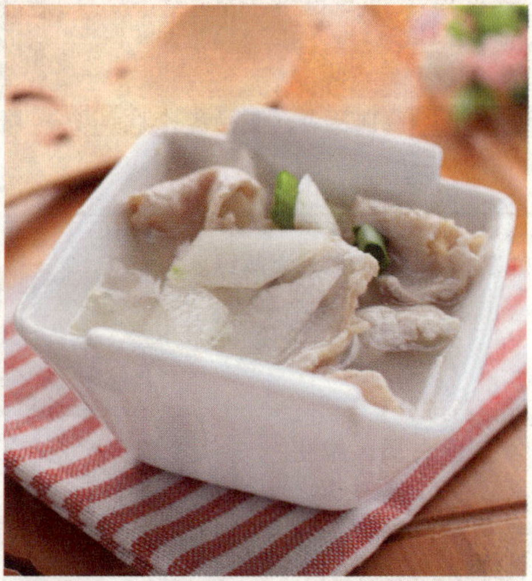

材料： 西瓜皮100克，猪肉50克。

调料： 花生油、清汤各适量，香油5克，料酒3克，葱末5克，盐3克。

制作方法

1. 将西瓜皮削去外层硬皮，洗净，切厚片。
2. 猪肉，洗净，切薄片。
3. 锅置火上，入花生油烧热，放入葱炒香，加入西瓜片、猪肉片、料酒、清汤、盐，烧至西瓜皮烂时，淋入香油即可。

西瓜皮炒黄豆

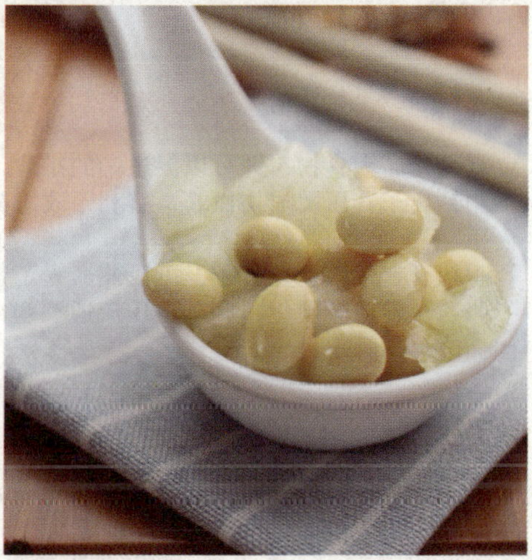

材料： 西瓜皮100克，黄豆80克。

调料： 盐、花椒各适量。

制作方法

1. 西瓜皮削去外层硬皮，去掉内层红瓤，切成丁，用少许盐腌 5 分钟，捞出，沥干。
2. 黄豆提前泡 6 小时，洗净，放锅中加水、花椒、盐煮熟，取出，沥干。
3. 炒锅入油烧热，放入瓜丁滑炒，再放入毛豆炒熟即可。

西瓜银耳羹

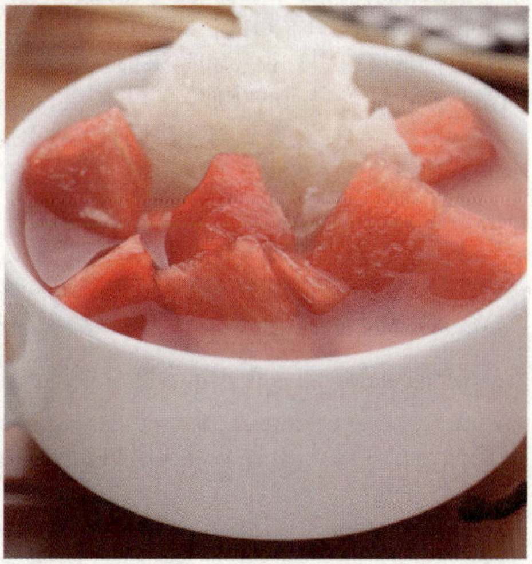

材料： 西瓜300克，干银耳8克。

调料： 冰糖10克，淀粉适量。

制作方法

1. 干银耳洗净，用水泡发，撕成片；西瓜切丁。
2. 锅内加入清水，放入银耳，烧开后转小火熬 20 分钟左右，加入冰糖熬化，撇去浮沫。
3. 下入西瓜熬开，用湿淀粉勾芡盛入汤碗即可。

香蕉 抵制钠离子升压及损坏血管

适用者：高血压者、便秘者 不适用者：腹泻者、肾功能不全者不宜多食

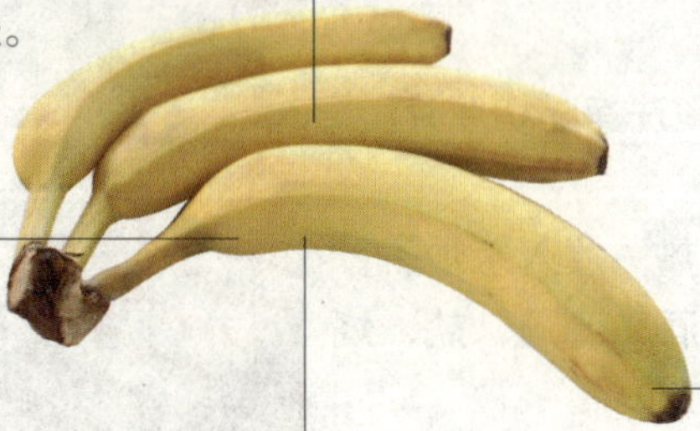

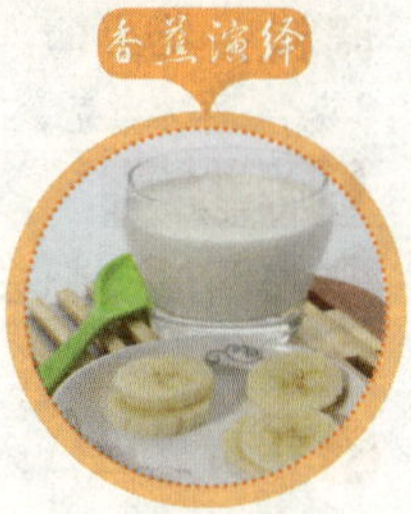

【性味归经】
性寒，味甘；归肺、大肠经。

【营养成分】
含有蛋白质、维生素C、B族维生素、类黄酮、烟酸、膳食纤维、糖类、钾、钙、硒等成分。

【推荐用量】
每天1~2根。

【降压明星元素】
钾。

香蕉为什么能降血压

*香蕉是高钾食物，钾可以促进钠的排泄，抵制钠离子升压及损伤血管，有利于改善高血压。

*香蕉含有烟酸、类黄酮，可以使血管正常扩张，减轻血管硬化，利于血压流通顺畅，因而改善高血压。

这样做更营养美味

●香蕉切片后可裹蛋汁、面粉油炸，油炸后的香蕉片脆香可口。

●香蕉属于热带水果，适宜储存温度是11~18℃，不能放冰箱里保存。

●把香蕉与苹果一起密封在真空密封袋中，能使香蕉保鲜一周左右。

搭配宜忌

√香蕉+酸奶 香蕉可调整肠胃、帮助消化，酸奶也有此功效，二者同食能更好地调节消化功能。

√香蕉+土豆 香蕉和土豆都含较多的丁酸盐，能抑制大肠细菌的繁殖，二者同食，能有效预防结肠癌。

√香蕉+苹果 香蕉和苹果都富含果胶，能促进胃肠道中的铅、汞、锰等物质的排放，二者同食，能有效防止铅中毒。

×香蕉+芋头 香蕉与芋头同食，易引起腹胀等不适症状。

营养师叮咛

◆不宜吃刚从冰箱里拿出来的西瓜，因为西瓜本就是凉性食物，冰镇后温度较低，食后易伤脾胃，引起胃痉挛。

◆西瓜含糖量高，糖尿病患者应少食。

保健功效一览表	
降低胆固醇	香蕉富含膳食纤维，可减少肠道吸收脂肪，降低胆固醇。
润肠通便、养胃护胃	香蕉可清肠热、润肠通便、防治习惯性便秘，并能保护胃黏膜、改善胃溃疡。
使心情愉快	香蕉含有能刺激神经系统的物质，给人带来愉快感，有助于保持好心情。

这样吃就能降压——推荐降压特效料理

香蕉粥

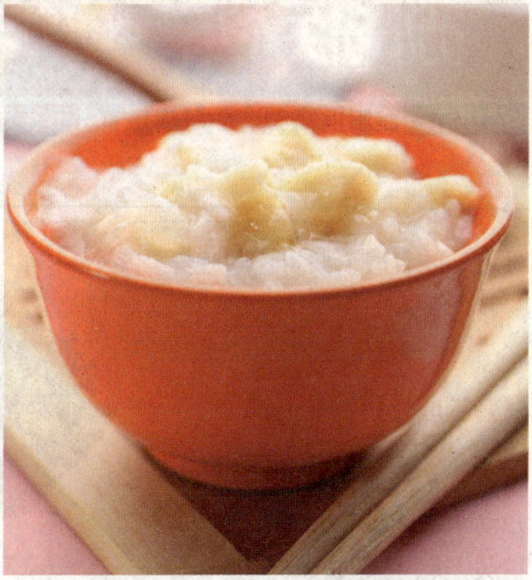

材料： 香蕉120克，糯米100克。

调料： 白糖少许。

制作方法

1. 将香蕉去皮，切丁；糯米用清水浸泡半个小时，淘洗干净，捞出备用。
2. 糯米放入锅中，加入适量水烧开后，转小火熬煮成粥。
3. 在煮熟的粥中放入香蕉丁稍煮，然后放入白糖调味即可。

牛奶香蕉糊

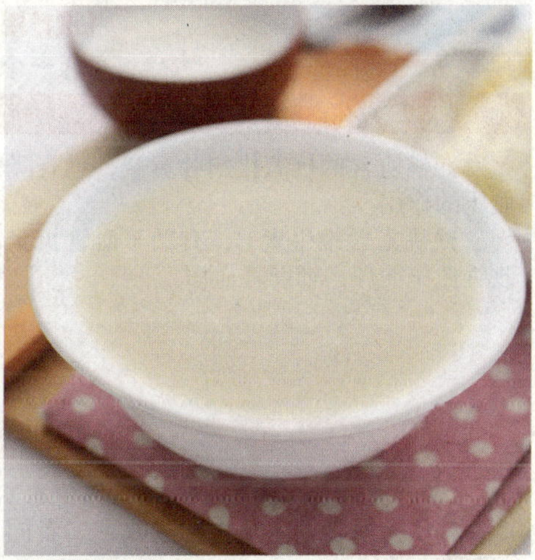

材料： 香蕉20克，牛奶30克，玉米面5克。

调料： 白糖5克。

制作方法

1. 将香蕉去皮，从中切开，切成小段，用勺子研碎，备用。
2. 锅置火上，倒入牛奶，加入玉米面和白糖，边煮边搅均匀。
3. 煮熟后倒入研碎的香蕉，调匀后即可。

香蕉土豆泥

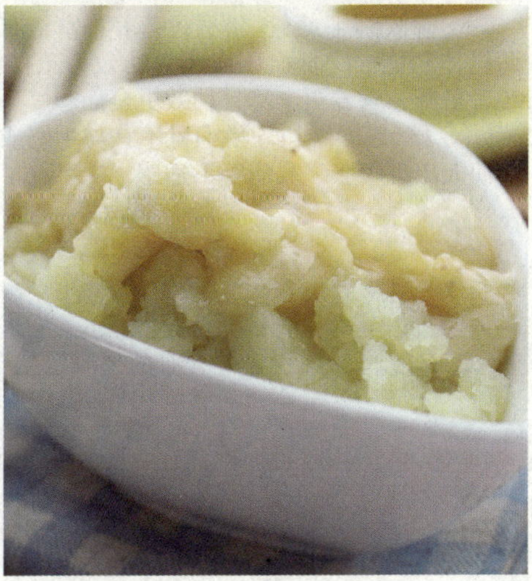

材料： 香蕉100克，土豆80克。

调料： 蜂蜜10克。

制作方法

1. 香蕉去皮，切小块，碾碎成泥。
2. 将土豆清洗干净，蒸熟，去皮，捣烂成泥。
3. 将土豆泥和香蕉泥放入碗中，搅拌均匀，再加入蜂蜜搅拌均匀即可。

大厨献招： 在这道土豆泥中加入少量牛奶，味道更佳。

猕猴桃 改善血液循环，助于血管扩张

适用者：血脂偏高者、心脏病患者 **不适用者：**脾胃虚寒者不宜多食

【性味归经】
性寒，味甘酸；归胃、膀胱经。

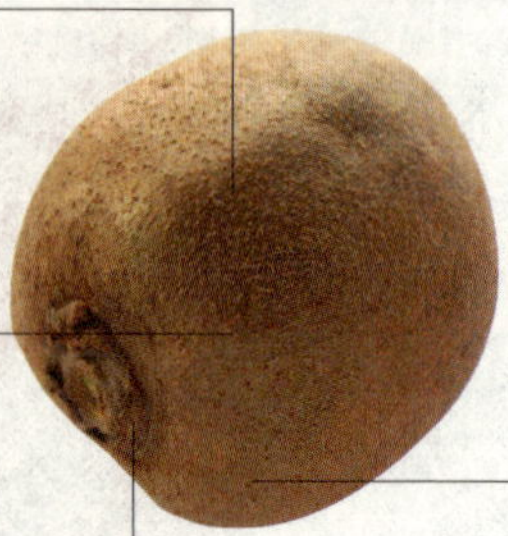

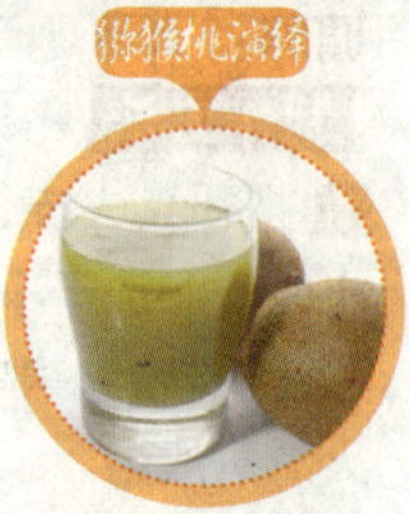

【营养成分】
含有维生素C、叶黄素、膳食纤维、胡萝卜素、有机酸、糖类、钾、钙等成分。

【降压明星元素】
叶黄素、维生素C。

【推荐用量】
每天一个。

猕猴桃为什么能降血压

*猕猴桃所含的抗氧化剂叶黄素，具有降低血压的作用。
*猕猴桃富含维生素C，有助于血管扩张，改善血压循环，辅助降血压。

这样做更营养美味

- 将很硬的猕猴桃与梨或苹果一同密封存放3天左右，猕猴桃就会变软变甜了。
- 吃烧烤的同时再吃个猕猴桃，猕猴桃富含的维生素C能抑制烧烤食物在体内进行硝化反应，防止癌症发生。
- 选用100克猕猴桃干用水煎服，早晚分2次服完，可以治疗消化不良。

搭配宜忌

√猕猴桃＋牛肉 猕猴桃富含维生素C，牛肉含铁丰富，维生素C能促进人体对铁的吸收，二者同食，更提高营养成分的吸收率。

√猕猴桃＋薏仁 猕猴桃营养丰富，有促进新陈代谢、协调机体功能、降低血压血脂等功效，薏仁能减轻肠胃负担，二者搭配，营养更丰富，功效更全面。

× 猕猴桃＋牛奶 猕猴桃不宜与牛奶或奶制品同食，不然会使人出现腹胀、腹痛等不适感。

营养师叮咛

- 猕猴桃性寒凉，脾胃功能较弱的人食用过多，会导致腹泻，所以脾胃虚寒者应少食。
- 痛经、闭经的女性忌食；风寒感冒、慢性胃炎者不宜食用。

保健功效一览表	
降低胆固醇	猕猴桃含有的果胶、膳食纤维、植物固醇，可降低胆固醇的吸收，改善高血脂与血管硬化症状。
助消化，防便秘	猕猴桃含有大量的可溶性纤维，可促进肠胃道的蠕动、帮助消化、防止便秘。
稳定情绪	猕猴桃所含的血清促进素具有稳定情绪、镇静心情的作用。

这样吃就能降压——推荐降压特效料理

西米猕猴桃羹

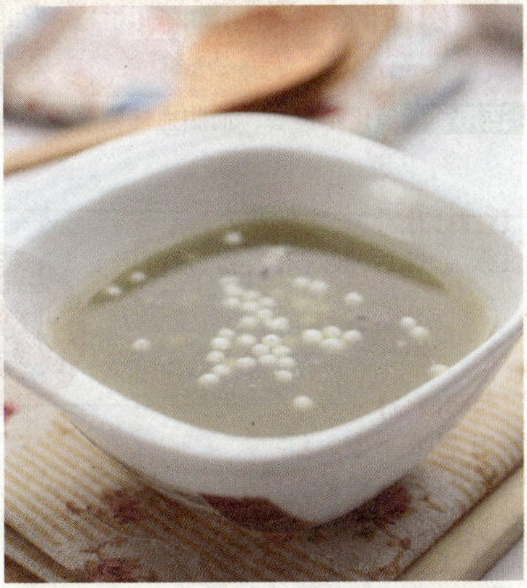

材料： 猕猴桃2个，西米80克，枸杞子10克。
调料： 冰糖适量。

制作方法

①西米洗净，用清水泡2小时；猕猴桃去皮切成粒；枸杞子洗净。②在锅里放适量清水煮开，放入西米小火煮5分钟。③加猕猴桃、枸杞、冰糖，用小火煮透即可。

降压功效： 猕猴桃具有解热、止渴、生津、滋阴、降脂、通淋等功效，可以治疗烦热、消渴、高血压、高血脂等疾病。

猕猴桃炒肉丝

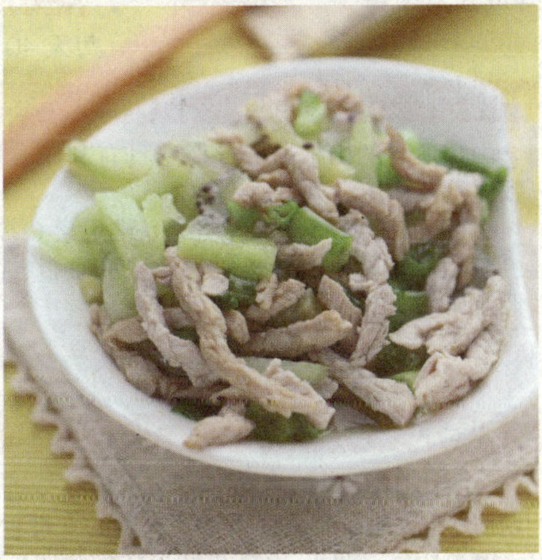

材料： 猕猴桃2个，猪瘦肉150克。
调料： 葱花3克，酱油、淀粉、香油、白糖、水淀粉各适量。

制作方法

①猪瘦肉洗净，切丝，加酱油、淀粉、香油搅拌均匀，腌制10分钟左右。②取小碗，加白糖、水淀粉调匀，制成调味汁。③锅置火上，倒油烧热，炒香葱花，放入肉丝煸熟，加入猕猴桃翻炒1分钟，淋入调味汁炒匀即可。

猕猴桃薏仁粥

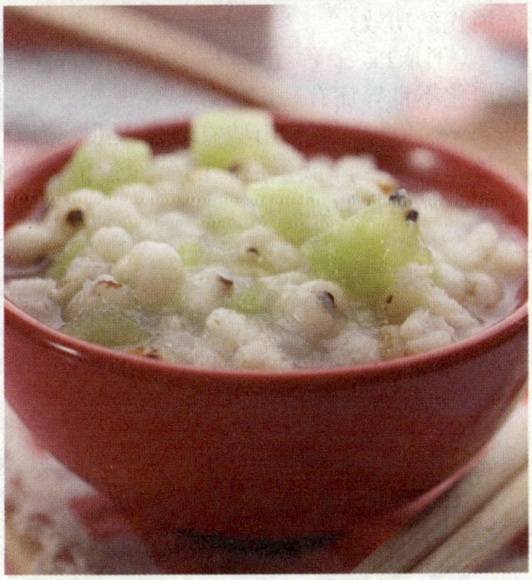

材料： 猕猴桃40克，薏仁100克。
调料： 冰糖10克。

制作方法

①薏仁淘洗干净，清水浸泡5小时。
②猕猴桃去皮，切成小丁。
③把薏仁倒进盛有开水的砂锅里，用大火煮40分钟左右。
④放入冰糖，冰糖化后再加入猕猴桃稍煮，搅拌均匀即可。

山楂 扩张血管，辅助降压

适用者：消化不良者、血脂血压高者 不适用者：脾胃虚弱者、胃酸过多者

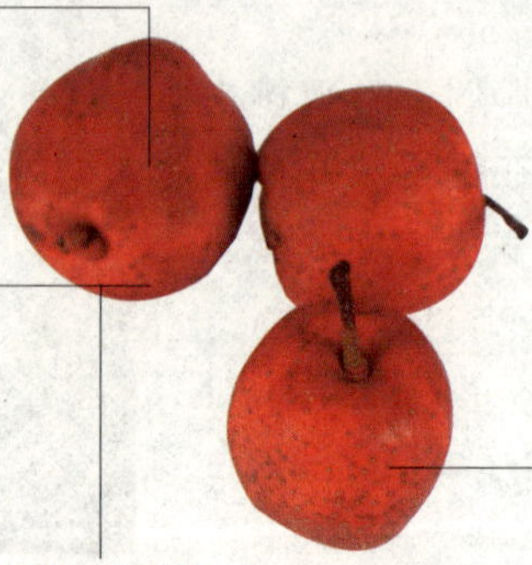

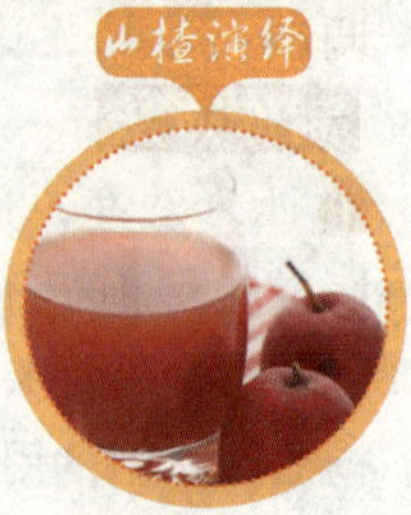

【性味归经】
性微温，味甘、酸；归脾、胃、肝经。

【营养成分】
含有胡萝卜素、维生素C、山楂酸、有机酸、类黄酮、前花青素、钙、铁等成分。

【推荐用量】
每天40克。

【降压明星元素】
山楂酸、柠檬酸。

山楂为什么能降血压

* 山楂所含的山楂酸、柠檬酸具有利尿、扩张血管等作用，利于降低血压。
* 山楂含有类黄酮、前花青素、维生素C等，可减轻血管硬化、舒张血管、调节血脂、降低血压。

这样做更营养美味

● 山楂用水煮一下可以去掉一些酸味，或者去核后放入淡盐水中浸泡5分钟。
● 烹调山楂前，将山楂用清水浸泡几分钟，更易于清洗掉表面的赃物。
● 如果觉得山楂味道太酸，可加少许白糖调味。

搭配宜忌

√山楂＋红糖 二者都能活血化瘀，搭配食用则能使活血化瘀的功效加强，适宜闭经及产后的女性食用。

√山楂＋糯米 山楂与糯米搭配熬成粥，有开胃消食、化滞消积的功效。

√山楂＋干姜 山楂与干姜搭配而食，对食欲不振、积滞型消化不良等症有一定疗效。

×山楂＋海鲜 山楂有较多鞣酸，海鲜含有丰富的蛋白质和铁，鞣酸会降低蛋白质的营养价值，而且鞣酸与铁结合易形成不易消化的沉淀物。

营养师叮咛

◆ 山楂含有大量的有机酸、果酸、山楂酸等，空腹食用时会大量增加胃酸，对胃不利。
◆ 生山楂中所含的鞣酸与胃酸结合易形成难消化的物质，应尽量少吃。

保健功效一览表	
开胃消食	山楂含多种有机酸，入胃后能增强酶的作用，有帮助消化、化滞消积、开胃消食的作用。
防治血脂异常	山楂具有明显的降脂作用，对血胆固醇和三酰甘油的增高有一定防治疗效。
活血化瘀	山楂有助于解除局部瘀血，对跌打损伤有一定的辅助疗效。

这样吃就能降压——推荐降压特效料理

苹果山楂茶

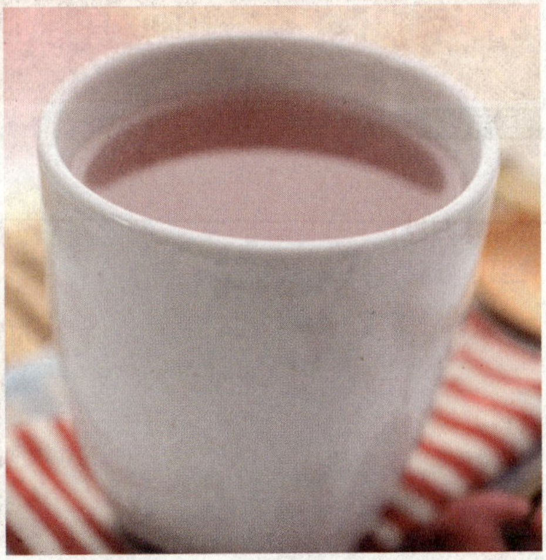

材料： 苹果50克，山楂30克。

制作方法

1. 山楂洗净，去核，一分为二；苹果去皮、去核、切小块。
2. 把处理好的山楂、苹果放入搅拌机加800毫升水榨汁。
3. 把榨好的汁放到汤锅中，一边搅拌，一边加热煮开即可。

冰糖山楂粥

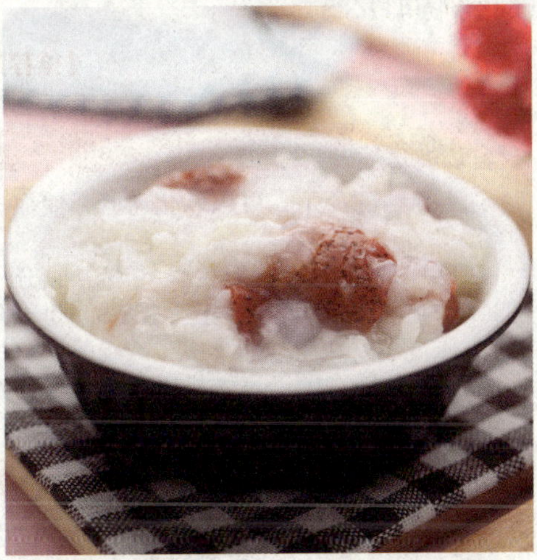

材料： 山楂50克，糯米100克。

调料： 冰糖适量。

制作方法

1. 山楂淘洗干净，去核，切四块；糯米淘洗干净。
2. 在汤锅中加入适量清水烧开，放入糯米，大火烧开后，一边搅拌，一边转小火煮至米粒八成熟。
3. 加入山楂，煮至米粒烂熟，加冰糖调味即可。

山楂烧肉

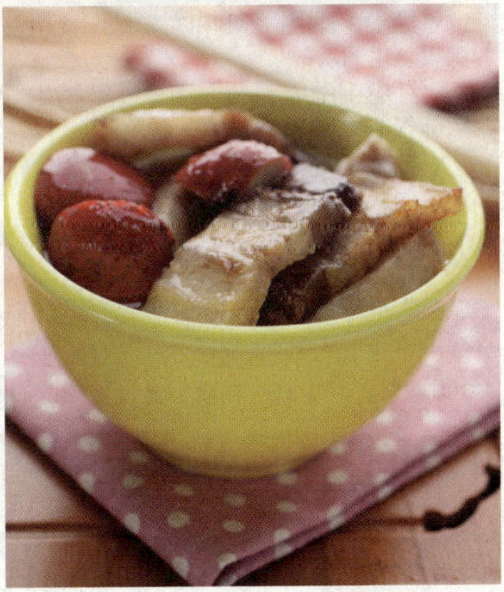

材料： 五花肉 500克，干山楂片50克。

调料： 冰糖50克，葱、姜、花椒、小茴香、八角、香叶、桂皮、酱油、盐各适量。

制作方法

1. 五花肉洗净、切块，山楂洗净。
2. 锅置火上，小火加热后放入肉块，将肉块煎至变色后捞出。
3. 另起锅，将煎好的五花肉块倒入锅中，加入冷水没过肉块，大火烧开后，去浮沫。
4. 放入所有调料搅拌均匀后，小火炖煮1小时，倒入冰糖，融化后收干汤汁即可。

红枣 软化血管，降低血压

适用者： 经期女性 **不适用者：** 肾功能不好者、糖尿病患者勿过量食用

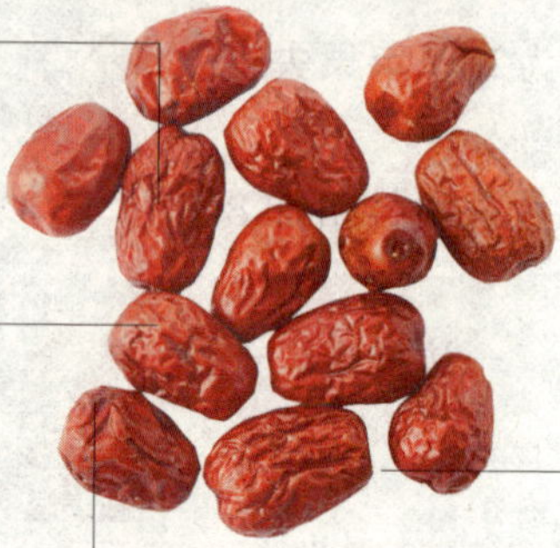

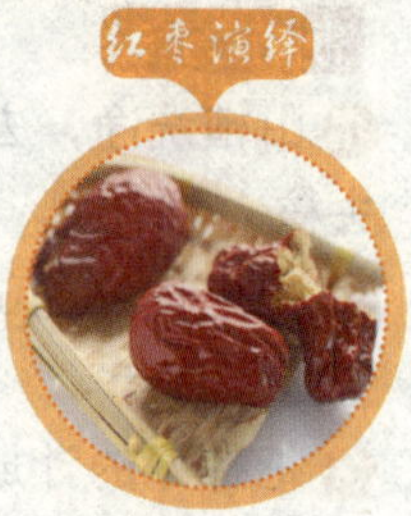

【性味归经】
性温，味甘；归脾、胃经。

【营养成分】
含有糖类、蛋白质、维生素、有机酸、钙、磷、铁、钾、黄酮类化合物等成分。

【降压明星元素】
芦丁。

【推荐用量】
每天200克左右。

红枣为什么能降血压

* 红枣所含的芦丁，可以软化血管，使血压降低。
* 红枣中的芸香素、类黄酮等营养成分，能保护血管，促进血管正常扩张，利于降低血压。
* 红枣中的钾有助于身体排出多余的钠，达到改善高血压的效果。

这样做更营养美味

● 枣皮中的营养很丰富，食用时应连皮一起吃。
● 生吃红枣可以完整地保存红枣的营养成分，但有些枣皮较硬，不易消化，小孩儿和老人最好吃煮熟的。
● 枣7枚，小麦8钱，生地2钱，将三者用水煎，分2次服，能帮助改善心悸、多梦、健忘。

搭配宜忌

√红枣＋芹菜 红枣和芹菜都富含铁，二者一起食用有养血养精、滋润皮肤、抗衰老的功效。

√红枣＋糯米 红枣和糯米搭配食用，具有温中去寒、调养脾胃气虚的功效。

√红枣＋南瓜 红枣与南瓜搭配食用，可以起到补中益气、收敛肺气的功效。

√红枣＋芹菜 芹菜和红枣二者皆含铁丰富，两者同食，能养血润肤、延缓衰老。

营养师叮咛

◆红枣一次不宜食用过多，以免摄入过多的能量、使血糖上升、引起腹胀等不适感。
◆痰热咳嗽者忌食；脘腹胀满，饮食积滞者，慎用。

保健功效一览表	
补血益气	红枣具有补血、益气生津、润心肺、健脾和胃、延年益寿的功效。
提高免疫力	红枣能提高人体免疫力，并可抑制癌细胞，有抗氧化、抗衰老的作用。
宁心安神	红枣有镇静催眠、宁心安神、益智健脑、抗过敏等功效。

这样吃就能降压——推荐降压特效料理

红枣薏米粥

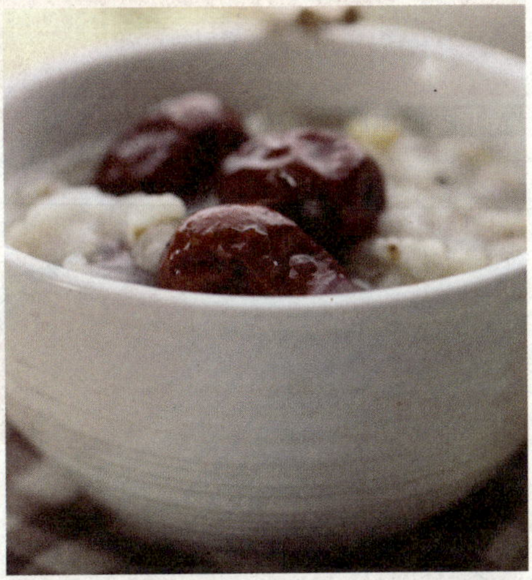

材料： 红枣20克，薏米20克，糙米40克。
调料： 白糖少许。

制作方法

1. 薏米与糙米淘洗干净，泡水3小时。
2. 红枣洗净，去核，备用。
3. 锅置火上，加入适量的水煮滚，再加入薏米、糙米、红枣。
4. 一边搅拌，一边以小火慢煮至烂熟，加少许白糖调味即可。

红枣绿豆汤

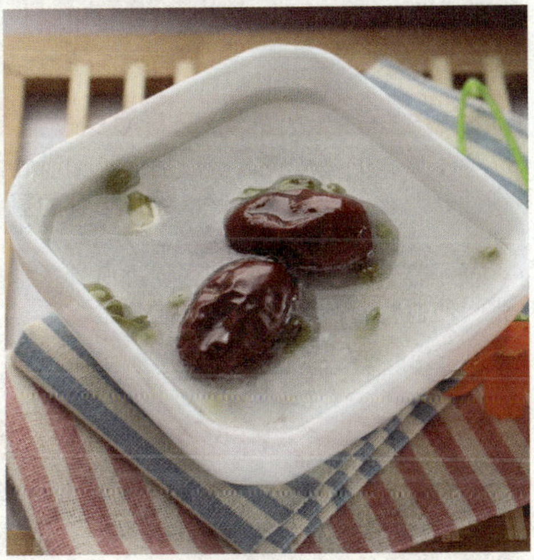

材料： 红枣 20克，山楂20克，绿豆40克。
调料： 冰糖少许。

制作方法

1. 绿豆洗净，泡水3小时。
2. 山楂洗净；红枣洗净、去核、掰两半。
3. 汤锅置火上，加入适量的水煮开，再加入红枣、绿豆和山楂，一边搅拌，一边以小火慢煮至熟。
4. 加入冰糖调味即可。

红枣枸杞茶

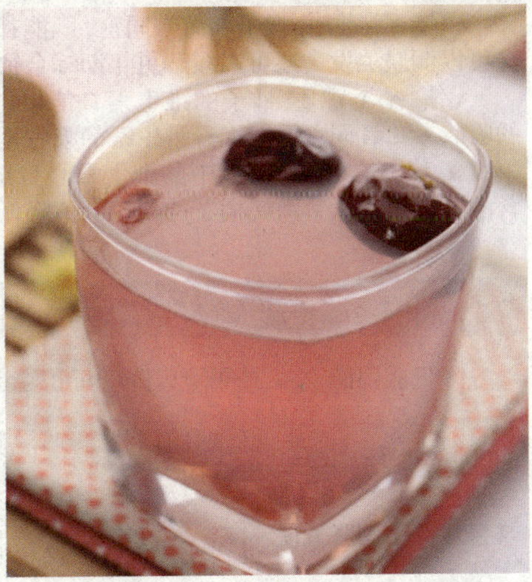

材料： 红枣10克，枸杞5克。
调料： 冰糖少许。

制作方法

1. 红枣洗净，去核。
2. 枸杞洗净，沥干。
3. 汤锅中放入红枣和枸杞和适量清水，大火烧开后转小火，放入冰糖调味，煮5分钟即可。

橘子 富含多种降压营养素

适用者：血压血脂高者、支气管炎患者 不适用者：胃溃疡、风寒咳嗽者

【性味归经】
性凉，味甘酸；归肺、胃经。

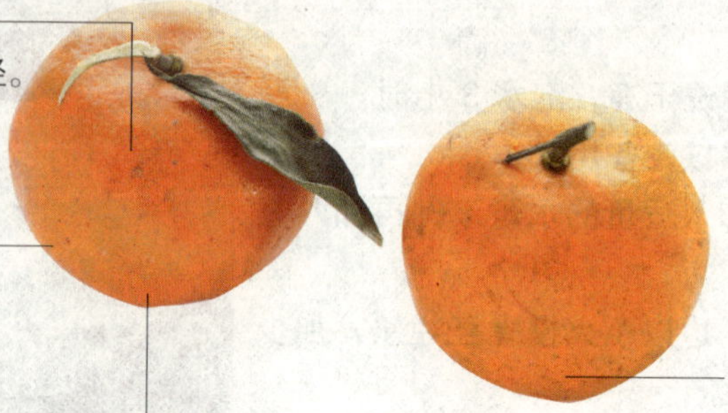

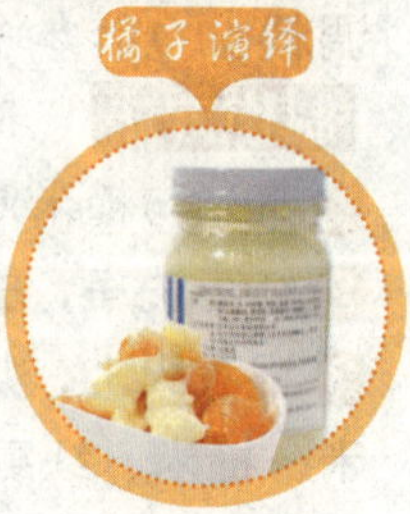

【营养成分】
含有维生素C、柠檬酸、类胡萝卜素、膳食纤维、蛋白质、橘皮苷、钾、钙、铁等成分。

【降压明星元素】
维生素C，橘皮苷。

【推荐用量】
每天1~2个。

橘子为什么能降血压

* 橘子所含的橘皮苷，可以加强毛细血管的韧性，改善毛细血管循环，扩张心脏的冠状动脉，改善高血压。
* 橘子富含维生素C和钾，促进血管正常扩张，使血管通畅，利于降低血压。

这样做更营养美味

- 橘瓣上的橘络，能使血管保持正常的弹性和密度，降低胆固醇，因而食用橘子时不宜撕去橘络。
- 橘子果肉柔软，可以用来生食或榨汁，也可以用来烹调食物。

搭配宜忌

√橘子+玉米 玉米中的维生素E有较强的抗氧化作用，能防止橘子中的维生素C被氧化，二者同食，利于人体对维生素的吸收。

√橘子+海带 橘子和海带同食，既能补充人体的微量元素，又可以润肤美发，还可以缓解更年期综合征。

√橘子+鸡蛋 橘子的维生素C能促进鸡蛋中的维生素B_2的吸收，二者同食，能提升维生素的吸收率。

× 橘子+黄瓜 黄瓜中的维生素C分解酶会破坏橘子中所含的多种维生素，而使橘子的营养价值降低。

营养师叮咛

◆吃橘子前后1小时不要喝牛奶，因为牛奶中的蛋白质遇到果酸会发生凝固，影响消化吸收。

◆橘子一次不宜吃过多，以免上火，引起咽喉、牙龈肿痛等。

保健功效一览表	
降低胆固醇	橘子可以降低沉积在动脉血管中的胆固醇，利于减缓动脉粥样硬化的发生。
润肺、止咳、化痰	橘子具有润肺止咳、健胃化痰、消肿止痛之功效，适合急慢性支气管炎患者食用。
改善食欲、润肠通便	橘子含有的酸味成分能促进胃液分泌，增进食欲；膳食纤维及果胶可以促进通便，预防便秘和大肠癌。

这样吃就能降压——推荐降压特效料理

橘子山楂汁

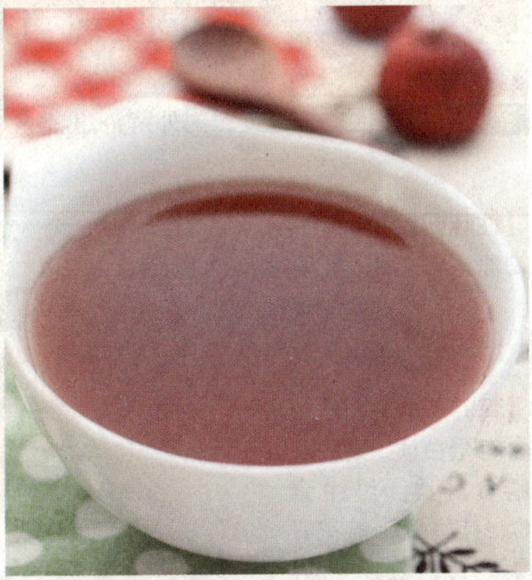

材料： 橘子250克，山楂100克。

调料： 白糖10克。

制作方法

1 橘子去皮，放入榨汁机中榨汁。

2 山楂洗净，去核，切小块，入锅，加水200毫升煮沸，转小火煮至山楂烂熟，取汁。

3 将山楂汁与橘汁混合，加入白糖搅匀即可。

专家点评： 这款果汁有活血化瘀、降脂降压的功效。

凉拌橘子鸭

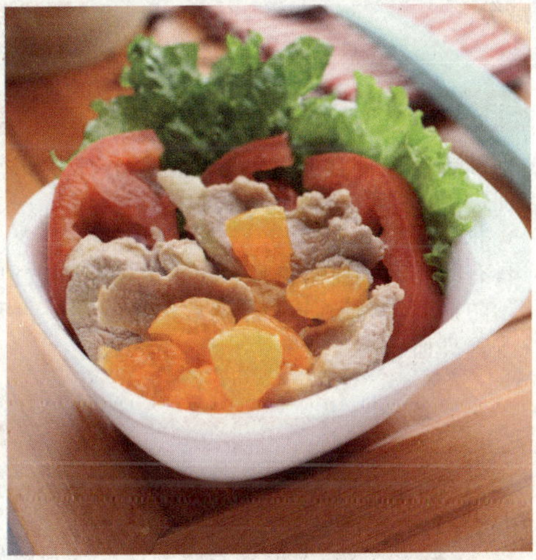

材料： 橘子200克，熟鸭脯肉300克，番茄100克，生菜100克。

调料： 盐、胡椒、柠檬汁各适量。

制作方法

1 橘子去皮，切片；番茄洗净，切片；生菜洗净，撕成瓣状。

2 熟鸭脯肉切成片状。

3 取碗，放入橘子、番茄、鸭肉和生菜，加入适量盐、胡椒和柠檬汁，拌匀即可。

橘子银耳羹

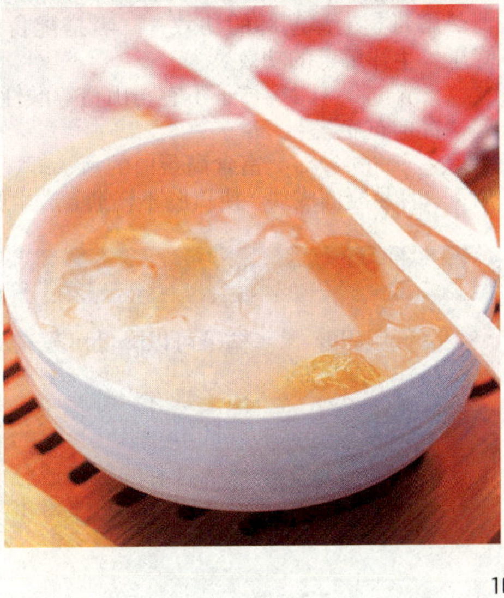

材料： 橘子100克，水发银耳15克。

调料： 冰糖、水淀粉各少许。

制作方法

1 银耳用清水泡发，择洗干净，撕成小朵。

2 橘子洗净，去皮，分瓣。

3 锅中放入银耳和适量清水，大火烧开后转小火煮至汤汁略稠。

4 放入橘子和冰糖，搅拌均匀，煮至冰糖划开，用水淀粉勾薄芡即可。

柿子 防止血管硬化，改善高血压

适用者：慢性支气管炎、内外痔疮患者 不适用者：脾胃虚寒、易胀气者

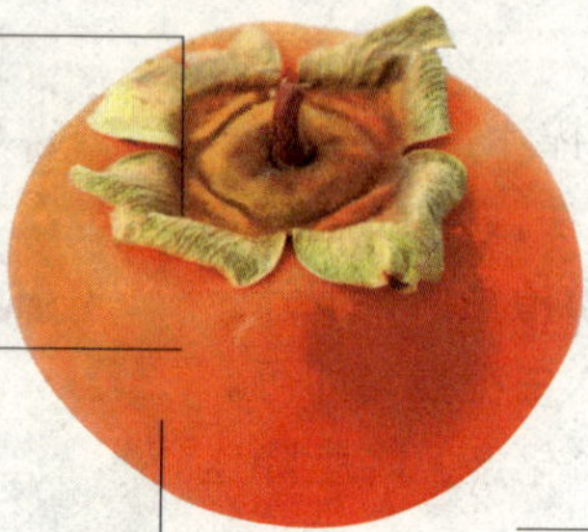

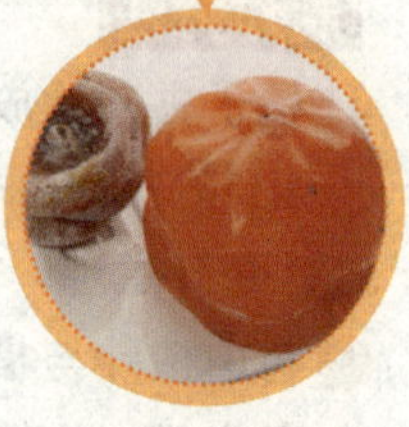

【性味归经】
性凉，味甘涩；归胃、肺、大肠经。

【营养成分】
含有蛋白质、果胶、膳食纤维、维生素C、芸香素、前花青素、钾、铬、钙等成分。

【降压明星元素】
钾、维生素P。

【推荐用量】
每天100克（约1个）。

柿子为什么能降血压

* 柿子是高钾食品，钾能使血管正常扩张，促进钠的排泄，利于降低血压。
* 柿子富含维生素P、芸香素、前花青素，具有改善毛细血管循环、防止毛细血管破裂、预防血管硬化、使血管正常扩张的功效，可改善高血压。

这样做更营养美味

- 把柿子与梨放在一起，密封3~5日，即可使涩柿子变甜。
- 柿子加工成柿饼，能延长保存期限，同时也利于钾等营养成分的保留。
- 用柿子叶制成的柿叶茶，是上等的保健饮料，可预防和治疗感冒，改善高血压、糖尿病等。

搭配宜忌

√柿子＋蜂蜜 柿子含碘，与蜂蜜搭配食用，不但能防治甲状腺肿大，而且营养丰富。

√柿子＋黑豆 柿子有降血压、清热降脂的作用；黑豆有清热解毒、生津润肺的功效，二者搭配食用，有良好的清热降压、生津解毒的功效。

× 柿子＋山楂 柿子不宜与山楂等酸性食物同食，以免引起“胃柿石症”。

× 柿子＋水产 富含高蛋白的鱼、虾、蟹在柿子鞣酸的作用下，容易凝固成块，使胃肠不畅通，产生腹胀、腹痛等症状。

营养师叮咛

◆柿子不宜空腹食用，也不宜吃得太多，更不能吃不熟的柿子。
◆柿子叶是防治高血压的良药，有较好的降血压功效。

保健功效一览表	
降低胆固醇	橘子可以降低沉积在动脉血管中的胆固醇，利于减缓动脉粥样硬化的发生。
润肺、止咳、化痰	橘子具有润肺止咳、健胃化痰、消肿止痛之功效，适合急慢性支气管炎患者食用。
改善食欲、润肠通便	橘子含有的酸味成分能促进胃液分泌，增进食欲；膳食纤维及果胶可以促进通便，预防便秘和大肠癌。

这样吃就能降压——推荐降压特效料理

柿子黑木耳甜汤

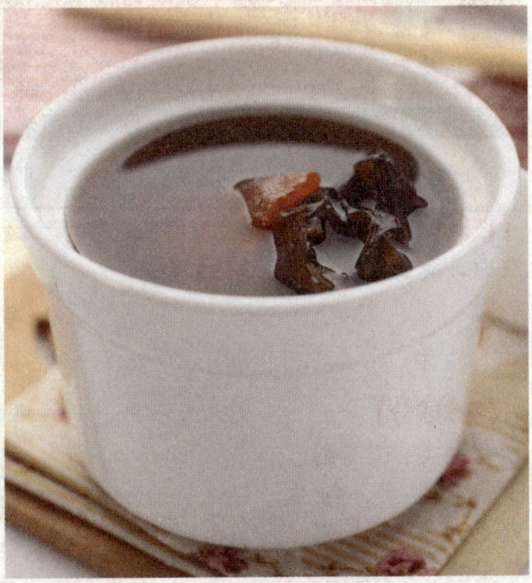

材料： 柿饼150克，黑木耳50克。

调料： 白糖适量。

制作方法

1. 将柿饼清洗干净，切成条；黑木耳泡发，清洗干净，切条。
2. 在汤锅中加入适量的清水煮滚，然后放入柿饼、黑木耳，再次煮开后转小火，熬煮25分钟。
3. 在柿子木耳汤中加入糖搅拌均匀即可。

柿子牛奶汁

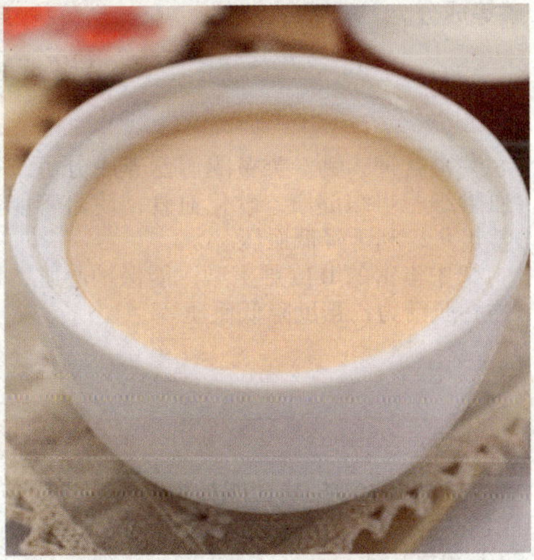

材料： 柿子200克，鲜牛奶200克。

制作方法

1. 将柿子清洗干净，择去叶子，去子，连皮切碎，放入榨汁机中搅成糊状。
2. 用干净的纱布滤汁。
3. 将过滤后的汁倒入杯中，然后在果汁中加入牛奶搅拌均匀即可。

专家点评： 养液熄风，预防高血压。

柿饼粥

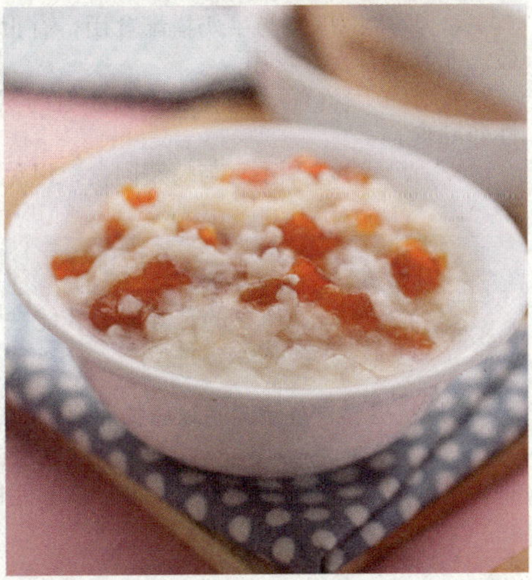

材料： 粳米100克，柿饼400克。

调料： 红糖适量。

制作方法

1. 柿饼洗净，切成小粒；粳米淘洗干净，清水浸泡2小时。
2. 汤锅中放入粳米，加水1000毫升烧开后，转小火慢熬20分钟。
3. 放入柿饼熬煮至粥将成时，加入红糖，熬至糖溶，搅拌均匀即可。

梨 维持血管健康，帮助降低血压

适用者：慢性支气管炎患者、咽喉不适者 不适用者：脾虚腹泻者

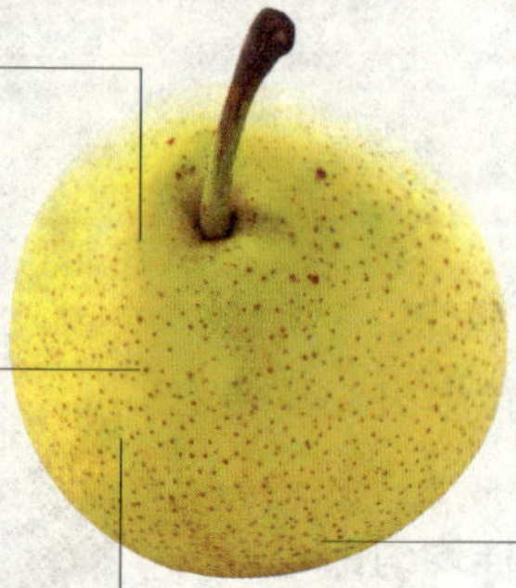

【性味归经】
性凉，味甘酸；归肺、胃经。

【营养成分】
含有糖类、山梨醇、B族维生素、维生素C、胡萝卜素、苹果酸、类黄酮、钾、磷等成分。

【降压明星元素】
钾、钙。

【推荐用量】
每天一个。

梨为什么能降血压

* 梨富含钾、钙、类黄酮等营养成分可维持血管细胞组织健康，软化血管，使血管能正常扩张，利于降低血压。
* 梨中丰富的B族维生素，能保护心脏，增强心肌活力，帮助降低血压。

这样做更营养美味

- 生吃梨能清热降火，利咽止咳、缓解便秘尿赤等症状；熟吃梨则能滋阴。
- 冰糖炖梨可以滋阴润肺，止咳祛痰，能很好地润泽保护嗓子。
- 用梨加蜂蜜熬煮成梨膏糖，对患肺热久咳嗽的病人，有改善的作用。

搭配宜忌

√梨＋蜂蜜 蜂蜜能补中润燥、滋阴美容、降压通便，梨能清热生津、润燥化痰，二者同食，有很好的滋阴润燥、美容养颜之功效。

√梨＋牛奶 梨与牛奶搭配食用，有很好的美容和保健功效，尤其适合女性食用。

× 梨＋碱性药 梨含果酸多，不宜与氨茶碱、小苏打等碱性药同食。

× 梨＋螃蟹 梨不宜与螃蟹同食，以免引起腹泻。

营养师叮咛

◆梨所含的山梨醇不易被吸收，不宜多食，过量则伤脾胃、助阴湿。
◆梨性凉，腹部冷痛、脾虚腹泻者应慎食。

保健功效一览表	
润燥化痰	梨所含的苷等成分，能祛痰止咳，润肺生津，利于改善心烦口渴、咽干舌燥等症状。
防癌抗癌	梨能抑制致癌物质亚硝胺的形成，有利于防癌抗癌。
促消化、护肝脏	梨富含糖类及维生素、能促进肠胃道蠕动，帮助消化，保护肝脏。

这样吃就能降压——推荐降压特效料理

菠萝雪梨醪糟汤

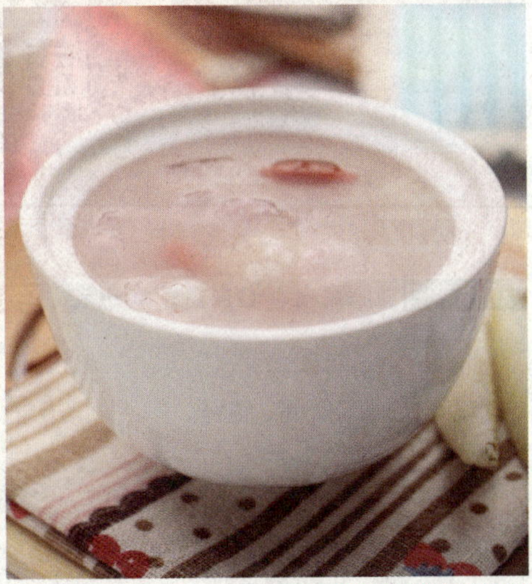

材料： 菠萝300克，雪梨250克，醪糟400克，银耳5克。

调料： 冰糖80克，枸杞5克。

制作方法

①菠萝去皮，切块；银耳和枸杞用清水泡发，银耳去根，撕小朵；雪梨去皮切成块。②把菠萝、雪梨和银耳放入汤煲中，加足量的水和冰糖，大火烧开3分钟，去浮沫转小火炖煮40分钟。③放入醪糟煮开，再放入枸杞煮1分钟关火，加盖焖20分钟，凉凉即可。

冰糖炖梨

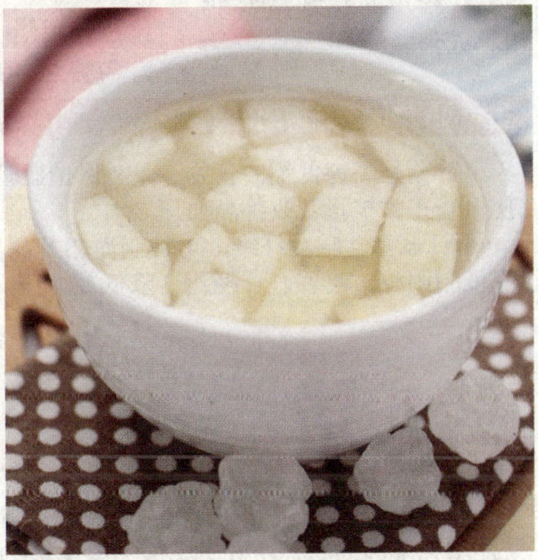

材料： 雪梨1个。

调料： 冰糖适量。

制作方法

①将雪梨洗净，去皮，去子，切成大块，放入碗中。

②将蒸锅置火上，加入适量清水，把冰糖加入盛梨的碗中，再把碗放入蒸锅，盖上盖子。

③锅开后改小火，隔水蒸1小时左右，蒸至梨软即可。

小吊梨汤

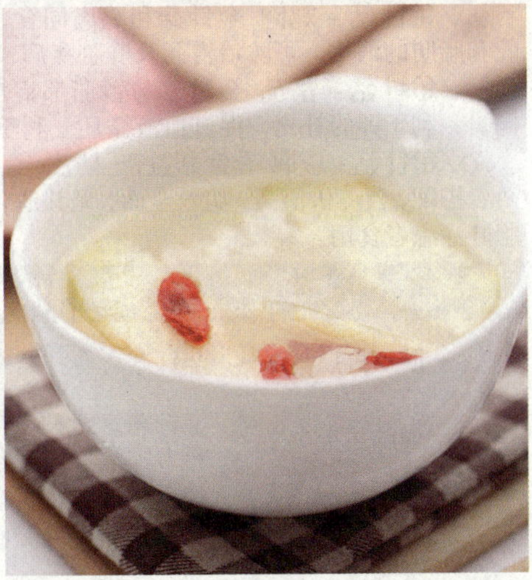

材料： 雪梨1000克，银耳20克，枸杞适量。

调料： 冰糖适量。

制作方法

①梨洗净，连皮削成大片；银耳泡发，撕成小朵；枸杞洗净。

②汤锅中加水烧开，下入银耳煮开后转中火煮10分钟。

③再放入梨、枸杞子、冰糖，小火煮1小时，待水煮下1/3左右即可出锅饮用。

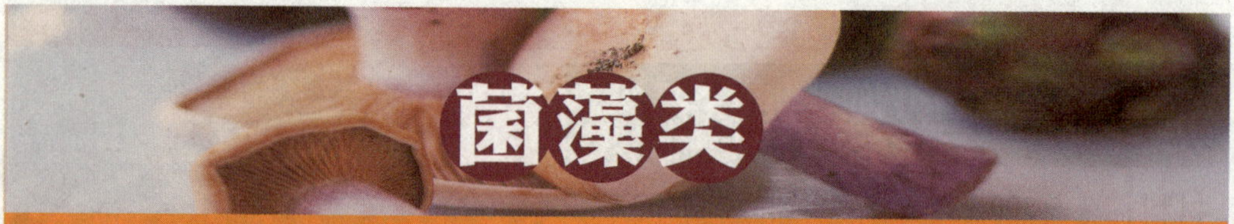

菌藻类

金针菇 改善高血压，预防动脉硬化

适用者：血脂高者、心血管疾病患者　不适用者：易腹泻者、肾脏病患者

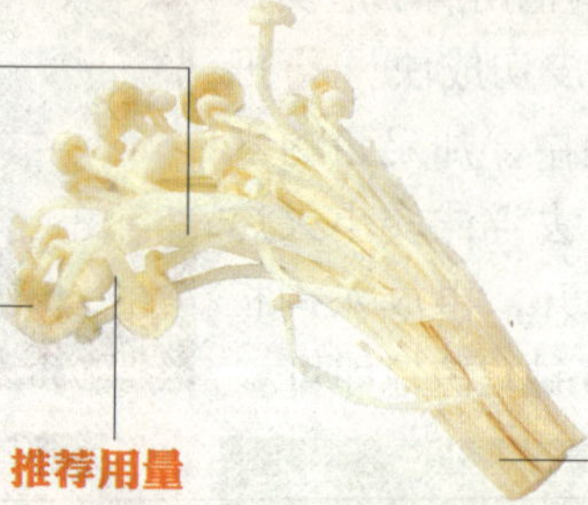

【性味归经】
性寒，味咸；归肝、胃、肠经。

【营养成分】
含有B族维生素、蛋白质、膳食纤维、烟酸、铁、钾、钙、磷等成分。

推荐用量
每餐20~30克。

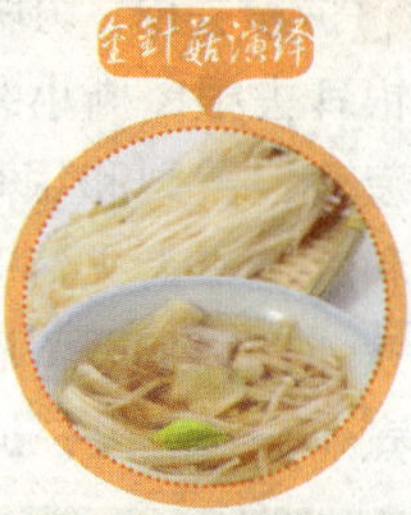

降压明星元素
钾、膳食纤维。

金针菇为什么能降血压

*金针菇是高钾低钠的食物，钾能保护血管，使血管正常扩张，改善高血压。

*金针菇富含膳食纤维，可抑制血脂升高，降低胆固醇，改善血管硬化，降低高血压。

这样做更营养美味

●鲜金针菇含有刺激肠胃的秋水仙碱，食用前最好用大火煮十分钟左右将其破坏。

●将童子鸡炖至九成熟，放入金针菇炖熟后食用，有很好的补气血作用。

●将猪肝切片用薯粉拌匀，与金针菇同煮，加入调料后食用，对肝炎有辅助治疗的作用。

搭配宜忌

√金针菇＋羊肉　羊肉性温热，金针菇性寒凉，二者同食，既能增强羊肉的滋补功效，又能消除羊肉的燥热。

√金针菇＋鸡肉　金针菇和鸡肉同食，能促进蛋白质的吸收和脂肪的消化，可防治胃肠及肝脏疾病，还能增强记忆力。

√金针菇＋番茄　金针菇与番茄都富含钾和维生素，二者同食，利于钾的补充，促进血液循环，利于降低血压。

√金针菇＋豆腐　金针菇益智、防癌，豆腐益气、生津、和脾，两者搭配，营养价值高，功效全面，尤其适合高胆固醇、高血压、肥胖症患者食用。

营养师叮咛

◆关节炎和红斑狼疮患者应慎食金针菇，以免加重病情。

◆金针菇性寒，脾胃虚寒者不宜多食。

保健功效一览表	
防癌抗癌	金针菇含有朴菇素，可以增强人体对癌细胞的防御力。
健脑益智	金针菇富含赖氨酸、精氨酸和锌，有健脑功能，能促进儿童的身高和智力发育。
促进新陈代谢，消除疲劳	金针菇能增强人体的细胞活性，促进体内新陈代谢，还能抵抗疲劳，加快消除疲劳。

这样吃就能降压——推荐降压特效料理

凉拌金针菇

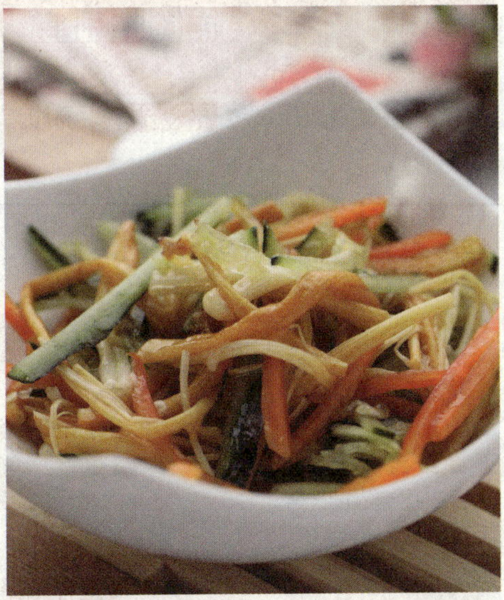

材料： 金针菇200克、黄瓜150克。

调料： 蒜末、葱末各5克，红椒10克，橄榄油、醋、盐、白糖各适量。

制作方法

①金针菇去根蒂，洗净；红椒洗净，去子，切细丝；黄瓜洗净，切丝。②锅中加水、盐，烧开后下入金针菇和红椒丝，焯后捞起，过凉，沥干。③取碗，放入蒜末、葱末、醋、橄榄油、糖拌均匀。④另取碗，放入将金针菇、红椒丝，黄瓜丝，再放入调好的汁，拌匀即可。

椒香金针菇肥牛

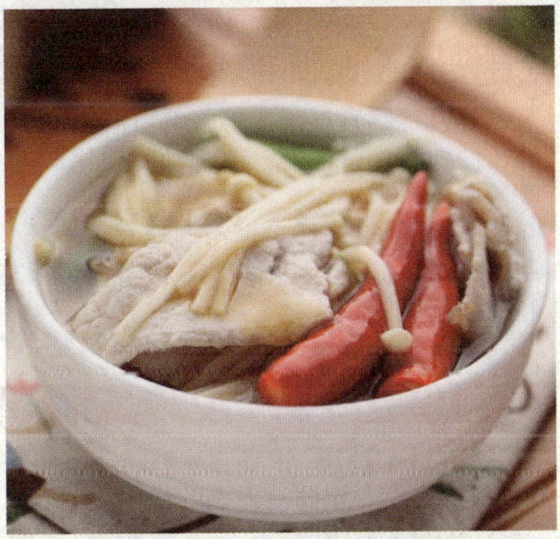

材料： 肥牛片250克，金针菇150克。

调料： 小米椒、红辣椒、葱末、蒜末、盐 、白糖各适量。

制作方法

①金针菇去根蒂，洗净，用开水焯，沥干。②炒锅入油烧热，爆香葱、蒜、小米椒、红辣椒 ，加入肥牛，金针菇炒熟。③放适量盐，加开水大火煮开，加少许糖提鲜即可。

菠菜炒金针菇

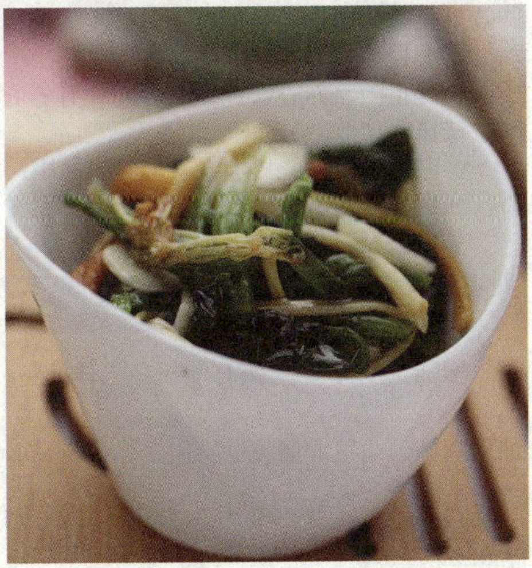

材料： 菠菜200克，金针菇100克。

调料： 蒜头2颗，橄榄油、盐各适量。

制作方法

①菠菜择洗干净，沥干，切段。

②金针菇去根蒂，洗净，切段；蒜头剥皮，切片。

③锅置火上，入油烧热，爆香蒜片，加入金针菇、菠菜稍炒，放入调味料拌炒均匀即可。

银耳 降低胆固醇，利于血液循环

适用者：血脂血压高者 不适用者：易腹泻者、风寒咳嗽者

银耳演绎

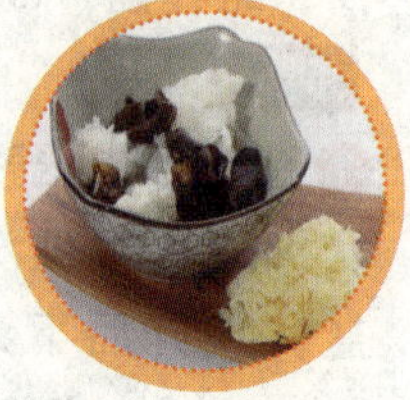

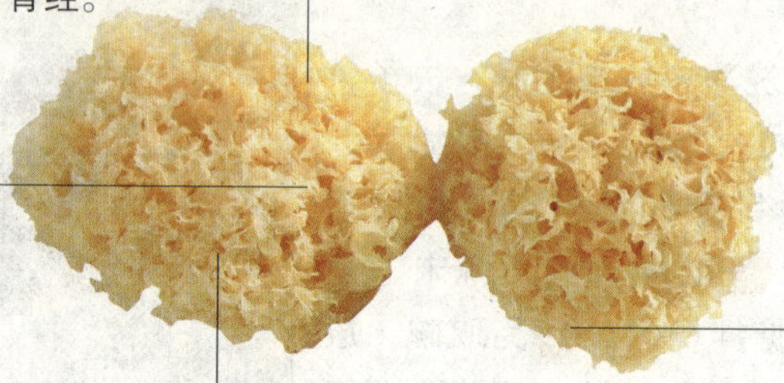

【性味归经】
性平，味甘；归肺、胃、肾经。

【营养成分】
含有蛋白质、脂肪、膳食纤维、糖类、类胡萝卜素、钾、钙、镁、磷、铁等成分。

【推荐用量】
每天15克左右。

【降压明星元素】
膳食纤维、银耳多糖。

银耳为什么能降血压

* 银耳富含膳食纤维，能降低血液中的胆固醇，使血管保持通畅，改善动脉硬化，进而改善血压。
* 银耳所含的银耳多糖有显著的抗氧化作用，能降低血管的外周阻力，改善血液循环，利于控制血压。

这样做更营养美味

● 银耳宜用开水泡发，泡发后应去掉未发开的部分，特别是那些呈淡黄色的东西。
● 烹饪前将银耳浸泡3～4小时，期间每隔1小时换一次水。烧煮时，应将银耳煮至浓稠状。经过浸泡、洗涤、烧煮之后，可以大大减少银耳中残留的有害物质。

搭配宜忌

√银耳+冰糖 银耳与冰糖同炖，能促进血液微循环、润肤养颜，还有一定防治胃癌的作用。

√银耳+木瓜 银耳是一种含粗纤维的减肥食品，配合丰胸效果显著的木瓜同炖，可谓是“美容美体佳品”。

√银耳+莲子 银耳具有补肾润肺、生津止咳之功效，莲子能补脾止泻，养心安神，二者同食有养心益气、润肺养肾，减肥祛斑等功效。

√银耳+菊花 银耳与菊花搭配食用，能起到镇静解毒、益气强身的作用。

营养师叮咛

◆ 冰糖银耳含糖量高，睡前不宜食用，以免血黏度增高。
◆ 银耳能清肺热，故外感风寒者忌用。变质银耳不宜食用，以免发生中毒反应。

保健功效一览表	
增强免疫力	银耳能提高人体的免疫能力，促进造血功能，具有抗肿瘤功效。
滋阴润肺、益气润肠	银耳有滋阴清热、润肺止咳、益气和血、开胃清肠、健脑提神等功效。
美容养颜	银耳能促进人体新陈代谢，改善血液循环，增强皮肤弹性，缓解皱纹，使皮肤变得细嫩光滑。

这样吃就能降压——推荐降压特效料理

银耳莲子汤

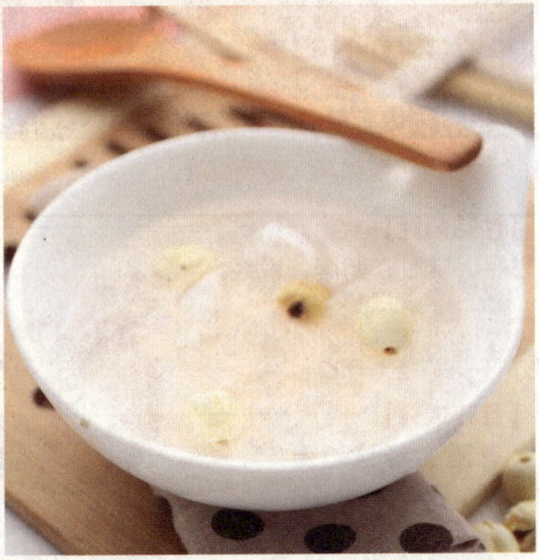

材料： 银耳100克，莲子50克，红枣20克。
调料： 冰糖适量。

制作方法

1 银耳洗净，泡发，去蒂，切小块；红枣洗净，去核；莲子洗净。
2 锅中加清水，先下莲子大火烧10分钟。
3 放入红枣、银耳，大火煮5分钟，边搅拌，边转小火煮约1个小时，加入冰糖调味即可。

银耳南瓜粥

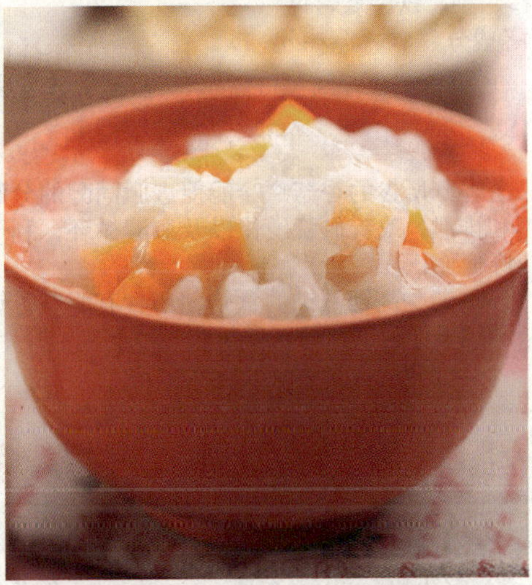

材料： 水发银耳150克，南瓜100克，大米40克。
调料： 白糖适量。

制作方法

1 南瓜去皮，去瓤，切块；银耳洗净，泡发，撕小朵；大米淘洗干净。
2 汤锅置火上，加入大米和适量清水，大火烧开后转小火熬煮至大米煮熟。
3 加入南瓜、银耳一起煮软，加适量白糖调味即可。

银耳香菇汤

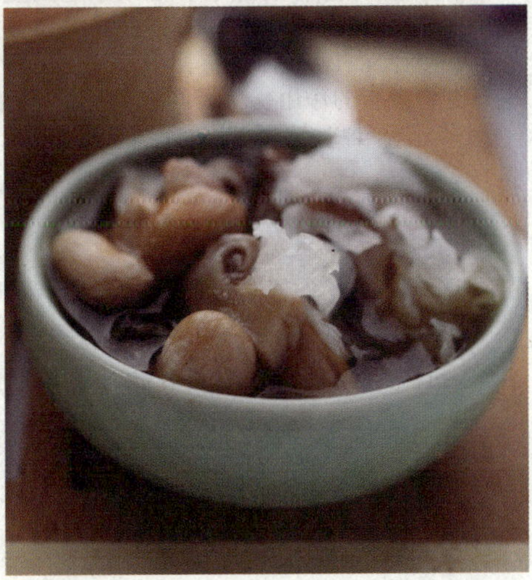

材料： 水发银耳150克，香菇（鲜）150克，花生仁（生）50克，蜜枣50克。
调料： 盐3克，花生油5克。

制作方法

1 花生用开水滤过，去皮；银耳泡软，撕成小朵；香菇去蒂洗净，切小块；蜜枣洗净。
2 锅内注入适量清水，加入花生和蜜枣炖煮至花生熟透时，加入银耳、香菇，再加入花生油同煮。3 40分钟后，加精盐调味即可。

香菇 改善血管硬化，降低血压

适用者：体质虚弱、食欲不佳者 不适用者：肾脏病、痛风患者

【性味归经】
性平，味甘；归脾、胃经。

【营养成分】
含有膳食纤维、蛋白质、氨基酸、B族维生素、维生素C、钾、铁、镁、锌等成分。

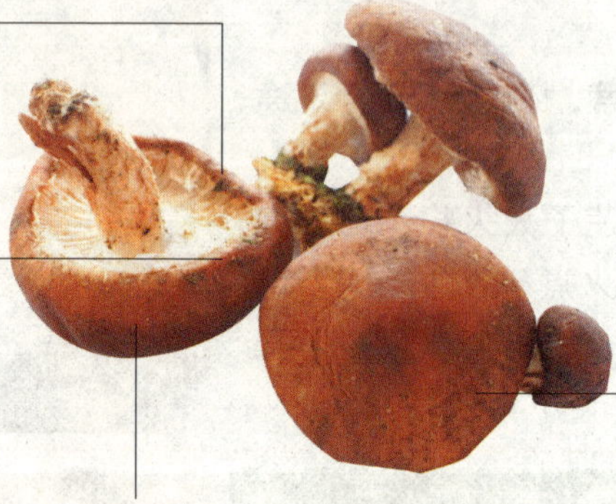

【推荐用量】
每餐6朵左右。

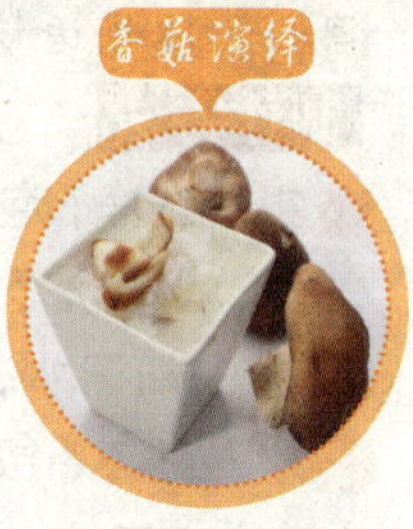

【降压明星元素】
香菇嘌呤、钾、胆碱。

香菇为什么能降血压

* 香菇所含的香菇嘌呤能促进胆固醇的分解和排泄，改善血管硬化以及血液循环，利于降低血压。
* 香菇是高钾低钠的食物，还含有胆碱，钾和胆碱能帮助血管正常扩张，改善高血压。

这样做更营养美味

● 鲜香菇和干香菇都不宜长时间用水浸泡，以免营养成分大量流失。且香菇应洗干净再浸泡，因为香菇水发时，很多营养物质溶在水中，泡发香菇的水不要丢弃，可用来煮汤。

● 取碗放入干香菇和少许白糖，淋入没过香菇的清水，用保鲜膜盖上碗口，微波炉加热3分钟，能快速地将香菇泡发好。

搭配宜忌

√香菇＋豆腐 香菇与豆腐搭配食用，利于营养吸收，特别适合脾胃虚弱、食欲不振者食用。

√香菇＋油菜 香菇富含油菜缺乏的蛋白质，二者同食，利于人体吸收充分的蛋白质、膳食纤维和维生素，营养更全面。

√香菇＋木瓜 香菇有补中益气、减脂降压的功效，木瓜也有健胃减脂的作用，二者同食，能更好地养身减脂。

× 香菇＋番茄 香菇不宜与番茄同食，否则会阻碍营养吸收。

营养师叮咛

◆ 患有皮肤瘙痒症和脾胃寒湿气滞的人应忌食。

◆ 食用香菇后，如出现头晕眼花、恶心呕吐、腹胃胀痛等现象，是对香菇过敏，以后应避免食用香菇。

保健功效一览表	
防治心血管疾病	香菇可降低血液中的胆固醇、防止动脉硬化，能防治心血管疾病。
增强免疫力	香菇所含的多醣体能增强细胞免疫功能，有明显的抗癌活性。
促消化，防便秘	香菇富含膳食纤维，可促进肠胃蠕动，帮助消化，利于通便。

这样吃就能降压——推荐降压特效料理

香菇小油菜

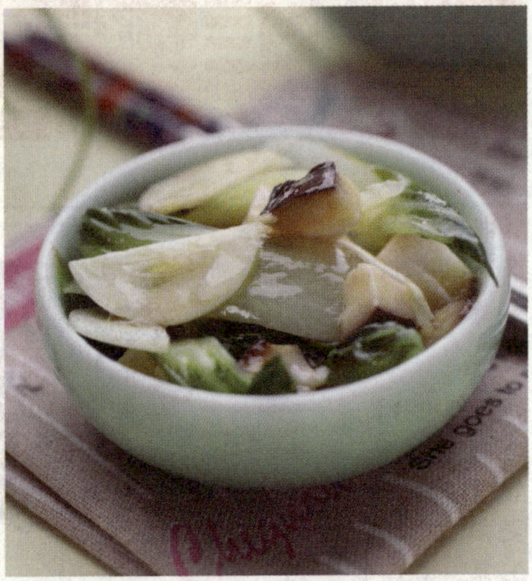

材料： 油菜200克、鲜香菇100克。
调料： 蒜片、盐、酱油、白糖、水淀粉各适量。

制作方法

1 油菜择洗干净，沥干；香菇去蒂，洗净，沥干，切小丁。2 炒锅入油烧热，放入蒜片爆香，加入小油菜、撒盐炒熟后盛出。3 炒锅再入油烧热，放入香菇丁，翻炒，加盐、酱油、白糖翻炒至熟。4 加入水淀粉勾芡，放入味精、油菜翻炒匀即可。

香菇豆腐汤

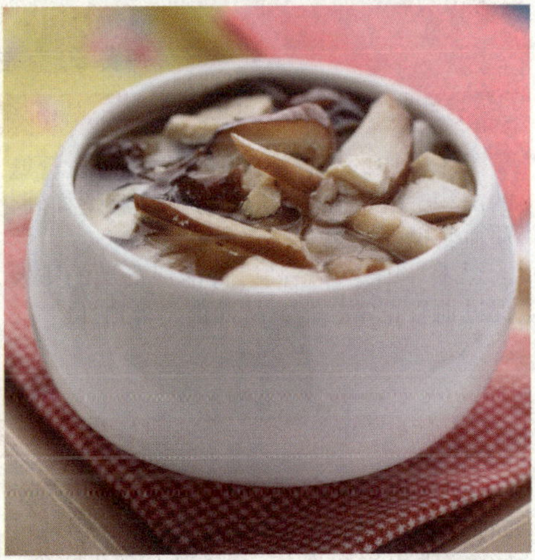

材料： 干香菇25克，豆腐400克，木耳15克。
调料： 盐、香油、胡椒粉、淀粉、葱花各适量。

制作方法

1 干香菇、干黑木耳洗净，泡发，切丝；豆腐洗净，切块。

2 炒锅入油烧热，放入香菇丝略炒，加入豆腐、木耳和适量水同煮5分钟。

3 加盐调味，淀粉勾芡起锅，撒上胡椒粉、葱花，淋入香油即可。

香菇烧肉

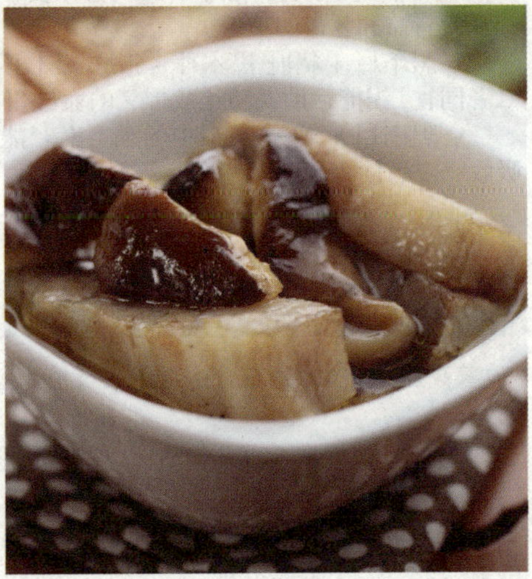

材料： 五花肉300克、干香菇6朵。
调料： 姜片、八角、花椒、香叶、酱油、糖、料酒、盐各适量。

制作方法

1 香菇洗净，泡发，去柄；猪肉洗净，切块，沥干。2 锅烧热后放入猪肉炒干水分，煸出油；放入八角、花椒、姜、香叶炒香。3 淋入酱油，加适量开水，放盐、料酒、香菇，大火煮10分钟，转中火炖到肉烂软即可。

黑木耳 促进钠排泄，抑制钠的升压效应

适用者：贫血患者、肾结石初期患者 不适用者：慢性腹泻患者

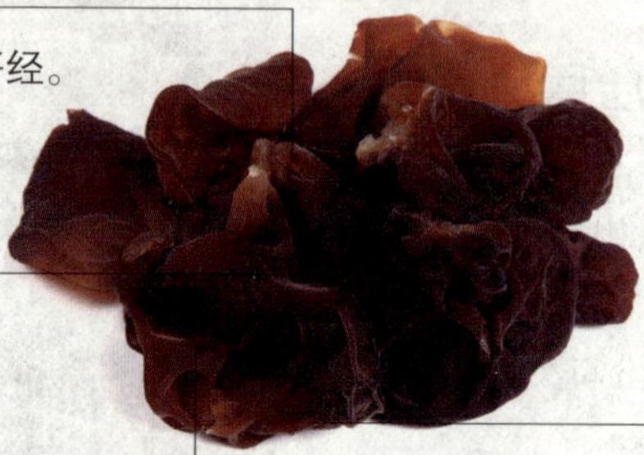

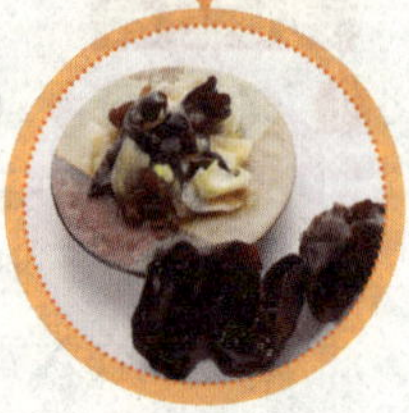

【性味归经】

性平，味甘；归肺、胃、肝经。

【营养成分】

含有蛋白质、氨基酸、卵磷脂、脑磷脂、麦角固醇、B族维生素、铁、钾、钙等成分。

【降压明星元素】

多糖、钾。

【推荐用量】

每餐60克左右（水发）。

黑木耳为什么能降血压

* 黑木耳中的多糖能抑制胆固醇在血管壁上的沉积，阻止血栓形成，缓和动脉粥样硬化，使血管通畅，具有改善血压的功效。
* 黑木耳中含钾量高，钾能促进钠的排泄，促进血管正常扩张，从而能降低血压。

这样做更营养美味

- 用淘米水泡发干木耳，能使木耳泡发得更充分，肉质更肥厚。
- 用少许醋或面粉轻轻搓洗水发木耳，能快速除去木耳表面的脏物。
- 黑木耳不宜烹调过长时间，以免营养流失，口感变差。

搭配宜忌

√黑木耳＋红枣 黑木耳含铁量丰富，有补血作用，红枣也能养气血，二者同食，补血功效更明显。

√黑木耳＋鸡蛋 黑木耳与鸡蛋同食，能形成磷酸钙，起到强健骨骼和牙齿的功效。

√黑木耳＋猪肝 黑木耳＋猪肝 黑木耳含铁，猪肝含铜，二者同食，铜能帮助铁转化成带氧的血红蛋白，增强补血功效。

√黑木耳＋黄瓜 黄瓜中的维生素C能促进黑木耳中铁的吸收，二者同食，利于补血。

营养师叮咛

- 黑木耳有抗凝血作用，因此有皮肤瘀青等易出血的情形，不宜食用。
- 黑木耳通肠润便，易腹泻者应慎食。

保健功效一览表	
改善高血脂	黑木耳富含的纤维素与植物固醇，可抑制肠道吸收脂肪与胆固醇，降低血脂。
补血益气	黑木耳有补血活血、清肺益气、滋润强壮等功效。
清胃涤肠	黑木耳富含胶质，能把人体消化系统内的灰尘、杂质排出体外，有良好的清润作用。

这样吃就能降压——推荐降压特效料理

老醋黑木耳

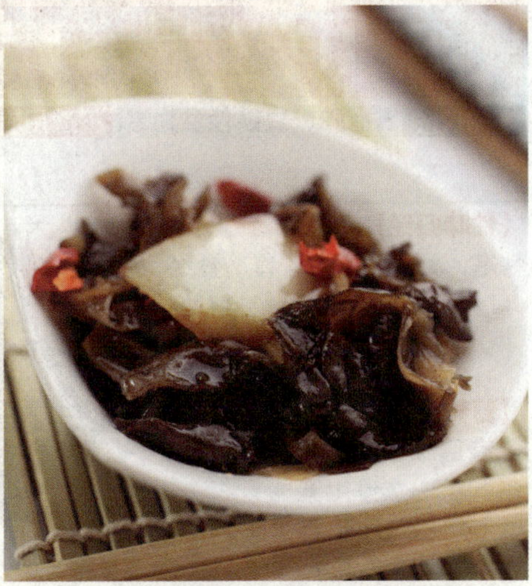

材料： 黑木耳100克、洋葱、红尖椒各3克。
调料： 酱油、醋、糖、盐、葱、姜各适量。

制作方法

1 木耳洗净，入沸水中焯，捞出，沥干；洋葱洗净，切片；红尖椒洗净，切块。2 取盘，将木耳、洋葱和红尖椒一起盛放。3 将酱油、醋、姜、葱、糖、盐加上少许清水小火熬开成汁后，调入盘中拌匀。4 将盛木耳的盘子置于冰块上，冰镇后食用更佳。

黑木耳红枣汤

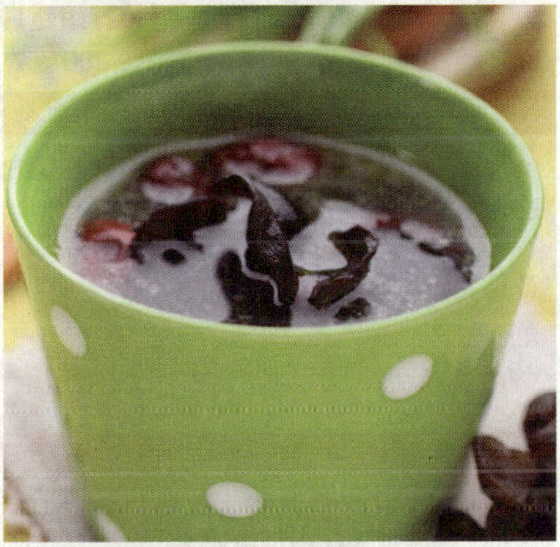

材料： 猪里脊100克，黑木耳10克，红枣8个。
调料： 姜片、料酒、盐各适量。

制作方法

1 将猪里脊肉洗净切成丝；枣洗净切成两半，去核。2 干黑木耳泡发后去根，洗净，切成粗丝。3 锅中放水，放入肉丝、黑木耳丝、红枣、姜片，加料酒，用大火烧开。4 转小火煮20分钟，用勺撇去浮沫，加盐调味即可。

木须肉

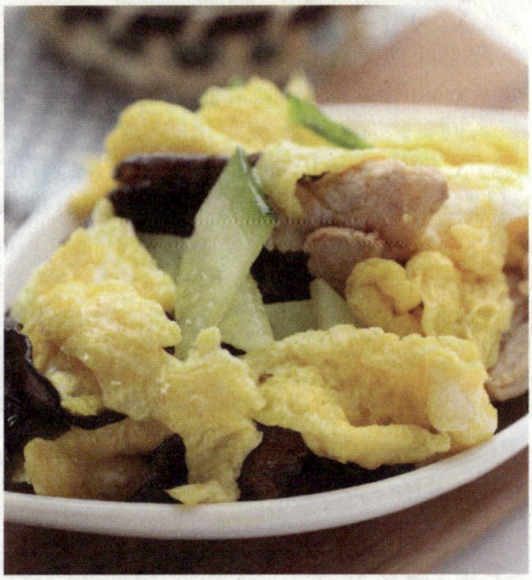

材料： 猪肉150克，鸡蛋2个，黄瓜、木耳各50克。
调料： 葱、姜、盐、料酒、香油、淀粉各适量。

制作方法

1 猪肉洗净，切薄片；黄瓜洗净，切斜片；木耳洗净，撕小块。2 鸡蛋打入碗中，搅打均匀；锅中放油烧热，倒入鸡蛋液，翻炒至鸡蛋成型，盛出。3 锅中留油烧热，下入葱花、姜末爆香。烹入料酒、下肉片翻炒断生。4 放黄瓜片和木耳翻炒，再倒入鸡蛋，加入盐、味精，翻炒均匀，淋点儿香油即可。

海带 防止血液黏性增大引起血压上升

适用者：高血脂、缺铁性贫血者 不适用者：甲状腺功能亢进者

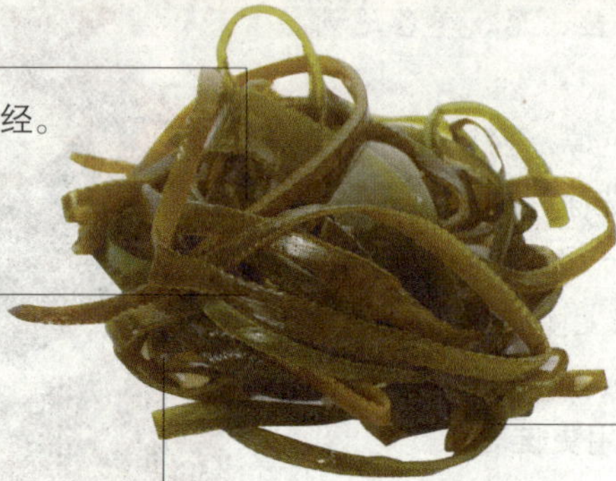

【性味归经】
性寒，为咸；归肝、胃、肾经。

【营养成分】
含有膳食纤维、胡萝卜素、B族维生素、维生素E、多糖、钾、铁、磷、硒等成分。

【推荐用量】
每餐200克左右（水发）。

【降压明星元素】
岩藻多糖、钾。

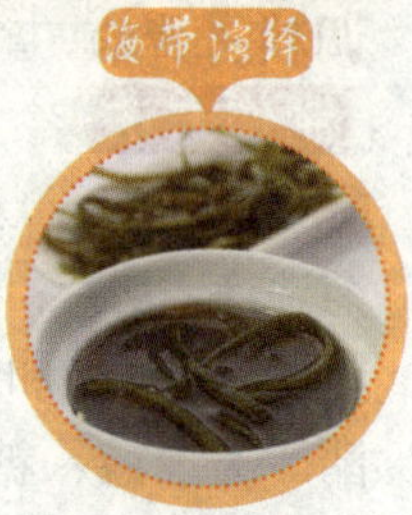

海带为什么能降血压

*海带所含的岩藻多糖能阻止红细胞凝结反应，防止血液黏性增大而引起的血压上升。
*海带中的钾能扩张血管，利于钠的排泄，故能改善高血压。

这样做更营养美味

● 在煮海带时淋入几滴醋，就能更快地把海带煮得柔软可口。
● 干海带可能含砷，对人体有害，烹制干海带前应用清水漂洗，再频繁换水浸泡6小时。
● 水发海带浸泡时间不要超过5分钟，然后用清水冲洗干净。

搭配宜忌

√海带＋豆腐 海带含碘高，豆腐能促进人体内碘的排泄，二者同食能维持体内的碘平衡。

√海带＋青椒 海带含铁高，适合与青椒等富含维生素C的蔬菜同食，利于人体对铁的吸收。

√海带＋芝麻 海带能净化血液，芝麻能改善血液循环，二者同食，有美容、抗老化的功效。

√海带＋冬瓜 海带和冬瓜两者都有清热利尿的作用，二者同食，对利尿去脂降压美容皆有良好的效果。

营养师叮咛

◆吃海带后，不宜马上喝茶，也不宜吃味道酸涩的水果，否则会阻碍人体对海带中铁的吸收。
◆海带碘含量丰富，甲状腺功能亢进者慎食。

保健功效一览表	
降血脂，预防血栓	海带能够清除血管中的胆固醇，降低血液的黏稠度，预防血栓形成。
清肠排毒	海带富含膳食纤维，促进肠胃蠕动，帮助清除体内的毒素。
补血，增强免疫力	海带含铁高，利于补血，并可增强身体免疫力。

这样吃就能降压——推荐降压特效料理

凉拌海带丝

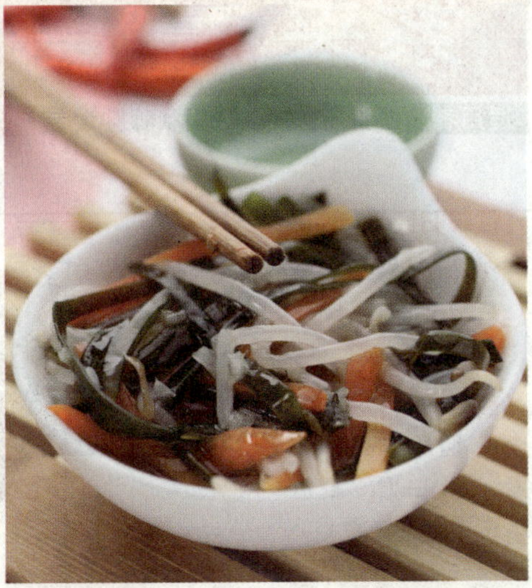

材料： 海带100克，胡萝卜、豆芽各50克。
调料： 蒜泥、香油、醋、酱油、鸡精、糖、盐各适量。

制作方法

1 水发海带洗净，切细丝；胡萝卜洗净，去皮，切细丝，焯烫，捞出，过凉。2 豆芽洗净，汆烫，捞出、过凉、沥干。3 取碗，放入蒜泥，香油，醋，酱油，鸡精，糖，盐，拌匀成调味汁。4 将胡萝卜丝、豆芽、海带丝一起放入碗中，倒入调味汁拌匀即可。

海带豆腐汤

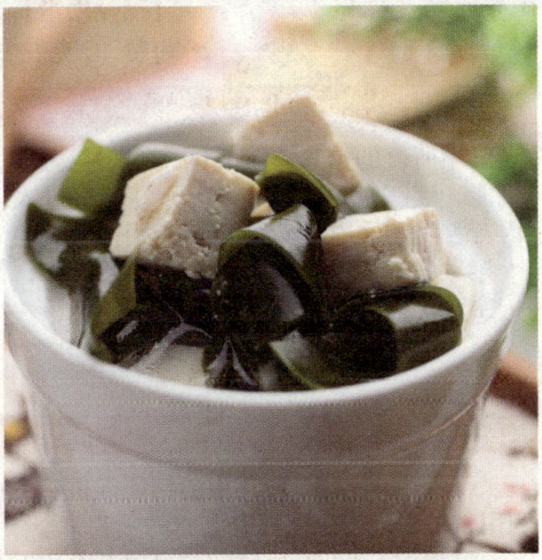

材料： 北豆腐200克，海带结、蘑菇各50克。
调料： 姜2片，盐少许。

制作方法

1 豆腐块挤干水分，海带结洗净、蘑菇洗净，撕成小片。2 锅中油烧热后，放入豆腐，煎至豆腐表面略黄。3 倒入水、海带结、姜片，煮开后转小火煮30分钟，煮至一半儿时将蘑菇倒入一起煮，出锅前撒盐即可。

土豆海带结烧肉

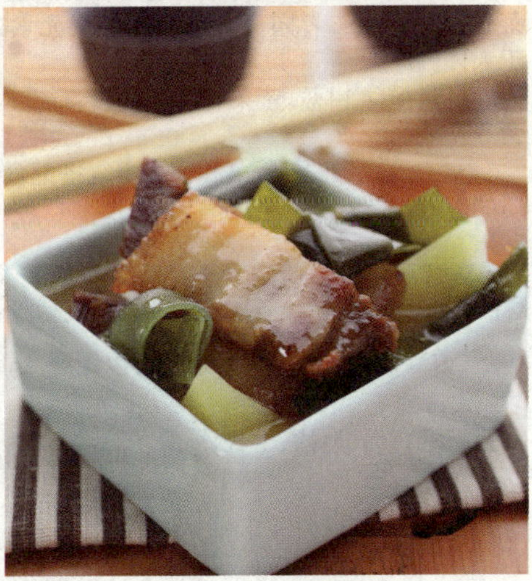

材料： 土豆300克，五花肉、海带结各80克。
调料： 八角、桂皮、葱、姜、酱油、盐各适量。

制作方法

1 海带结洗净；土豆洗净，去皮，切大块；五花肉切大块。2 锅里少油，小火煎五花肉至肉表面发黄；加入葱姜片炒香，倒入土豆块翻炒，加酱油炒匀。3 放入海带结，加足量开水，加入八角和桂皮，大火烧开，转中火炖20分钟左右，酌情加盐，大火收汁即可。

紫菜 改善血管机能，防治高血压

适用者：血脂高、缺碘性甲状腺肿大者 不适用者：腹痛便溏者

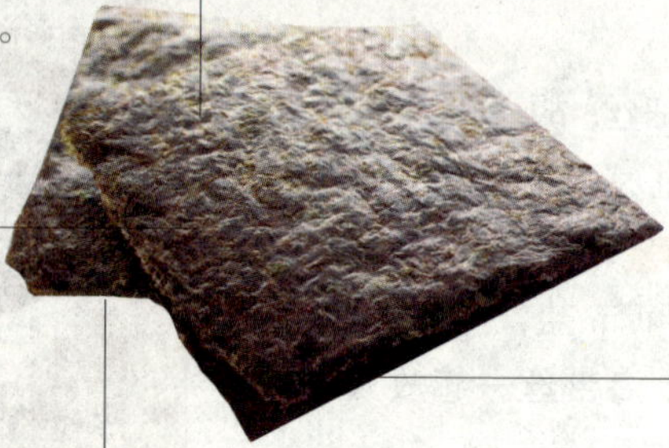

【性味归经】
性凉，味甘咸；归肝、肺、胃、肾经。

【营养成分】
含有烟酸、胡萝卜素、蛋白质、B族维生素、维生素C、膳食纤维、钾、铁、碘等成分。

【降压明星元素】
锗、藻朊酸钠。

【推荐用量】
每餐10克左右（水发）。

紫菜为什么能降血压

* 紫菜所含的锗和藻朊酸钠，能改善血管的机能，缓解血管狭窄的情况，并能促进人体内有害物质的排出，利于防治高血压。
* 紫菜富含胆碱，可帮助血管正常扩张，保护血管，稳定血压。

这样做更营养美味

● 在油汤中放入一些紫菜，能减少汤的油腻感。
● 将紫菜煮汁后饮用，可用于治咽喉炎。
● 食用前用清水泡发，并换1～2次水以清除污染、毒素。紫菜中有小螺蛳，误食后会损人，必须拣出。

搭配宜忌

√紫菜＋鸡蛋 紫菜中的钙能促进鸡蛋中维生素 的吸收利用，二者同食，能提升营养的吸收率。

√紫菜＋豆腐 豆腐中的皂角苷会引起机体碘的缺乏，紫菜含碘丰富，二者同食，可使体内碘元素处于平衡状态，利于人体健康。

√紫菜＋甘蓝 紫菜与甘蓝同食，能互相补益，更好发挥营养功效。

× 紫菜＋柿子 紫菜和柿子不宜搭配食用，否则会影响钙质的吸收。

营养师叮咛

◆ 紫菜虽可改善高血压，但是含钠量较多，不宜过量食用。
◆ 紫菜性凉，胃肠消化功能不好、脾虚便溏者慎食。

保健功效一览表	
改善血管硬化	紫菜可以缓解血管硬化，降低胆固醇吸收，预防脑血栓等心血管疾病。
增强记忆，促进骨骼生长	紫菜富含铁、钙、胆碱，能增强记忆力、防止记忆衰退、促进骨骼和牙齿的生长和保健。
解毒，护肝胆	紫菜富含牛磺酸，可以减少有害胆固醇，有解毒功效，利于保护心血管和肝胆。

这样吃就能降压——推荐降压特效料理

紫菜蛋花汤

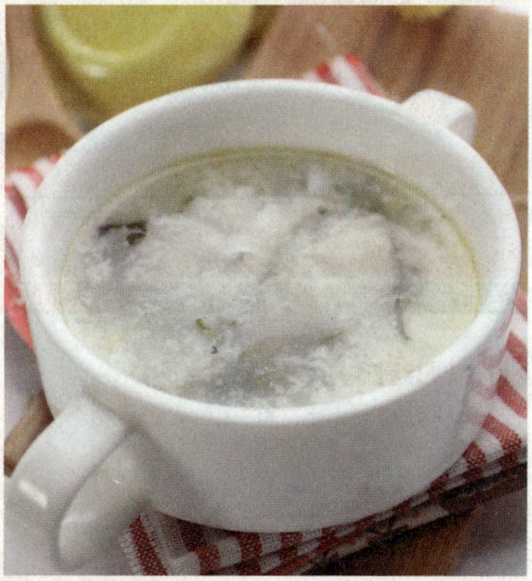

材料： 紫菜1块、鸡蛋3个。
调料： 盐、香油、葱花少许。

制作方法

1. 鸡蛋打散，加盐，搅匀；紫菜清洗干净，撕小片。
2. 汤锅中加适量水烧开，将火关小，将打好的蛋液围绕中间沸腾的水倒入，盖上锅盖灭火，半分钟后再打开。
3. 放入紫菜，加入盐，香油调味，撒上葱花即可。

紫菜豆腐汤

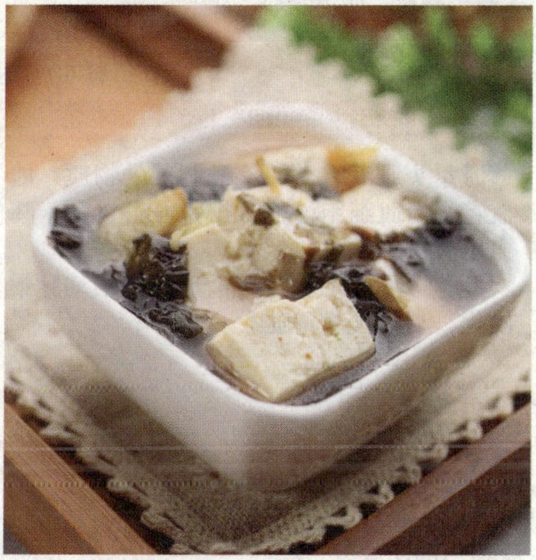

材料： 豆腐1块，紫菜1块。
调料： 姜片、盐、胡椒粉各适量。

制作方法

1. 豆腐洗净，切小块；紫菜用清水浸软，洗净，撕小块。
2. 汤锅中加适量水烧开后，加入姜片和豆腐块煮 10 分钟，然后加入紫菜煮 10 分钟。
3. 加入适量盐和胡椒粉调味即可。

紫菜虾皮粥

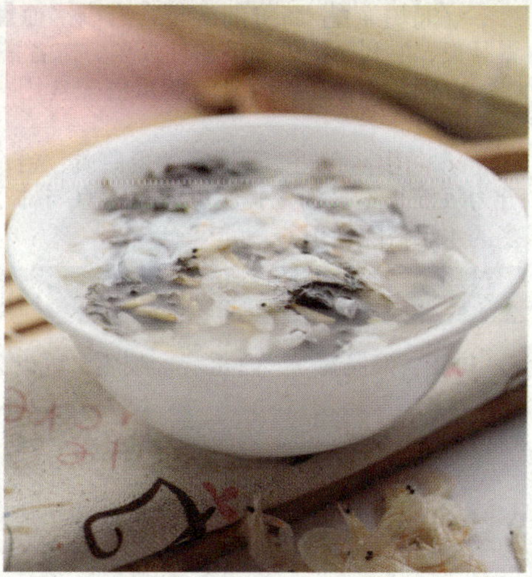

材料： 大米50克，鸡蛋1个，燕麦60克，虾皮、紫菜各适量。
调料： 盐少许。

制作方法

1. 紫菜用清水泡发，洗净，撕小块。
2. 燕麦洗净；大米洗净，浸泡；鸡蛋洗净，打散成液。
3. 汤锅加适量水煮沸，放入大米、燕麦大火煮开。
4. 放入虾皮和紫菜转小火煮 20 分钟，倒入蛋液再煮 2 分钟，加盐调味即可。

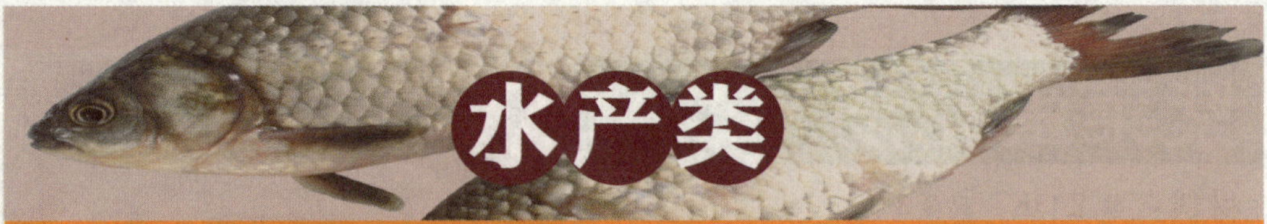

水产类

海蜇 扩张血管，降低血压

适用者： 支气管炎、高血压患者　**不适用者：** 脾胃虚寒者

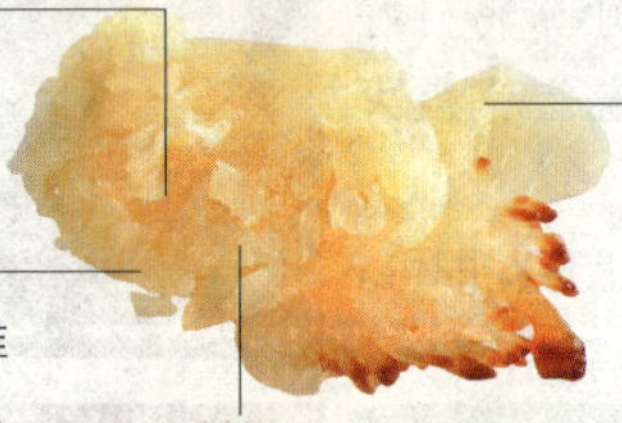

【性味归经】
性平，味咸；归肝、肾经。

【营养成分】
含有蛋白质、脂肪、B族维生素、烟酸、胆碱、钙、磷、铁、碘、锌等成分。

降压明星元素
类似乙酰胆碱的物质。

推荐用量
每餐40克左右（水发）。

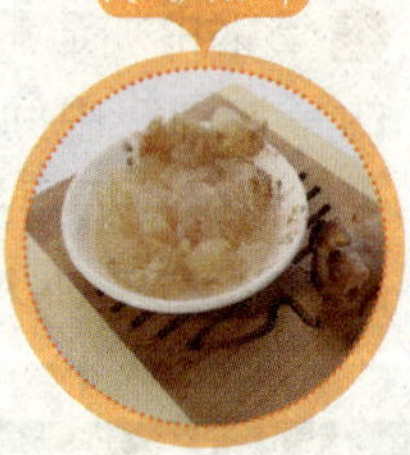

海蜇为什么能降血压

*海蜇头原液有类似乙酰胆碱的物质，能使血管平滑肌细胞松弛，扩张血管，利于降低血压。

*海蜇所含的甘露多糖胶质能防治动脉粥样硬化，利于改善高血压。

这样做更营养美味

●将海蜇放入盐水中浸泡比放在清水中浸泡能更快地除去咸味和泥沙。

●海蜇头有很多泥沙，宜用冷热水交替清洗几次，彻底洗净泥沙、盐、矾等物质。

●海蜇忌与白糖同腌，否则不能久藏。

搭配宜忌

√海蜇＋木耳　海蜇与木耳同食，能润肠、降压，并有美肤嫩白的功效。

√海蜇＋醋　新鲜的海蜇含有副溶血性弧菌，易引发急性胃肠炎，醋利于消灭副溶血性弧菌，二者搭配，更营养健康。

√海蜇＋黄瓜　海蜇与黄瓜搭配食用，具有较好的减肥、健美功效。

×海蜇＋柿子　海蜇富含蛋白质，蛋白质与单宁相遇，结合为沉淀物不易消化，所以海蜇不宜与柿子、石榴等含单宁较多的水果搭配食用。

营养师叮咛

◆脾胃虚寒者慎食海蜇，以免加重脾胃虚寒的症状。

◆新鲜海蜇含有毒素，不宜食用，宜用盐加明矾盐渍3次，以去除毒素。

保健功效一览表	
排毒，清肠胃	海蜇富含胶质，可以去尘积、清肠胃，排出体内的毒素。
清热化痰	海蜇能清热化痰，对气管炎、哮喘等疾病有益。
阻止伤口扩散	海蜇能促进上皮形成，有阻止伤口扩散的作用。

这样吃就能降压——推荐降压特效料理

海蜇拌木耳

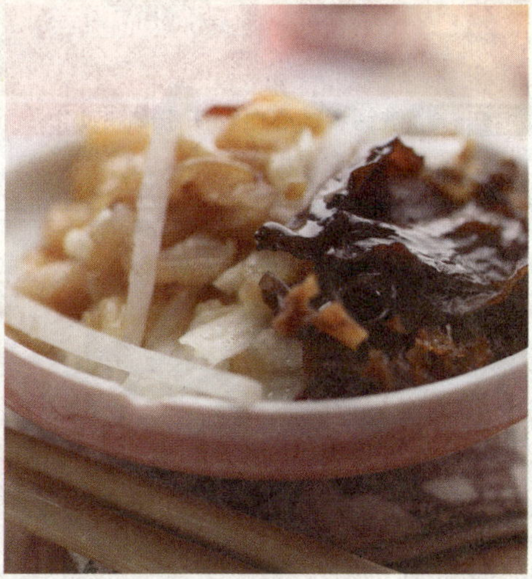

材料： 海蜇皮150克，水发黑木耳50克，白萝卜500克。

调料： 糖、盐、葱丝、味精、香油各适量。

制作方法

1 海蜇皮浸泡洗净，切细丝，沥干；黑木耳泡发，洗净，用开水焯烫，沥干。2 白萝卜去皮，切细丝，把水挤干。3 将萝卜、海蜇、木耳一起盛碗内，撒少许盐拌匀，撒上葱末。4 锅内放油烧至八成热，浇在菜上，加糖、味精、香油拌匀即可。

黄瓜海蜇丝

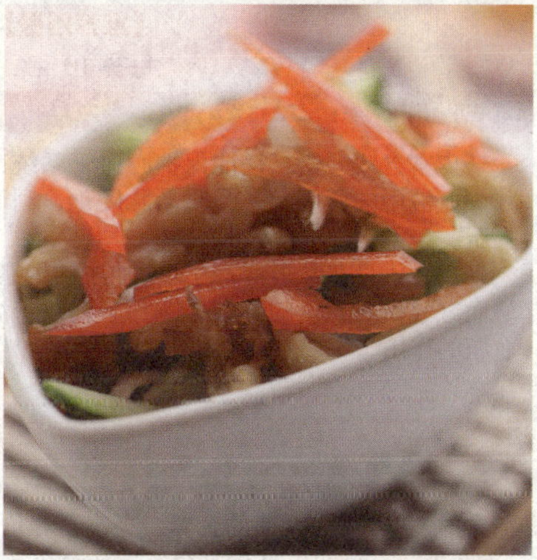

材料： 海蜇100克，黄瓜1根，红椒1个。

调料： 葱丝、姜丝、盐、醋、香油各适量。

制作方法

1 黄瓜洗净，切丝；红椒洗净，切丝。

2 海蜇泡洗干净，切丝，沸水焯透，捞出，沥干。

3 把黄瓜丝、红椒丝、姜丝、葱丝放入碗中，加入盐、醋、香油拌匀，腌渍5分钟。

4 放入海蜇丝拌匀即可。

香灼海蜇

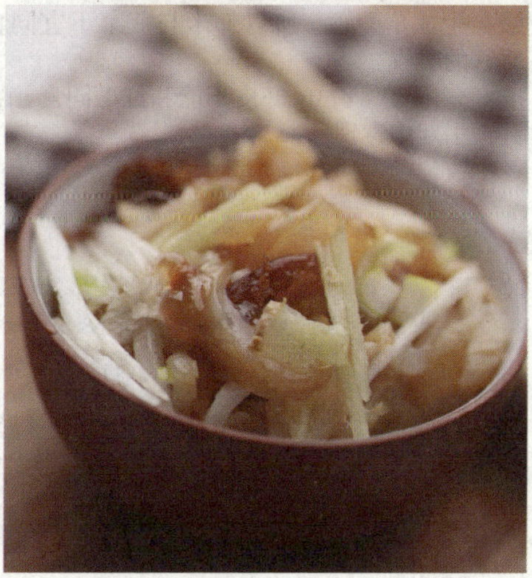

材料： 海蜇150克。

调料： 大葱、姜、橄榄油、香油、盐、糖、醋、生抽、鸡精各适量。

制作方法

1 海蜇泡洗干净，切成丝，沥干水分，盛盘；葱、姜择洗干净，切丝。

2 取碗，加少许盐、糖、醋、生抽调成酸甜汁，滴入香油，撒入鸡精拌匀。

3 锅置火上，入油烧热，放葱丝、姜丝爆香，将热油淋在海蜇丝上，倒入酸甜汁，拌匀即可。

虾皮 保护心血管，降压并防止脑血管意外

适用者：缺钙者、心血管病患 不适用者：过敏性疾病患者

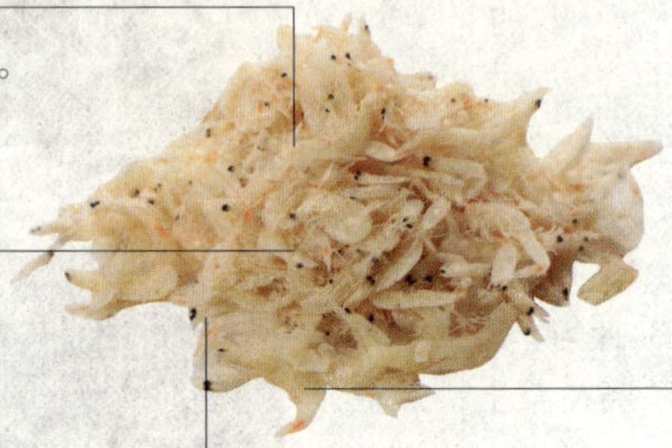

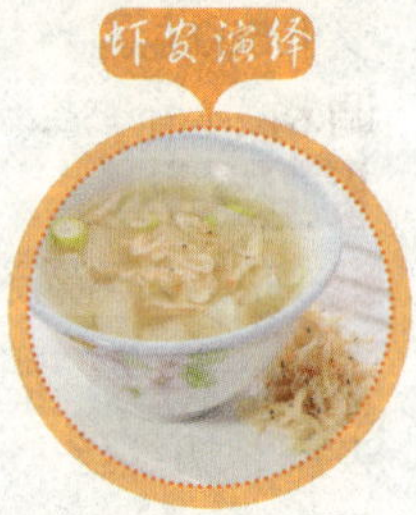

【性味归经】
性温，味甘；归肝、肾经。

【营养成分】
含有B族维生素、维生素A、烟酸、蛋白质、镁、钙、铁、磷、碘、锌等成分。

【降压明星元素】
镁、钙。

【推荐用量】
每餐10克。

虾皮为什么能降血压

* 虾皮富含镁元素，镁能保护心血管系统，减少血液中的胆固醇，预防动脉硬化，利于降压。
* 虾皮含钙量非常丰富，钙能增加尿钠排泄，从而减轻钠对血压的不利影响，起到改善高血压的作用。

这样做更营养美味

● 虾皮可用于各种菜肴及汤类的增鲜提味，既美味又滋补。
● 虾皮比较湿，所以炒的时候，要注意炒干，手摸上去比较干为止。

搭配宜忌

√虾皮＋豆腐 虾皮含有豆腐蛋白质中缺乏的蛋氨酸，二者同食，可获得较全面的营养，提高营养价值。

×虾皮＋菠菜 虾皮富含钙，菠菜含有大量草酸，钙与草酸会生成草酸钙，所以虾米与菠菜不宜同食，以免影响人体对钙的吸收。

×虾皮＋红枣 虾皮不能和红枣同食，以免引起身体不适，甚至引起中毒现象。

营养师叮咛

◆虾皮为发物，支气管炎、过敏性皮炎、过敏性鼻炎等过敏性疾病患者忌食。
◆宿疾者正值上火时不宜食虾皮。

保健功效一览表	
维护骨骼健康	虾皮含钙丰富，利于骨骼的生长，维护骨骼健康，防治骨质疏松症。
具有镇定作用	虾皮有镇定作用，可用来辅助治疗神经衰弱、自主神经功能紊乱等症。
防止脑血管意外的发生	虾皮有助于降低胆固醇，保护脑血管，预防动脉硬化，利于脑血管疾病的防治。

这样吃就能降压——推荐降压特效料理

虾皮拌豆腐

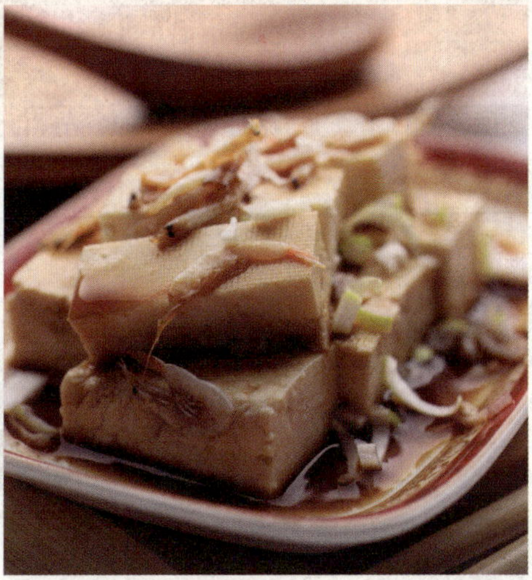

材料： 北豆腐400克，虾皮8克。

调料： 大葱6克，香油5克，味精2克，盐3克，酱油10克。

制作方法

1 虾皮洗净，沥干；大葱洗净，切成葱花。

2 豆腐洗净，切方块，置大盘里。

3 取碗，放入味精、盐、香油、酱油，调匀成佐料汁，再拌入葱花、虾皮，浇在豆腐上即成。

虾皮炒西葫芦

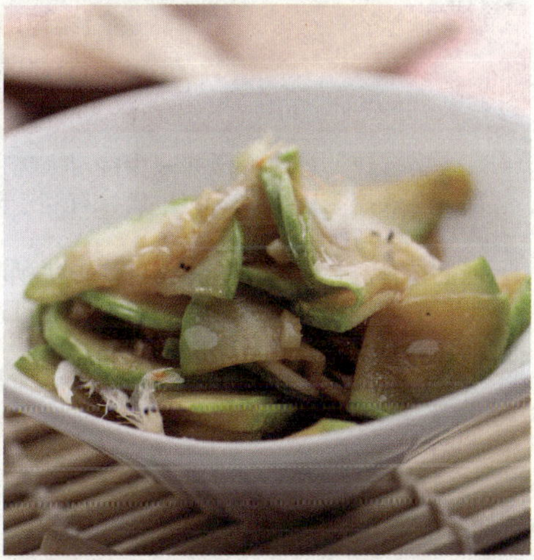

材料： 西葫芦300克，虾皮50克。

调料： 姜5克，蒜5克，盐、料酒、酱油、植物油各适量。

制作方法

1 西葫芦洗净，切薄片；虾皮洗净，挤干水分；姜蒜择洗干净，切碎末。2 锅置火上，放适量油烧热，放葱姜末炒香，放入虾皮翻炒。

3 再放入西葫芦片，大火快炒，炒软后加盐、料酒和生抽调味即可。

虾皮青菜粥

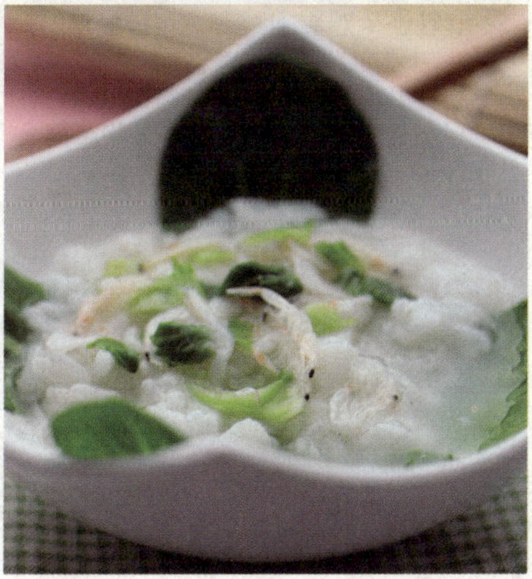

材料： 虾皮40克，油菜80克，大米50克。

调料： 盐、味精、香油各适量。

制作方法

1 大米洗净，浸泡1小时；虾皮洗净，沥干。

2 油菜洗净，放入沸水中焯烫半分钟，捞出，过凉，沥干，切碎。3 锅中入水，放入大米煮开后转小火熬煮成粥。4 放入油菜、虾皮稍煮，用盐、味精、香油调味即可。

牡蛎 控制高血压，避免血管紧缩

适用者：血压血脂高者、贫血者 不适用者：脾胃虚寒者

【性味归经】
性微寒，味咸；归肝、肾经。

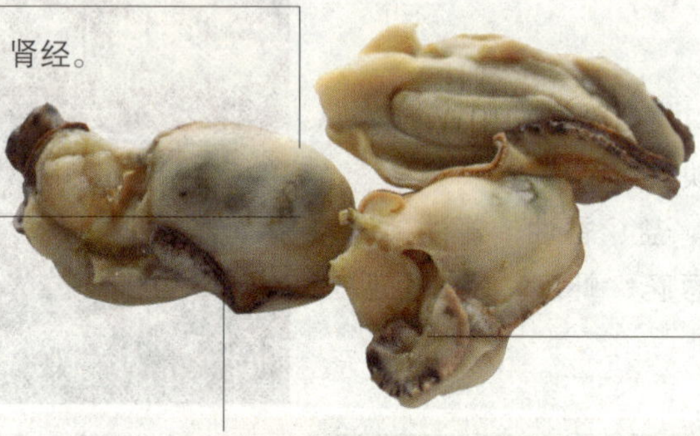

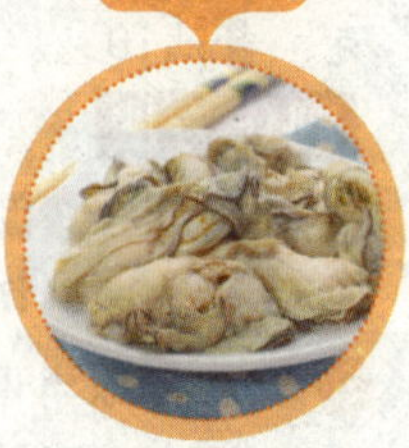

【营养成分】
含有牛磺酸、维生素A、维生素E、B族维生素、蛋白质、锌、钾、镁、磷、钙等成分。

【降压明星元素】
锌、钾。

【推荐用量】
每餐20克左右。

牡蛎为什么能降血压

*牡蛎富含锌，锌能降低并减少镉对人体的危害，有效控制镉所致高血压病，有利于防治脑卒中等高血压并发症。

*牡蛎还含有各种降压元素，钾能促进钠的排泄、烟碱酸能扩张血管、镁与牛磺酸可避免血管紧缩，因而牡蛎有较好降压功效。

这样做更营养美味

●生牡蛎的泥沙较多，应逐个放在水龙头下冲洗。

●体型小且外观饱满，无腥臭味，用手摇一摇，感觉沉甸甸的、里面没有动静，就是新鲜的活牡蛎。

●牡蛎的烹调时间不宜长，以免牡蛎的口感不够鲜嫩。

搭配宜忌

√牡蛎＋豆腐 牡蛎缺乏色氨酸、蛋氨酸，而豆腐则富含这两种物质，二者同食，营养更全面，也能提高牡蛎的营养作用。

√牡蛎＋鸡蛋 牡蛎与鸡蛋搭配食用，能够促进骨骼生长。

×牡蛎＋糙米 牡蛎不宜与糙米、芹菜等高膳食纤维的食物一起食用，以免影响人体对牡蛎中锌的吸收。

×牡蛎＋芹菜 牡蛎不宜与芹菜同食，否则会降低锌的吸收。

营养师叮咛

◆牡蛎性寒，一次不宜多吃，不然易导致脾胃虚寒。慢性腹泻者、脾胃虚寒者慎食。

◆外观看起来略带绿色的牡蛎，可能含过量的铜，选购时务必注意。

保健功效一览表	
防止心血管疾病	牡蛎含有的氨基乙磺酸可降低血液中的胆固醇，有防止心血管疾病的作用。
利于智力发育和补血、补钙	牡蛎中的DHA和EHA，利于智力发育；牡蛎能改善造血功能，利于补血；牡蛎含钙和磷，利于钙的吸收，帮助补钙。
改善疲劳	牡蛎中的肝糖原在被人体吸收后能迅速转化为能量，有效改善疲劳症状。

这样吃就能降压——推荐降压特效料理

牡蛎豆腐汤

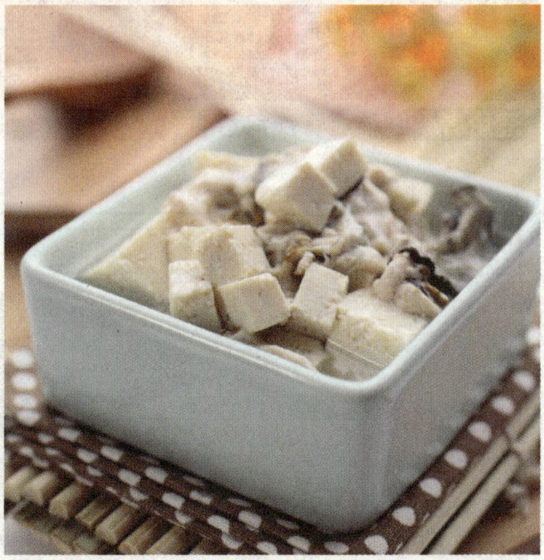

材料： 鲜牡蛎肉200克，嫩豆腐200克。

调料： 盐、味精、葱丝、姜片、花生油、虾油、湿淀粉各适量。

制作方法

1. 豆腐洗净切丁，牡蛎肉洗净，切成薄片。
2. 锅置火上，放入花生油烧热，下蒜片煸香，倒入虾油，加水烧开。
3. 加入豆腐丁、盐烧开，加入牡蛎肉、葱丝，煮至肉熟，用湿淀粉勾稀薄芡，调入味精即成。

牡蛎粥

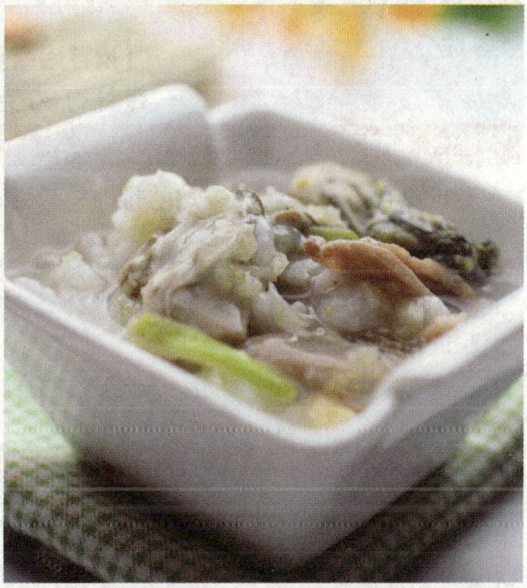

材料： 鲜牡蛎肉100克，香米100克，五花肉50克。

调料： 蒜蓉、香葱末、胡椒粉、盐、香油各适量。

制作方法

1. 香米淘洗，五花肉切片。
2. 鲜牡蛎肉清洗干净，在放了少许醋的水中浸泡20分钟。
3. 锅中加水烧开，倒入香米，中火煮至米开花，加入五花肉片、牡蛎肉、盐，改大火煮成咸粥。
4. 调入蒜蓉、香葱末、胡椒粉和香油即可。

牡蛎炒蛋

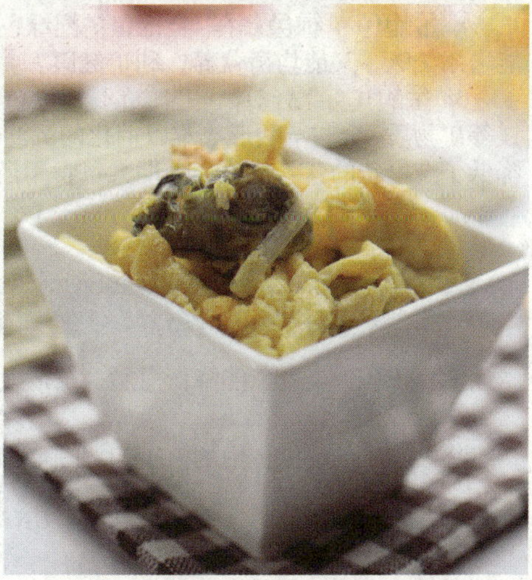

材料： 牡蛎300克，鸡蛋1个，小葱1根。

调料： 色拉油、盐、料酒、花椒粉各适量。

制作方法

1. 牡蛎去壳，洗净，沥干水分；鸡蛋洗净，打散；葱择洗干净，切成葱花。
2. 将牡蛎、葱花、盐、料酒、花椒粉放入鸡蛋液中，搅拌均匀。
3. 锅置火上，倒色拉油烧热，倒入鸡蛋液煎至两面呈金黄色，无水分后即可起锅。

金枪鱼 降低胆固醇，疏通血管

适用者：心脑血管疾病患者　不适用者：肝硬化患者

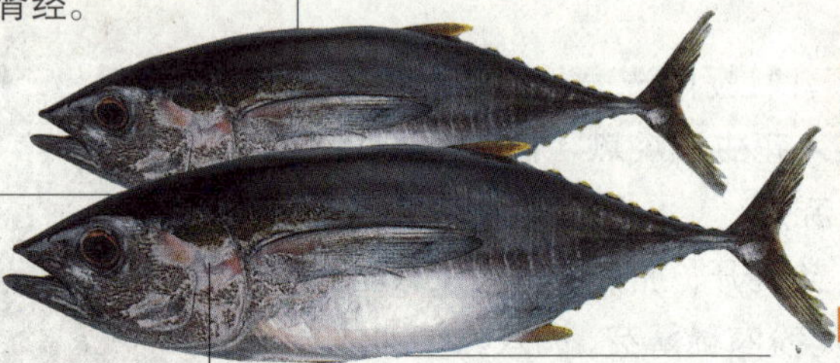

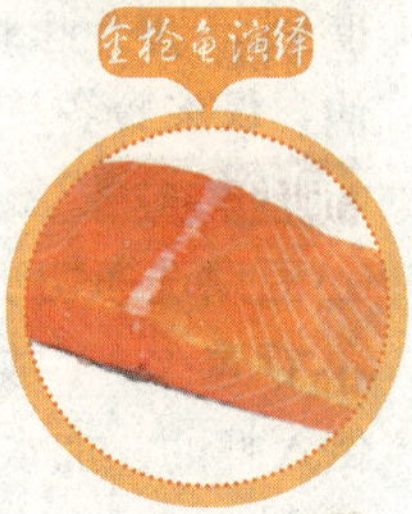

【性味归经】
性平，味甘、咸；入肝、肾经。

【营养成分】
含有维生素D、维生素B_{12}、不饱和脂肪酸、肌红蛋白、色素蛋白、钙、磷、铁等成分。

【推荐用量】
每餐约80克。

【降压明星元素】
钾、牛磺酸。

金枪鱼为什么能降血压

*金枪鱼含有钾，能促进钠的排泄，疏通血管，利于血管正常扩张，因而改善高血压。
*金枪鱼中的牛磺酸、蛋白质、EPA都有降低胆固醇的功效，能预防因胆固醇含量高所引起的高血压。

这样做更营养美味

- 用刀斜切金枪鱼，可切成较大断面，减少鱼肉碎裂。
- 金枪鱼生食是极品，熟食也浓香美味。
- 金枪鱼不宜保存，应即买即吃。
- 烹饪前先将金枪鱼放入淡盐水中浸泡几个小时，以祛除金枪鱼特有的浓烈味道。

搭配宜忌

√金枪鱼＋白兰地酒　金枪鱼有一定鱼腥味，在烹调时，尤其是在做生鱼片时，放入些许白兰地酒既能去腥，又能提升金枪鱼的鲜味。

√金枪鱼＋绿色蔬菜　金枪鱼搭配绿色蔬菜一起食用，既能增添美味，又能均衡营养，利于健康。

×金枪鱼＋富含草酸的食物　金枪鱼中含有丰富的钙、镁等矿物质，会与草酸形成难以消化的沉淀物，导致消化不良，降低了金枪鱼的营养价值，长期大量食用还会导致结石。

营养师叮咛

◆金枪鱼含有会抑制血小板聚集的物质，肝硬化患者有出血倾向者忌食，以免引起出血。
◆尽量食用新鲜金枪鱼，减少食用加工后的金枪鱼，如金枪鱼罐头等。

保健功效一览表	
防止动脉硬化	金枪鱼能降低血脂，疏通血管，有效防止动脉硬化。
健脑益智	金枪鱼中的DHA利于脑细胞再生，能提高记忆力，增强智力，预防老年痴呆症。
保护肝胆	金枪鱼含有的牛磺酸、DHA和EPA有利于肝细胞再生，能提高肝脏的排泄功能，降低肝病发病率。

这样吃就能降压——推荐降压特效料理

金枪鱼沙拉

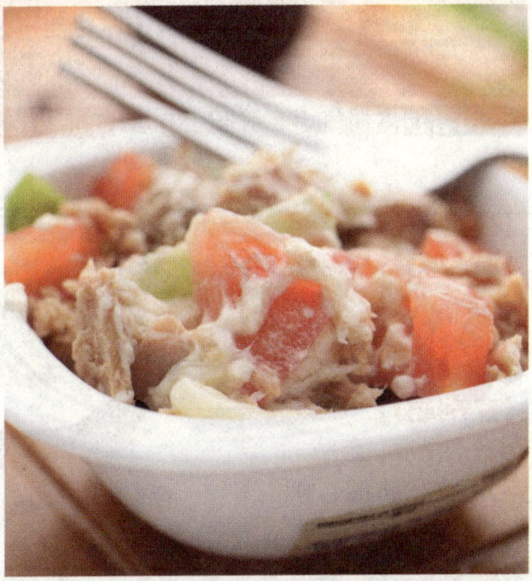

材料： 水浸金枪鱼罐头一听，生菜、黄瓜、番茄、甜椒各适量。

调料： 色拉酱适量。

制作方法

1. 将生菜清洗干净，撕成块；将黄瓜清洗干净，切成块。
2. 将番茄清洗干净，切成块；将甜椒清洗干净，去蒂去子，切成块。
3. 将上述所有蔬菜放入碗中，中间放上金枪鱼肉，调入色拉酱，搅拌均匀即可。

清蒸金枪鱼

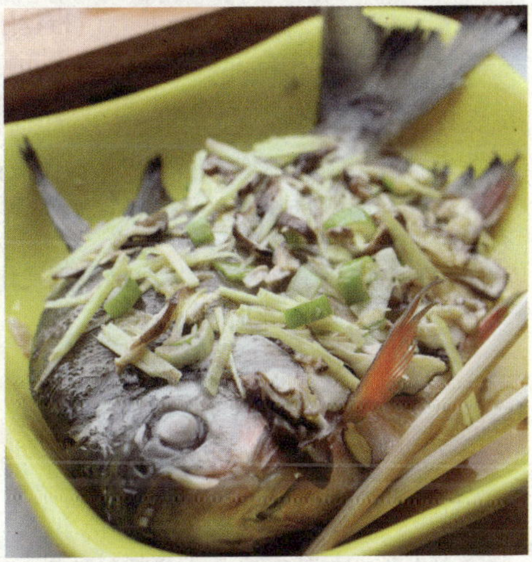

材料： 金枪鱼1条，干香菇 2朵。

调料： 葱、姜、盐、酱油各适量。

制作方法

1. 金枪鱼洗净，撒盐抹匀。2. 香菇洗净，切小条，泡发；葱洗净，切茸；姜洗净，切丝。3. 在金枪鱼的下面铺姜丝，开水蒸 10 分钟后撒上葱茸，淋上酱油。4. 另起一锅，入油烧热，放香菇丝、姜丝炒熟，淋在鱼身上即可。

金枪鱼寿司

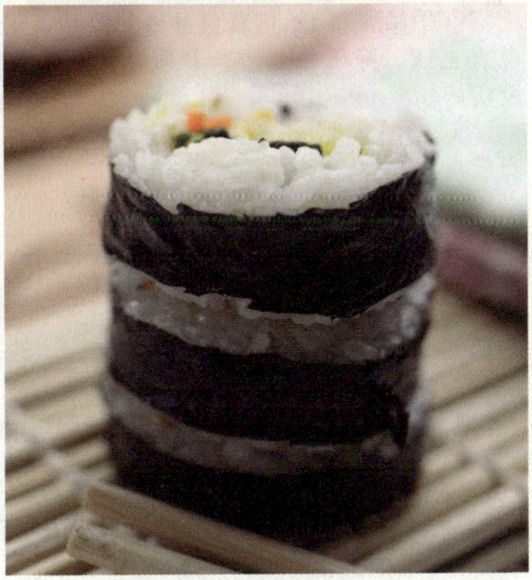

材料： 糯米、紫菜卷、金枪鱼罐头、黄瓜、胡萝卜各适量。

调料： 寿司醋适量。

制作方法

1. 糯米浸泡，蒸熟，加寿司醋搅匀，凉凉。
2. 黄瓜洗净，切条；胡萝卜洗净去皮，切条，焯一下。
3. 取寿司帘，放一张紫菜卷，铺上米饭，将金枪鱼肉、黄瓜、胡萝卜放在米饭上，自下而上卷起来，切件即可。

草鱼 改善血液循环、利于降压

适用者：体弱气虚、肝阳上亢者 不适用者：尿酸过高者

【性味归经】
性温，味甘；入肝、胃经。

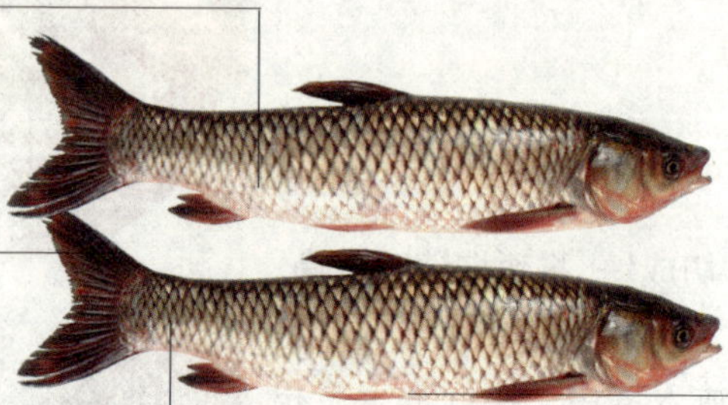

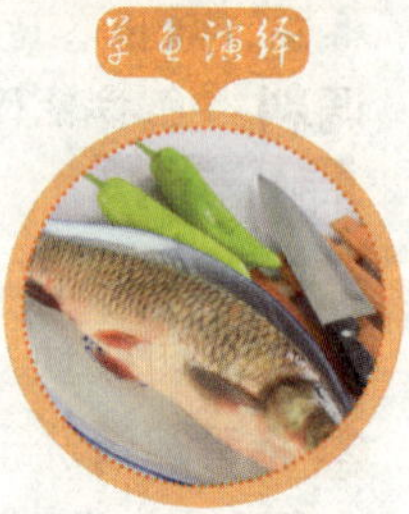

【营养成分】
含有蛋白质、脂肪、不饱和脂肪酸、烟酸、B族维生素、钾、钙、铁、磷、硒等成分。

【降压明星元素】
不饱和脂肪酸。

【推荐用量】
每次100克。

草鱼为什么能降血压

* 草鱼含有丰富的不饱和脂肪酸，对血液循环有利，因而改善降压，对心血管疾病患者有利。
* 草鱼富含硒、钙、烟酸，可以改善血管硬化，促进血管正常扩张，利于降低血压。

这样做更营养美味

● 煮草鱼时火候不能太大，以免把鱼肉煮散。
● 草鱼很鲜美，烹调时不用放味精。
● 清蒸草鱼一定要选择新鲜的活鱼，蒸制的时间不宜过长。
● 草鱼肉质细，纤维短，极易破碎，切鱼时应将鱼皮朝下，刀口斜入，顺着鱼刺切。

搭配宜忌

√草鱼＋豆腐 草鱼与豆腐同食，有利水消肿，补中调胃的功效，还有利于心肌和儿童骨骼的生长。

√草鱼＋木耳 草鱼与木耳搭配食用，能促进血压循环。

√草鱼＋莲藕 莲藕能够清热除烦、解渴止吐，草鱼可以暖胃止咳、降压祛痰，二者同食，可以起到清热止咳、和胃祛痰的功效。

× 草鱼＋驴肉 草鱼不能与驴肉同食，否则容易引发心脑血管疾病。

营养师叮咛

◆草鱼胆含有毒，毒素会引起胃肠不适、肝、肾功能衰竭、中毒性休克等，绝不能食用。
◆草鱼性温助热，脾胃湿热者不宜多食。

保健功效一览表	
防治心血管疾病	草鱼能保护血管，对血液循环有利，可以减少高血压和心肌梗死等疾病的发病率。
养胃，驱寒，益气	草鱼性温，有补益气血、补脾暖胃，平肝明目，滋补身体等功效。
抗衰老，抗肿瘤	草鱼富含硒，可帮助身体清除自由基，常食用有抗衰老、养颜的功效，还能一定程度地防治肿瘤。

这样吃就能降压——推荐降压特效料理

清蒸草鱼

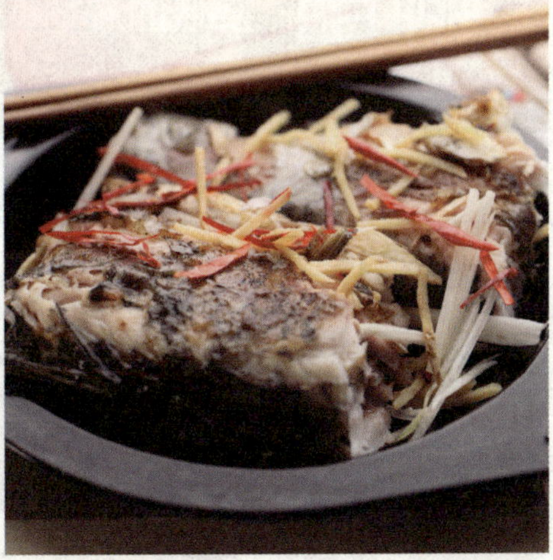

材料：草鱼300克，红辣椒2个。

调料：料酒、盐、胡椒粉、海鲜酱油、姜、葱各适量。

制作方法

1 草鱼去膛去鳃洗净，在鱼体两面划上刀花。2 用葱丝、姜丝、料酒、盐、胡椒粉把鱼腌制 10 分钟。3 盘中垫葱姜丝，把鱼摆盘，撒上辣椒。放进开水锅内蒸制。4 15 分钟关火，焖 5 分钟起锅，淋入海鲜酱油淋即可。

白萝卜炖草鱼

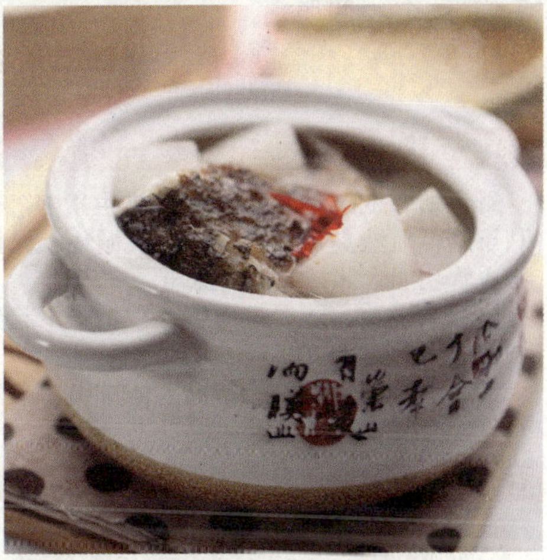

材料：草鱼250克，白萝卜块300克，辣椒片10克。

调料：姜丝30克，料酒、糖、酱油、香油各适量。

制作方法

1 草鱼洗净、鱼肉切块；白萝卜切块。

2 炒锅入油烧热，放入鱼肉、料酒、糖、酱油、香油炒匀，再放入白萝卜、姜、辣椒片加适量的水炖煮至熟。

酸菜草鱼

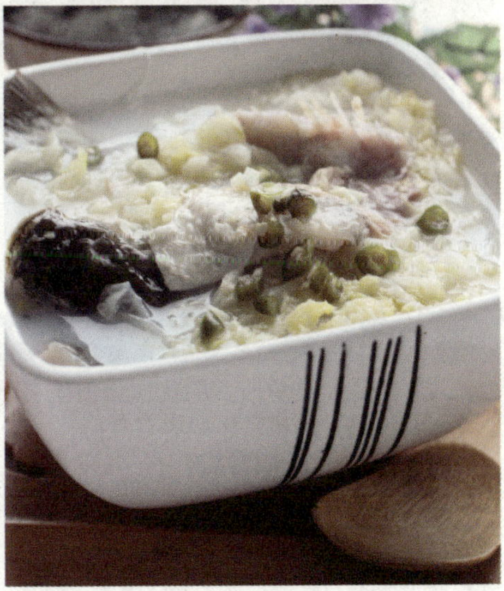

材料：草鱼300克，酸菜100克，泡椒50克。

调料：大蒜、姜、葱、盐、胡椒粉、味精、料酒、香油各适量。

制作方法

1 草鱼取下鱼头，片出脊骨，鱼身切片，用姜、葱、料酒、盐略腌制。2 泡椒、大蒜切粒；姜切丝；酸菜切成小片。3 锅置火上，入油烧热，放入泡椒、蒜粒、姜丝炒香，再放入酸菜稍炒，加入清水鱼头、脊骨熬 20 分钟。4 加调料及鱼片，煮 5 分钟，淋入香油即可。

鲫鱼 降低血液黏稠度，调节血压

适用者：心血管疾病患者、脾胃虚弱者 不适用者：体质燥热者

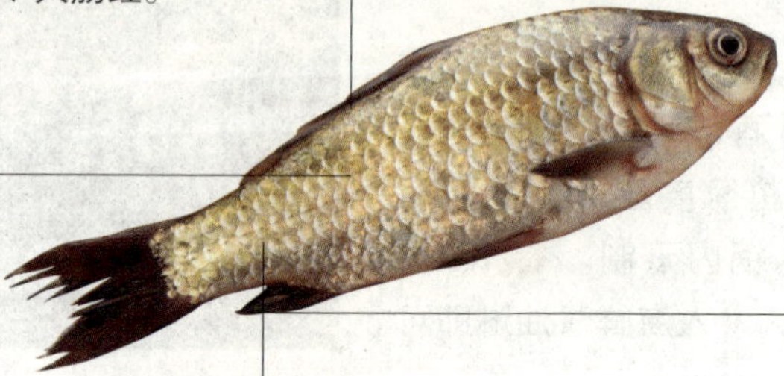

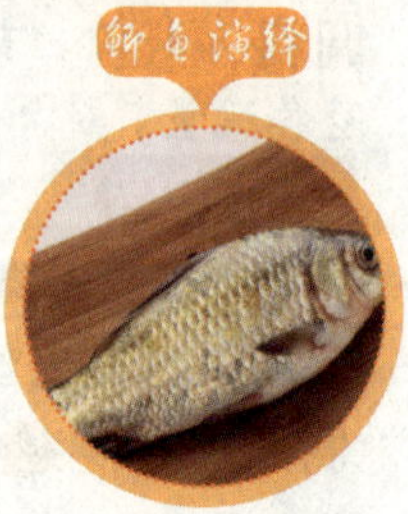

【性味归经】
性温，味甘；归脾、胃、大肠经。

【营养成分】
含有蛋白质、脂肪、B族维生素、维生素E、钙、铁、钾、磷、钠、不饱和脂肪酸等成分。

【降压明星元素】
不饱和脂肪酸、维生素E。

【推荐用量】
每次50克。

鲫鱼为什么能降血压

* 鲫鱼所含的不饱和脂肪酸、维生素E，有利于降低血液黏稠度，促进血液循环，保护心血管功能，从而改善高血压。
* 鲫鱼含钙质，能促进血管正常扩张，起到调节血压的作用。
* 鲫鱼有利尿作用，能帮助人体排出多余的水分，有助于控制血压。

这样做更营养美味

● 将鱼去鳞剖腹洗净后，放入盆中倒一些黄酒或牛奶，既能取出鱼的腥味，又能使鱼肉滋味鲜美。
● 鲫鱼红烧、汆烫、清蒸、干烧均可，汆烫和清蒸更能保持鲫鱼的鲜美。
● 冬季，鲫鱼肉肥味鲜，民间有“冬鲫夏鲇”之说，冬令时节吃鲫鱼最佳。

搭配宜忌

√鲫鱼+陈皮 鲫鱼和陈皮煮汤，有温中散寒、补脾开胃的功效，适宜畏寒腹痛、消化不良、食欲不振者食用。

√鲫鱼+豆腐 鲫鱼与豆腐都富含蛋白质，搭配炖汤，能大大提高营养价值。

× 鲫鱼+芥菜 鲫鱼的食物药性属于温，有消水肿、解热毒的功效，与芥菜同食，反而会引发水肿。

× 鲫鱼+猪肉 猪肉和鲫鱼的性味功能有所不同，二者同食会发生反应，对健康不利。

营养师叮咛

◆ 鲫鱼性温，感冒发热期间不宜多吃。
◆ 鲫鱼不宜和中药麦冬、厚朴一同食用，吃鱼前后忌喝茶。

保健功效一览表	
增强抗病能力	鲫鱼所含的优质蛋白质易于消化吸收，常食可增强抗疾病能力，对肝肾疾病、心血管疾病患者有益。
治疗久病体虚	鲫鱼是高蛋白、低脂肪的滋补佳品，有益气健脾、利水开胃的功效，常食有利于治疗久病体虚。
减脂健身	鲫鱼能帮助人减少脂肪，强健体格，降低血压和血脂，利于人体健康。

这样吃就能降压——推荐降压特效料理

鲫鱼豆腐汤

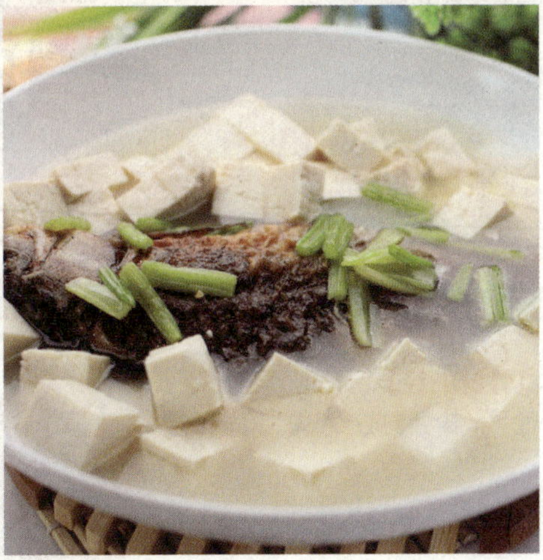

材料： 鲫鱼300克，豆腐200克，芹菜50克。

调料： 盐、胡椒粉、植物油，姜各适量。

制作方法

1 鲫鱼去鳞去内脏洗净；豆腐洗净，切小块；姜洗净，切丝；芹菜洗净，切段。2 锅置火上，入油烧热，把鲫鱼煎到两面赤黄。加两碗水煮开后转中小火煮10分钟，至汤水变成乳白色。3 加入姜丝、豆腐后再煮5分钟。加入盐、胡椒粉调味，出锅前撒入芹菜即可。

清蒸鲫鱼

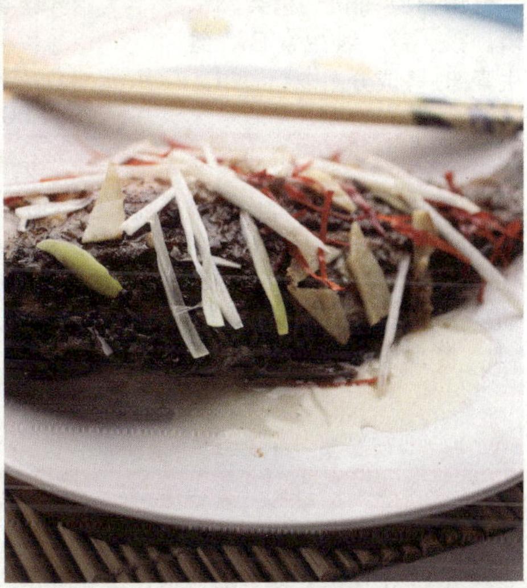

材料： 鲫鱼250克。

调料： 红辣椒、葱、姜、香油、料酒、鱼露、胡椒粉、植物油各适量。

制作方法

1 鲫鱼宰杀洗净，在鱼体两面划上刀花，放入抹过油的盘内。2 辣椒洗净，切丝；姜洗净切片；葱洗净切丝。3 把料酒、鱼露、油、胡椒粉淋在鱼上，放入姜、部分葱，蒸10分钟，取出，撒上辣椒丝和葱丝。4 在炒锅内烧热油和香油，淋在鱼上即可。

萝卜鲫鱼汤

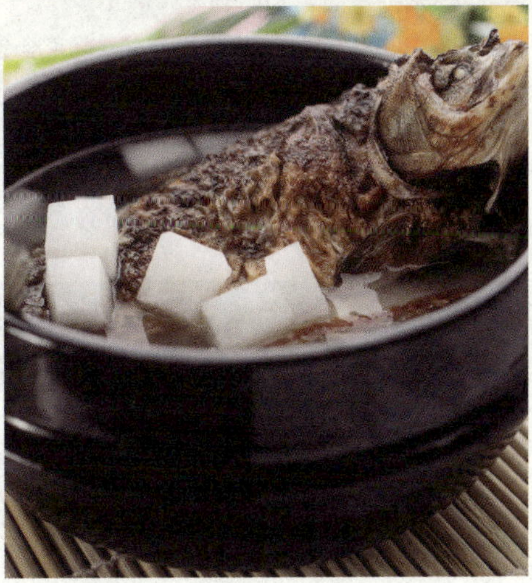

材料： 鲫鱼300克，萝卜500克。

调料： 姜、葱、盐、植物油各适量。

制作方法

1 萝卜洗净，去皮，切块；姜洗净，切片；葱洗净，切成葱花。2 锅置火上，入油烧热，投入鲫鱼煎至两面金黄，捞出。3 锅置火上，入油烧热，投入鲫鱼煎至两面金黄，捞出。4 锅里留少量油，加入适量清水，加入姜片、萝卜、鲫鱼一起煮至鱼熟烂时，加盐调味，撒上葱花即可。

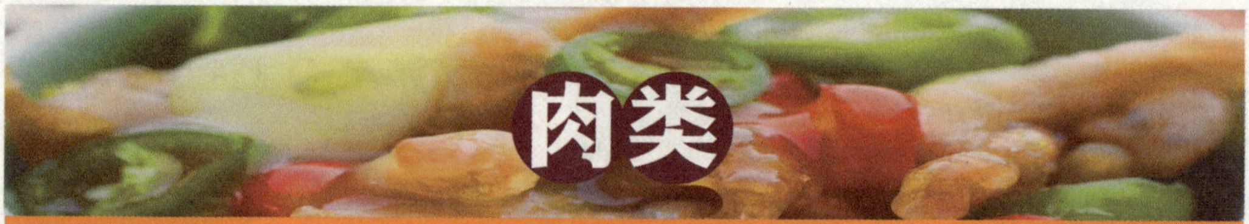

猪瘦肉 降血压、补气血

适用者：气血不足者　不适用者：湿热偏重、痰湿偏盛者

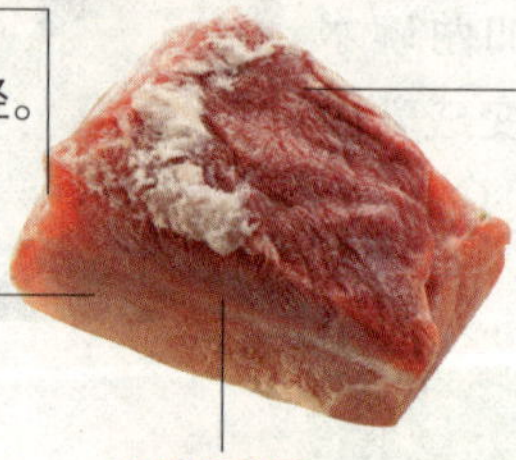

【性味归经】

性平，味甘、咸；入脾、胃、肾经。

【营养成分】

含有蛋白质、脂肪、糖类、钙、磷、铁、锌、维生素 B_1、维生素 B_2 等成分。

降压明星元素

钙。

推荐用量

每天 80 克。

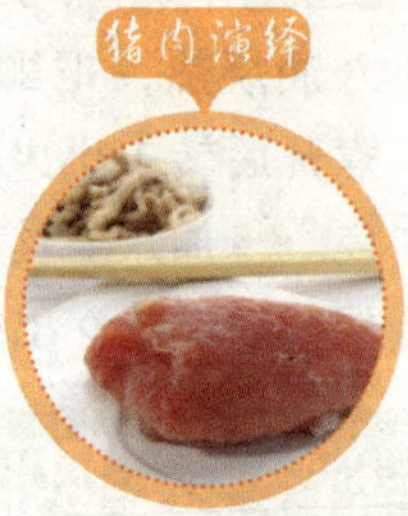

猪瘦肉为什么能降血压

* 猪瘦肉有滋阴润燥、补虚养血、滋养脏腑、健身长寿的功效，猪瘦肉配合干竹笋和首乌煲汤，对肾阴亏损型高血压病有很好的辅助治疗效果；将猪瘦肉配合平鱼可以起到补气血、降血压的效果。

这样做更营养美味

- 生猪肉粘上脏东西后用水冲洗会越洗越脏，改用温淘米水洗两遍，再用清水冲洗一下，即可除去脏东西。
- 猪肉烹调前莫用热水清洗，因猪肉中含有一种肌溶蛋白的物质，其在热水中浸泡就会溶解掉，营养丢失的同时口味也欠佳。
- 在烧煮过程中忌加冷水。

搭配宜忌

√猪瘦肉＋大蒜　猪瘦肉中含有维生素 B_1，大蒜可以延长维生素 B_1 在人体内停留的时间，二者同食，能提高营养吸收率，促进血液循环，增强体质。

× 猪瘦肉＋菠菜　猪瘦肉含锌，菠菜含铜，铜是制造红细胞、脂肪代谢的重要物质，二者同食，锌会导致菠菜析出的铜大量减少，不利于营养吸收。

× 猪瘦肉＋田螺　二者同属凉性，且滋腻易伤肠胃，同食易引起脱眉毛、脱毛发。

× 猪瘦肉＋鹌鹑　猪肉忌与鹌鹑同食，二者搭配食用会令人面黑。

营养师叮咛

- 食用猪肉后不宜大量饮茶，因为茶叶中的鞣酸与猪肉中的蛋白质合成阻碍肠道蠕动的物质，易造成便秘，影响人体健康。
- 猪肉脂肪含量较高，不宜多食。

保健功效一览表	
改善贫血	猪肉可提供血红素和促进铁吸收得半胱氨酸，能改善缺铁性贫血。
补虚强身，滋阴润燥	猪肉有滋阴补虚、润燥滋肝阴、润肤利便、止消渴等功效，对热病伤津、消渴羸瘦、肾虚体弱、产后血虚、燥咳、便秘有一定防治作用。

这样吃就能降压——推荐降压特效料理

紫菜瘦肉花生汤

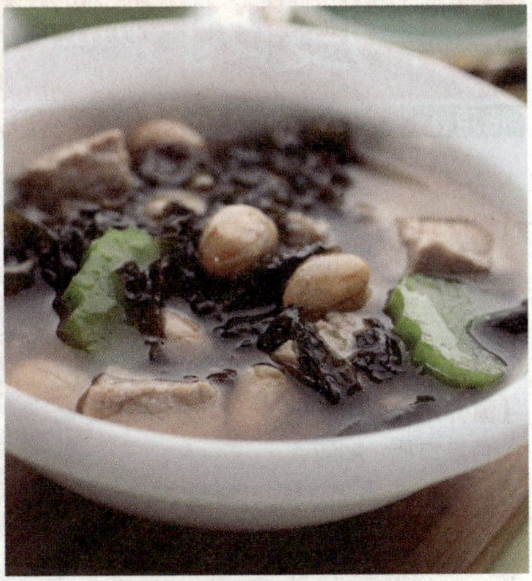

材料： 瘦肉300克，紫菜、花生、西芹各30克。
调料： 盐、胡椒粉、胡萝卜汁、高汤各适量。

制作方法

1 紫菜泡开，清净，撕成块；西芹洗净，切丁；花生用清水煮熟去皮。
2 猪瘦肉洗净切块，汆烫后捞出沥干。
3 锅中加高汤烧沸，下入猪瘦肉块、胡萝卜汁、盐煮至熟透。
4 加入西芹、花生、紫菜及调料煮至入味即可。

花菜炒肉片

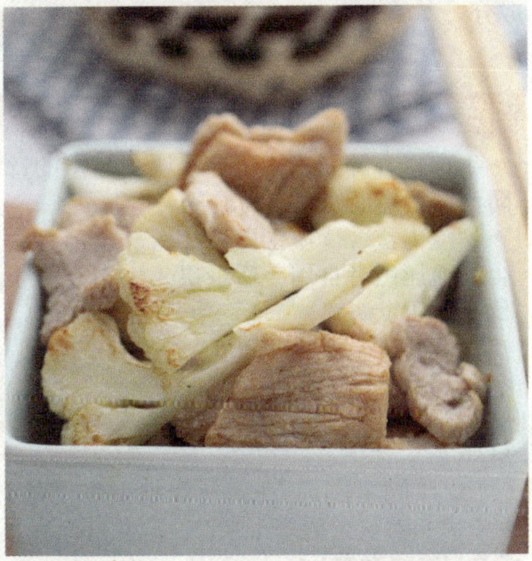

材料： 花菜250克，猪瘦肉100克，鸡蛋1个。
调料： 生粉、盐、鸡精、葱、料酒、糖各适量。

制作方法

1 猪肉洗净，切片；鸡蛋洗净，倒出蛋清，用蛋清、生粉、盐、料酒把肉片浆一下。2 花菜洗净，择成小块。3 锅放油烧热，放肉片煸炒至七成熟盛出。4 重新放油炒花菜，加少许水焖，至花菜差不多熟的时候再放入肉片，放盐，鸡精、糖、葱，炒熟起锅。

莴笋炒肉片

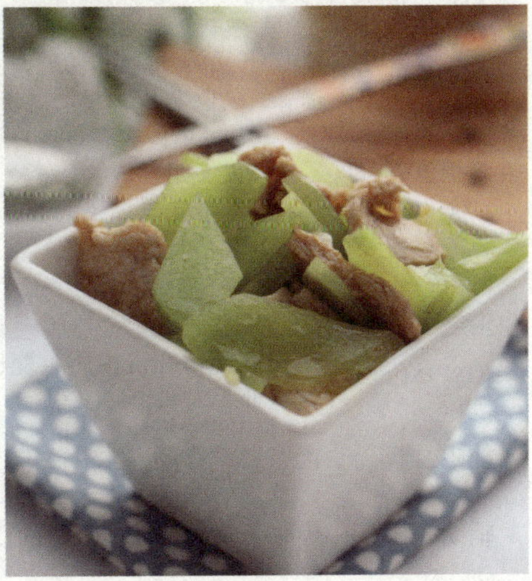

材料： 莴笋300克，猪瘦肉100克。
调料： 葱、姜、盐、料酒、生抽、鸡精、香油各适量。

制作方法

1 莴笋削皮去根，切片；猪瘦肉洗净，切片；葱、姜洗净，切成末。2 锅里放油烧热，倒入肉片翻炒，放葱姜炒香。3 待肉变色即可倒入莴笋片，翻炒2分钟左右，加入盐，少量料酒、生抽，再翻炒1分钟，出锅前加入鸡精，再淋点儿香油，炒匀即可。

牛瘦肉 防止镉过量而诱发高血压

适用者：气短体虚、贫血久病者 不适用者：感染性疾病、肾病患者

【性味归经】
性平，味甘；归脾、胃经。

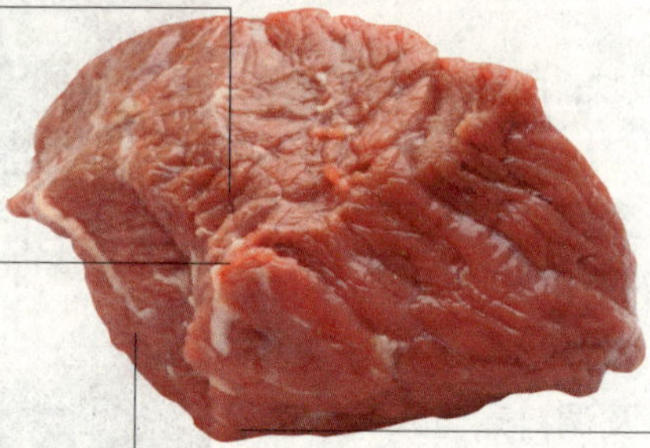

【营养成分】
含有蛋白质、烟酸、泛酸、维生素A、B族维生素、脂肪、铁、磷、铜、锌、钙等成分。

【推荐用量】
每餐80克。

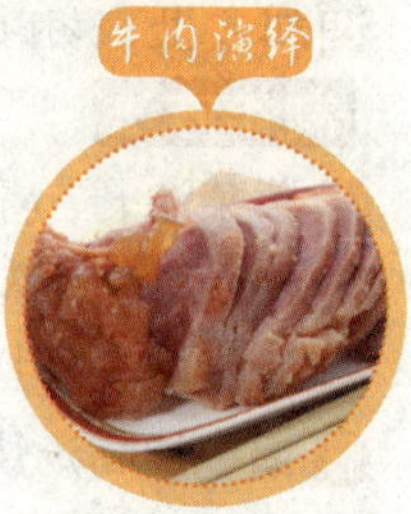

【降压明星元素】
蛋白质、锌。

牛肉为什么能降血压

* 牛肉富含锌元素，研究表明，足量的锌能防治镉增高而诱发的高血压。

* 牛瘦肉富含优质蛋白质，营养价值高，适合高血压患者食用，适量摄入牛肉有利于降低高血压发病率。

这样做更营养美味

● 牛肉不宜熟烂，烹饪时放橘皮、茶叶或山楂，可使其易烂。

● 牛肉清炖为宜，能最大限度地保存营养成分。

● 牛肉受风吹后易变黑，进而变质，因此要注意保管。

搭配宜忌

√牛肉+南瓜 牛肉所含维生素种类多，含量高，南瓜富含牛肉相对缺少的维生素C，二者搭配食用，营养更全面，有健胃益气之功效。

√牛肉+土豆 牛瘦肉富含优质蛋白质，土豆能提供足量的热能，二者同食，土豆的热能可以避免牛瘦肉蛋白质消耗以供能，利于蛋白质的吸收利用，提高营养价值。

× 牛肉+猪肉 牛肉温中健脾，猪肉冷腻滋阴，一温一寒，互相抵触，所以不宜搭配食用。

× 牛肉+板栗 牛肉不宜与板栗同食，二者搭配可降低对人体有益的营养价值，故不相宜。

营养师叮咛

◆ 牛肉不宜常吃，一周一次为宜，且不宜一次摄入过多。

◆ 牛瘦肉的肌肉纤维较粗糙不易消化，胆固醇高者、老人、幼儿、消化力弱者不宜多吃。

保健功效一览表	
调养身体	牛瘦肉富含锌和蛋白质，能提高机体抗病能力，利于生长发育、手术后、病后调养的人补充失血、修复组织。
补中益气	牛肉有滋养脾胃、补中益气、化痰熄风、强健筋骨等功效。
辅助补血	牛肉中含有易被人体吸收的铁，对缺铁性贫血有一定的辅助治疗作用。

这样吃就能降压——推荐降压特效料理

土豆炖牛肉

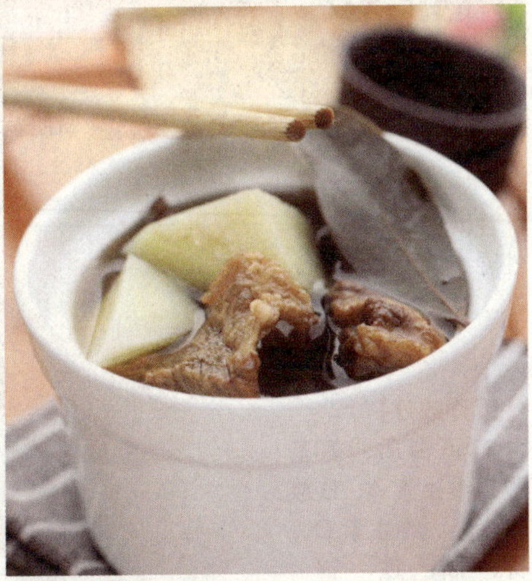

材料： 牛肉200克，土豆300克。

调料： 姜片、葱花、生抽、料酒、八角、桂皮、香叶、盐、白糖各适量。

制作方法

1 土豆切块儿。2 牛肉切块儿，汆水捞出。

3 锅中烧热油，爆香姜片和葱段，放入牛肉快炒，加入生抽，料酒，注入清水，加入八角，桂皮和香叶，加盖大火煮沸改小火炖煮50分钟。

4 倒入土豆块搅匀，加盖以小火炖25分钟。

5 大火收汁，加盐、白糖调味，撒上葱花即可。

南瓜牛肉片

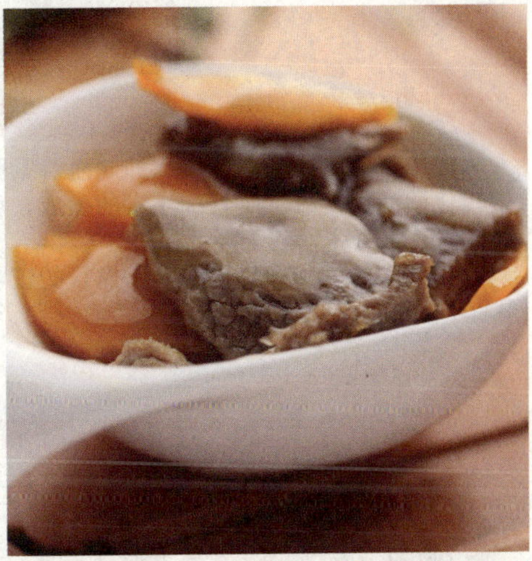

材料： 牛肉200克，南瓜250克。

调料： 蒜茸、香菜段、酱油、料酒、淀粉、白醋、蚝油、红糖各适量。

制作方法

1 牛肉洗净切片，用酱油、料酒、淀粉腌制20分钟。2 将蒜茸、香菜、酱油、料酒、白醋、蚝油、红糖调成汁。3 炒锅入油烧热，下牛肉炒至变色，盛出。4 锅再热油，放入南瓜炒熟。5 把汁水倒入锅里，熬至黏稠，倒入牛肉、南瓜一起翻炒均匀即可。

清炖牛肉

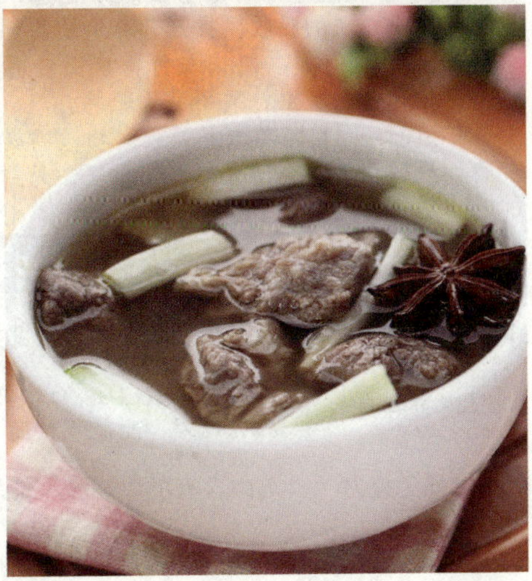

材料： 牛腩500克。

调料： 葱、姜、盐、料酒、八角、生抽各适量。

制作方法

1 牛腩洗净，切块，入沸水中焯至变色，捞出，洗去浮沫。

2 鸡葱洗净，切段；姜洗净，切片。

3 砂锅中放入牛腩，加适量水，放入葱、姜、八角，倒入料酒，大火煮沸后，转小火炖1个小时左右，用盐、生抽调味即可。

鸡肉 抑制血管加压素产生，控制血压

适用者：体虚、贫血者 不适用者：肾脏病、痛风患者

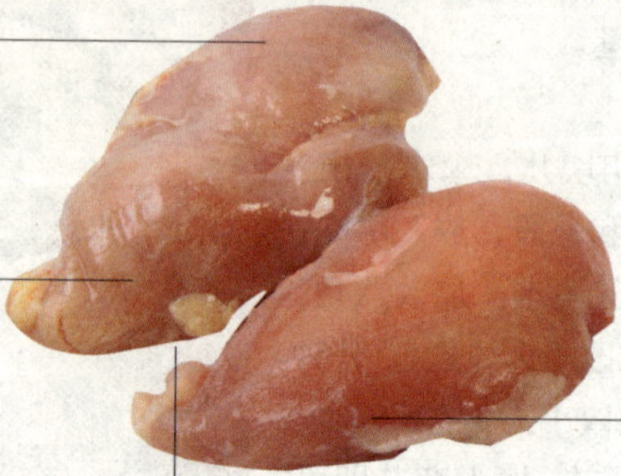

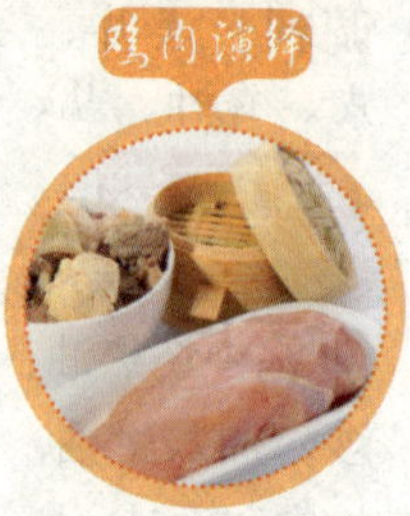

【性味归经】
性温，味甘；归脾、胃经。

【营养成分】
含有蛋白质、氨基酸、维生素A、B族维生素、维生素D、钾、磷、铁、锌、铜等成分。

【推荐用量】
每餐80克左右。

【降压明星元素】
胶原蛋白、钾。

鸡肉为什么能降血压

* 鸡肉中富含胶原蛋白，可以抑制血管紧张素转化酶活性，减少血管加压素的生成，可使血管正常舒张，利于降低血压。
* 鸡肉所含的钾和烟酸也有助于血管的正常扩张，能改善血压。

这样做更营养美味

- 煲汤前先去鸡皮，饮用前先将汤面上的油撇去，能避免摄入过多脂肪。
- 烹调前先把鸡肉放在加了盐的啤酒中浸泡1小时左右，可以消除鸡肉的腥味。

搭配宜忌

√鸡肉＋栗子 鸡肉能补脾造血，栗子能健脾，二者同食，能更好地健脾疗虚，增强造血功能。

√鸡肉＋豌豆 豌豆富含B族维生素，与鸡肉同食，能促进鸡肉中蛋白质的吸收，提高营养价值。

√鸡肉＋竹笋 鸡肉与竹笋搭配食用，有暖胃益气、清热消痰等功效，既滋补又不易致肥胖。

× 鸡肉＋芥末 芥末是热性之物，鸡属温补之品，这两种食物如果同食后，会助火热，伤元气，无益于健康。

营养师叮咛

◆鸡肉富含蛋白质，肾脏病人应少食，以免给肾脏造成负担。

◆鸡汤中含较多嘌呤，痛风病人应忌饮。

保健功效一览表	
健脑、增强记忆力	鸡肉所含的磷脂类，能增加脑部营养，增强记忆能力，促进人体生长发育。
滋补强身	鸡肉富含蛋白质，有增强体力之效；鸡肉富含B族维生素，能改善缺铁性贫血。常吃鸡肉，能益气补血、滋养五脏、健脾胃、强筋骨。
增强免疫力	鸡肉含有的牛磺酸，能增强人体消化能力和免疫能力。

这样吃就能降压——推荐降压特效料理

板栗烧鸡

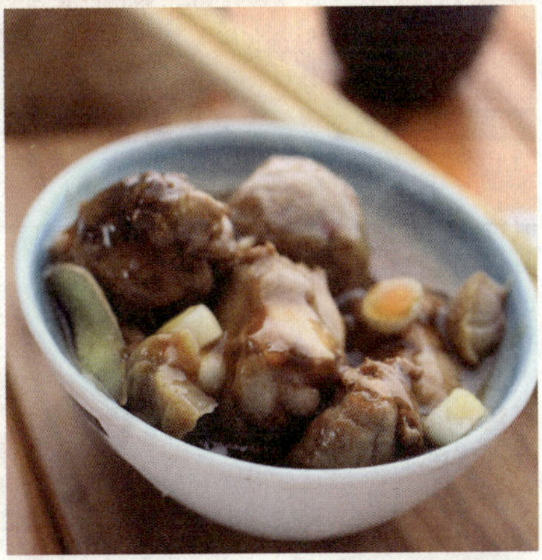

材料： 鸡肉400克，板栗50克。

调料： 豆瓣酱、糖、葱丝、姜丝、料酒各适量。

制作方法

1 将净鸡剔除粗骨，剁成方块，锅内热油，下入鸡块煸炒变色后烹入料酒。

2 锅中加入豆瓣酱、糖、葱、姜，加开水，大火烧开后改小火焖半小时。

3 锅加入栗子，再焖十分钟即可。

香菇鸡肉粥

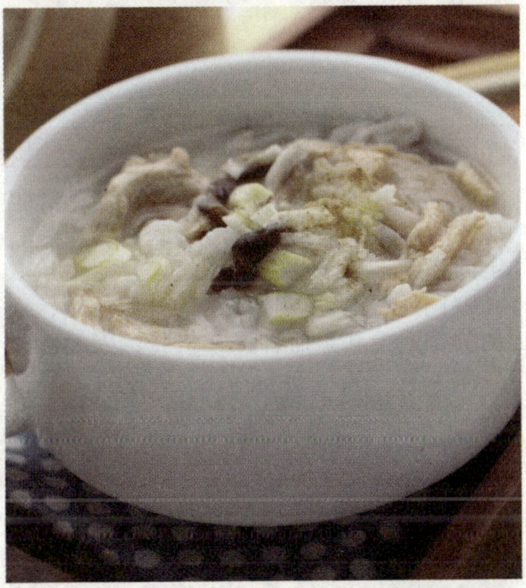

材料： 鸡脯肉、大米各100克，鲜香菇3个。

调料： 葱、姜、橄榄油、盐、淀粉、鸡精、胡椒粉各适量。

制作方法

1 鲜香菇洗净切丝，葱、姜切末。2 鸡脯肉洗净，切丝，用许盐、淀粉、橄榄油拌匀。3 锅中放水烧开，放入大米和橄榄油，大火煮开后转小火继续煮 20 分钟。4 加入香菇丝煮 5 分钟，再加入鸡肉丝煮至粥稠，调入盐、鸡精、胡椒粉，撒入葱、姜末调匀即可。

豌豆鸡米

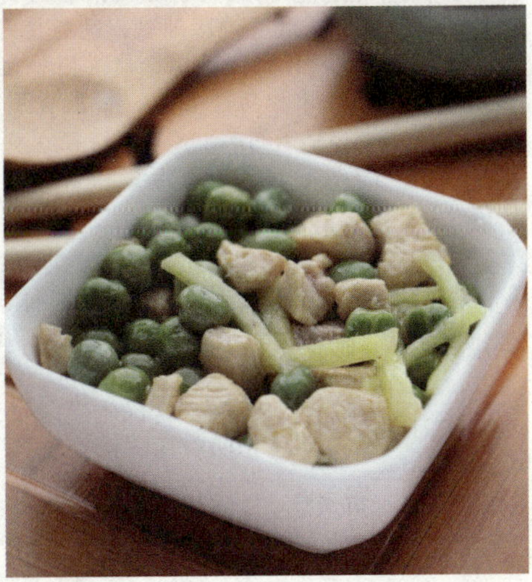

材料： 豌豆粒250克，鸡胸肉100克。

调料： 盐、淀粉、姜末、鸡精、淀粉各适量。

制作方法

1 鸡胸肉洗净，切小丁状，调盐、淀粉抓匀腌制 10 分钟左右。2 豌豆粒洗净，沥干。3 热锅热油，倒入鸡肉煸炒发白后盛出。4 炒锅重新热油，加姜末煸香，倒入豌豆粒翻炒，加热水小火焖至软烂。5 倒入鸡肉炒匀，调适量盐、鸡精，勾薄芡即可。

鸭肉 降低胆固醇，防止高血压

适用者：营养不良、上火者 不适用者：体寒者、慢性肠炎、感冒患者

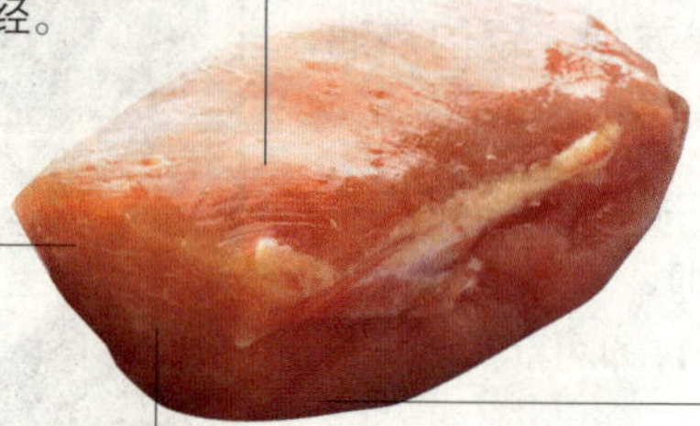

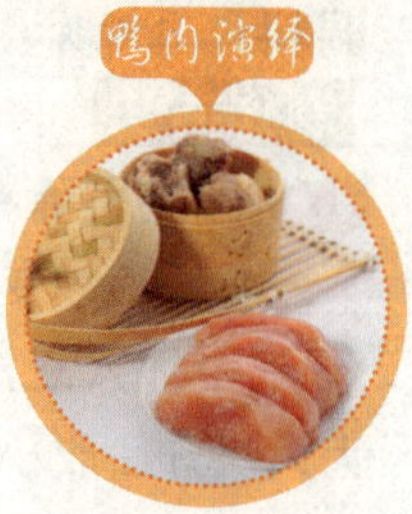

【性味归经】
性凉，味甘、咸；归胃、肺、肾经。

【营养成分】
含有蛋白质、脂肪、糖类、维生素A、B族维生素、钙、磷、铁、铜、锌等成分。

【降压明星元素】
单不饱和脂肪酸、钾。

【推荐用量】
每次80克。

鸭肉为什么能降血压

* 鸭肉含有的单不饱和脂肪酸能降低胆固醇，对降低高血压、防治心脑血管疾病有一定的作用。
* 鸭肉所含的钾能抵抗钠的升压作用，促进钠的排泄，利于血管正常扩张，因而能改善高血压。

这样做更营养美味

● 嫩鸭适宜用短时间加热的爆、炒、炸烹调方法；老鸭适宜用文火长时间加热的蒸、炖、焖烹调方法。
● 炖鸭肉时在锅里放几粒螺蛳肉同煮，鸭肉会很快被煮熟。
● 鸭肉性凉，加入性热的姜片和胡椒粉一同烹调，可降低鸭肉的凉性。

搭配宜忌

√鸭肉＋海带 鸭肉与海带搭配食用，可软化血管，降低血压，对动脉硬化、高血压、心脏病等疾病有一定疗效。

√鸭肉＋山药 鸭肉具有滋阴消热的功效，山药也是补阴良品，二者同食，既可消除油腻，又能更好地补阴养肺。

√鸭肉＋沙参 鸭肉性凉，能滋阴补血，沙参性寒，能滋阴清肺，二者性味和功能相似，搭配食用能提升滋阴功效，利于养胃生津、止咳润肺。

× 鸭肉＋鳖 鸭肉不宜与鳖同食，易引起腹泻、水肿、阳虚等。

营养师叮咛

◆ 鸭肉性凉，素体虚寒、胃部冷痛、腹泻清稀者应少食。
◆ 鸭肛门上方的肥肉块有很多细菌和病毒，不可食用。

保健功效一览表	
补虚养阴，止咳化痰	鸭肉有补虚、养胃、益阴、补肾、消肿、止咳化痰等作用，能辅助改善虚弱乏力，阴虚水肿、大便干燥等病症。
增强体力，强健骨骼	鸭肉富含优质蛋白质，能增强体力；富含维生素D和磷质，能强健骨骼、预防骨质疏松。
抗衰老，抵抗炎症	鸭肉富含维生素，利于人体新陈代谢，有抗衰老功效，另外还能有效抵抗神经炎和多种炎症。

这样吃就能降压——推荐降压特效料理

海带炖鸭

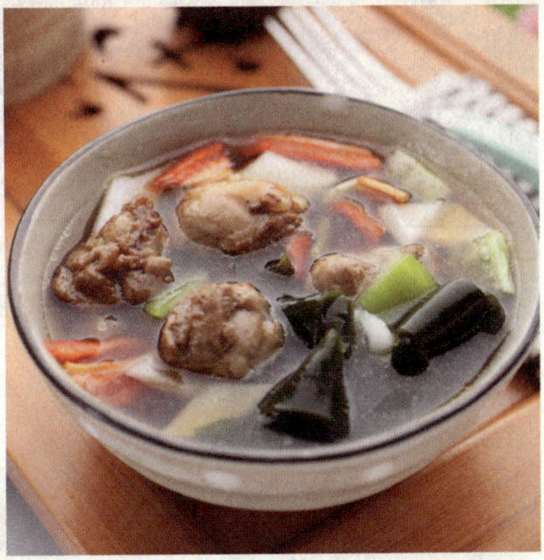

材料： 水发海带结400克，鸭腿1只，青椒、红椒、洋葱各1个。

调料： 八角、蒜、姜、盐、胡椒粉、白糖各适量。

制作方法

1 海带结洗净，沥干；鸭腿洗净，剁小块；青红椒、洋葱洗净，切块。2 锅中入油烧热，加入白糖中火炒至可拔丝，倒入鸭肉煸炒5分钟，加入姜、蒜、八角翻炒至鸭肉上色。3 倒入海带翻炒，加盐、胡椒、青红椒、洋葱，适量水，大火煮开，转小火炖20分钟即可。

双椒鸭丝

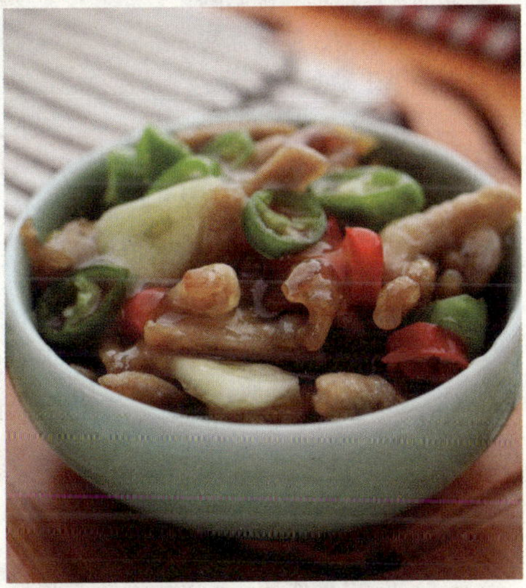

材料： 鸭肉300克；青椒、红椒各100克；鸡蛋1个。

调料： 酱油、大蒜、盐、料酒、味精、水淀粉各适量。

制作方法

1 鸭肉洗净，切成丝，放入蛋清拌匀；青椒、红椒洗净，切成圈状；蒜切片。2 锅中倒油烧热，放入鸭肉丝快速煸炒，捞出沥油。3 原锅底油烧热，下入辣椒圈、蒜片爆香。4 放入青椒、红椒、料酒、盐、清水，烧开后下入鸭肉炒匀，加酱油、味精，勾芡即可。

酸萝卜老鸭汤

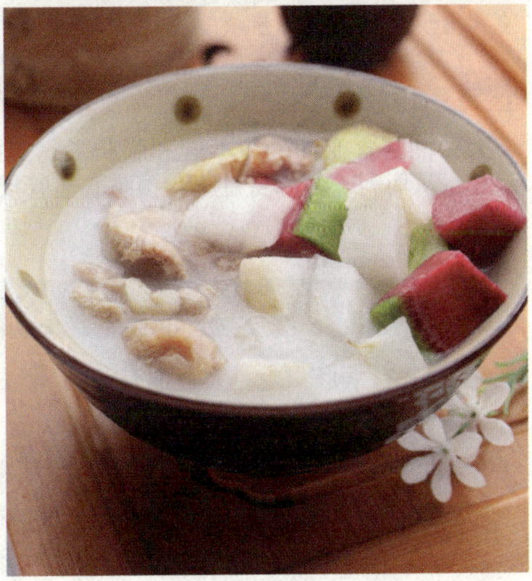

材料： 酸萝卜1个、老鸭半只。

调料： 姜、盐各适量。

制作方法

1 鸭肉洗净，切成块；酸萝卜切滚刀块；姜切块。2 鸭肉入开水中煮，去掉浮沫杂质，倒入冷水中清洗。3 将洗净的鸭肉倒到砂锅中，加三大碗水、姜煮开，转小火炖一个小时。4 等鸭汤变成奶白时，倒入酸萝卜，再用小火炖半小时，放盐调味即可。

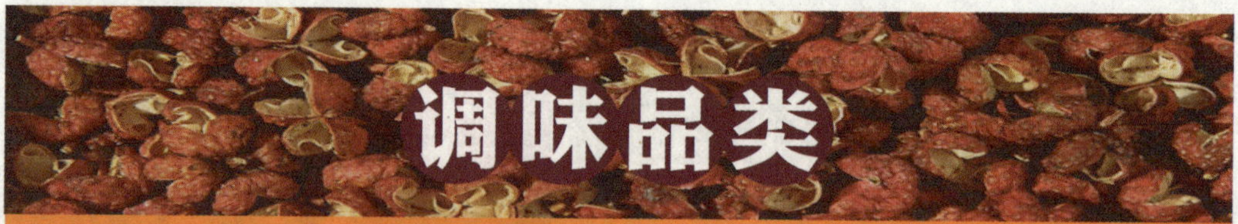

大豆油

降血脂，调节血压

适用者：血压、血脂偏高者　**不适用者：**肥胖者

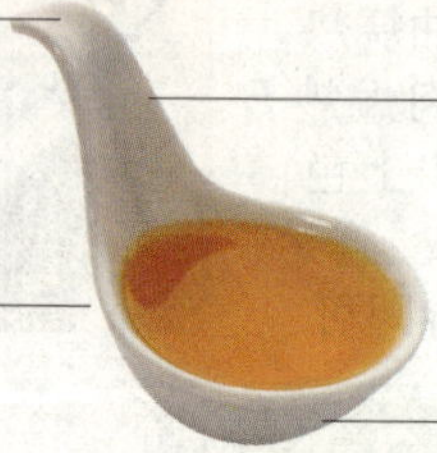

【性味归经】

性温，味甘、辛；归大肠经。

推荐用量

每天 25 克。

【营养成分】

含有油酸、棕榈酸、硬脂酸、花生酸、亚油酸、亚麻油酸、卵磷脂、维生素 E 等成分。

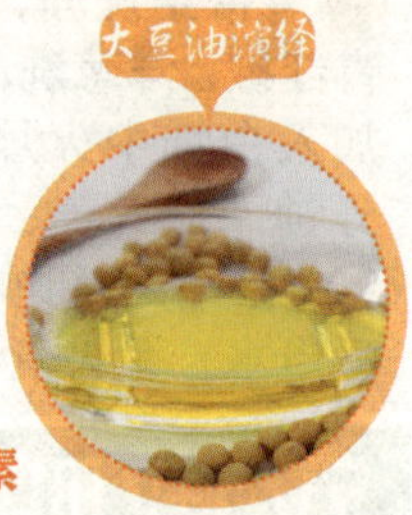

降压明星元素

亚油酸。

选购与存放常识

*大豆油取自大豆种子，一般为淡黄色或棕色，加热时有泡沫出现。精炼过的大豆油为淡黄色。

*大豆油宜存放在阴凉、干燥、避光的地方，注意密封。如果油过期后，发生氧化变质，会产生有害物质，不要再食用了。

这样做更营养美味

●大豆油含磷脂较多，用鱼肉或肉骨头熬汤时，加入适量豆油可熬出浓厚的白汤，美味健康。

●大豆油的大豆味较浓，在豆油加热后投入葱花或花椒，可有效地除去大豆味。

●大豆油可直接使用，加热后再用为宜，且应避免经高温加热后的油反复使用。

搭配宜忌

√大豆油 + 肉类食　将大豆油与肉类食物一同烹制食用，能够起到很好的补虚强身的作用。

× 大豆油 + 牛奶　大豆油不能与牛奶一同食用，否则会使人出现身体不适等症状。

大豆油为什么能降血压

*大豆油富含亚油酸等不饱和脂肪酸，能降低血脂、降低胆固醇，从而利于调节高血压，预防心血管疾病。

营养师叮咛

◆大豆油不宜食用过多，以防发胖、对心脑血管产生一定影响。

◆油脂有一定的保质期，放置时间太久的大豆油不要食用。

保健功效一览表	
驱虫、润肠	大豆油有润肠、驱虫的作用，可辅助治疗肠道梗阻、大便秘结不通等症状。
促进神经、血管的生长	大豆油中的豆类磷脂有益于神经、血管、大脑的发育生长。
补充人体所需营养素	大豆含有大量的卵磷脂、维生素 E、维生素 D、不饱和脂肪酸等营养成分，为人体提供丰富营养，利于人体健康。

这样吃就能降压——推荐降压特效料理

炝青椒肉丝

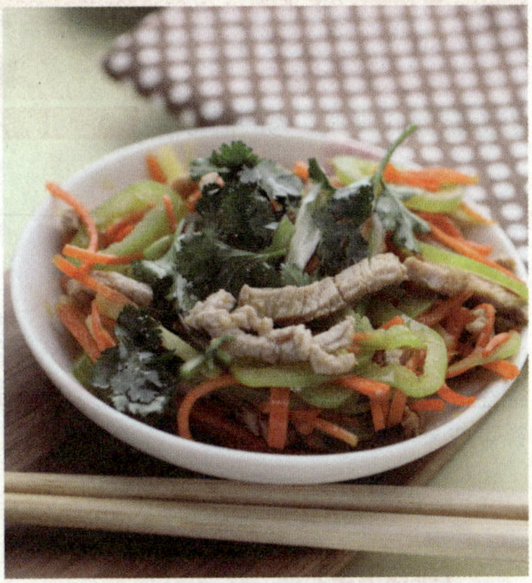

材料： 青椒100克，猪瘦肉300克，胡萝卜50克，鸡蛋1个。

调料： 淀粉5克，盐3克，花椒油5克，大豆油、葱丝、姜丝、香菜段各适量。

制作方法

1 猪肉切丝，加蛋清、淀粉浆好。2 胡萝卜、切丝，青椒去子、切丝，分别用开水烫一下。3 锅置火上，入大豆油烧热，放入肉丝炒熟，捞出。4 取盘，放入青椒丝、胡萝卜丝、肉丝、葱丝、姜丝、盐、花椒油，撒上香菜段，拌匀即可。

地三鲜

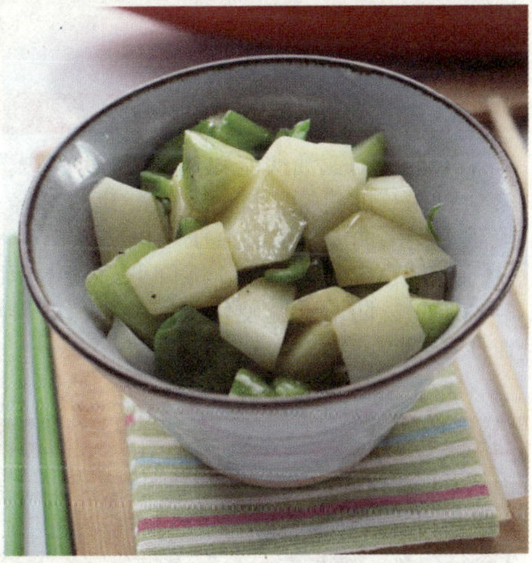

材料： 土豆200克，茄子150克，青椒150克。

调料： 葱末、蒜末、姜末各10克，大豆油、盐、味精、料酒、白糖、酱油、高汤各适量。

制作方法

1 土豆、茄子去蒂洗净切块；青椒去子洗净切片。2 锅中放油烧热，分别下入土豆、茄子、青椒炸至稍硬，捞出。3 锅中留底油烧热，炒香葱末、姜末，加入所有调料烧开，放入土豆、茄子、青椒略烧，加入蒜末炒匀即可。

胡萝卜炒木耳

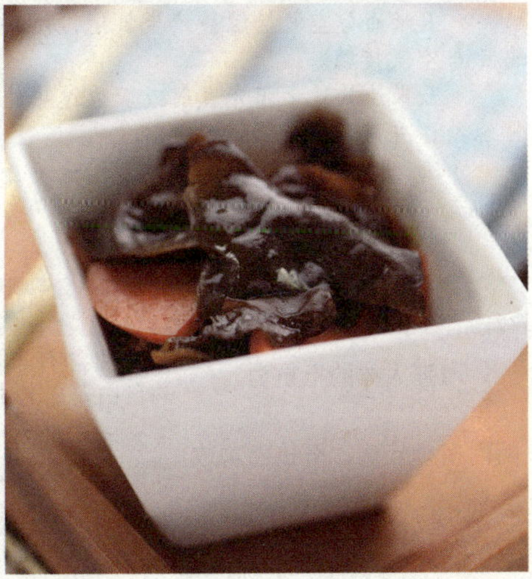

材料： 水发黑木耳150克，胡萝卜200克。

调料： 姜末10克，大豆油、盐、鸡精、酱油、白糖、料酒各适量。

制作方法

1 胡萝卜去皮洗净切片；木耳洗净撕小朵；分别放入沸水锅中焯烫，捞出沥干。2 锅置火上，入大豆油烧热，爆香姜末，放入胡萝卜、黑木耳稍炒。3 烹入料酒，加入盐、鸡精、酱油、白糖炒至入味即可。

玉米油 有助于降血压、软化血管

适用者：高血脂、高胆固醇者 不适用者：肥胖者宜少食

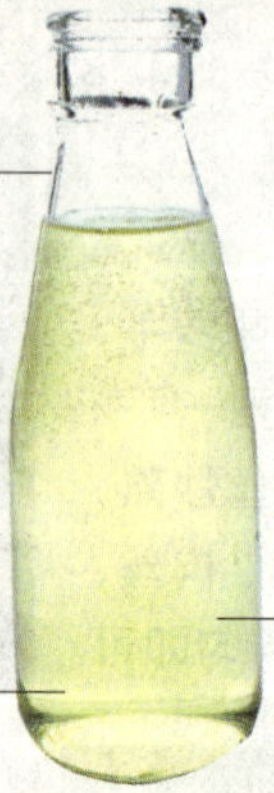

【营养成分】
含有饱和脂肪酸、油酸、亚油酸、亚麻酸、维生素 A、维生素 A、维生素 E、钙、镁等成分。

【推荐用量】
每餐 10 克左右。

【降压明星元素】
亚油酸、维生素 E。

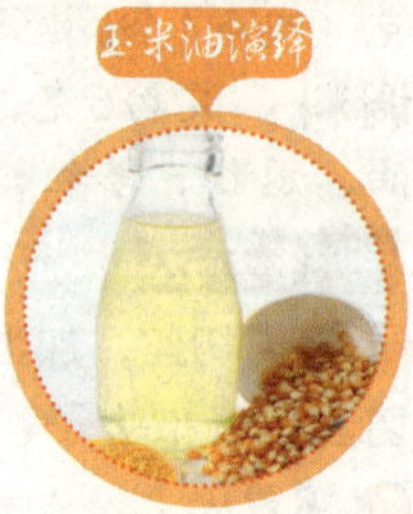

玉米油为什么能降血压

*玉米油中的亚油酸能软化血管、增强人体心血管系统的机能、抗血小板凝集、减轻血流阻力，因而能降低高血压。

*玉米油富含维生素 E，能降低血液中胆固醇的含量，防治动脉硬化及冠心病，改善高血压。

这样做更营养美味

●玉米油有良好的煎炸性和抗氧化性，炸出来的食品香脆可口，烹制的菜肴既保持原香又不失营养。

●玉米油不宜加热至冒烟，因为开始发烟即开始劣化。

选购与存放常识

*优质玉米油应采用现代工艺压榨而成，100% 源自优选非转基因玉米胚芽，富含不饱和脂肪酸，自然纯净无胆固醇，富含镁、钙、维生素 E 等营养成分。

*玉米油与空气接触易产生氧化，所以使用后应拧紧盖子，避免与空气接触。

*玉米油放置于阳光直射或炉边过热处容易变质，应置于阴凉处，并避免水分渗透致使劣化。

*应选择金黄透明、无杂质、气味清香、无异味的优质玉米油。

营养师叮咛

◆玉米油勿重复使用，一冷一热容易变质。

◆玉米油不宜食入过多，以免引发肥胖及心血管疾病。

◆使用过的油不可倒入原油瓶中，以免引起原油劣化变质。

保健功效一览表	
增强人体的抵抗力	玉米油含有丰富的为维生素 A、维生素 C、维生素 E，能清除体内的自由基，增强机体的抵抗能力。
防治多种疾病，有抗癌功效	玉米油中的谷固醇具有防治眼干燥症、夜盲症、皮炎、支气管扩张等疾病的功效，还有一定抗癌作用。
强身健体、滋润皮肤	玉米油含有的亚油酸、维生素 E 等营养成分，不仅能强身健体，还能美容润肤、抗衰老。

这样吃就能降压——推荐降压特效料理

青椒炒玉米

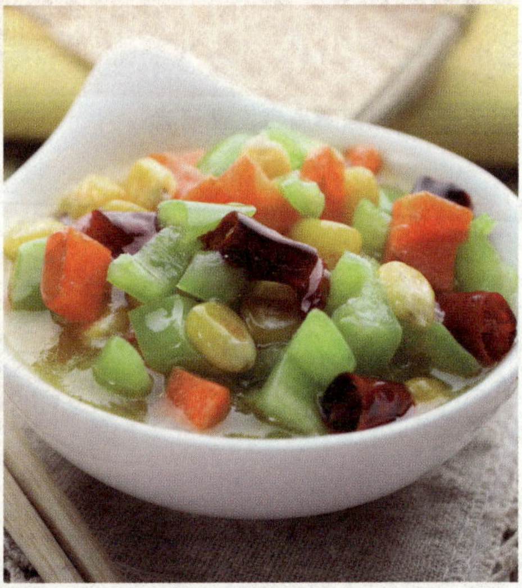

材料： 玉米粒200克，青椒、胡萝卜各50克。
调料： 玉米油、盐、葱、干辣椒、料酒、水淀粉、味精各适量。

制作方法

1 玉米粒洗净，放入沸水中煮熟，捞出沥干；胡萝卜去皮洗干净，切小丁。2 青椒去子洗净，切小丁；干辣椒和葱洗净，切小段。3 锅内放玉米油烧热，放入干辣椒段和葱花炒香，放入玉米粒、胡萝卜丁、青椒丁翻炒均匀。4 加少许水，烧沸后放入料酒、盐、味精翻炒均匀，用水淀粉勾芡即可。

炒素什锦

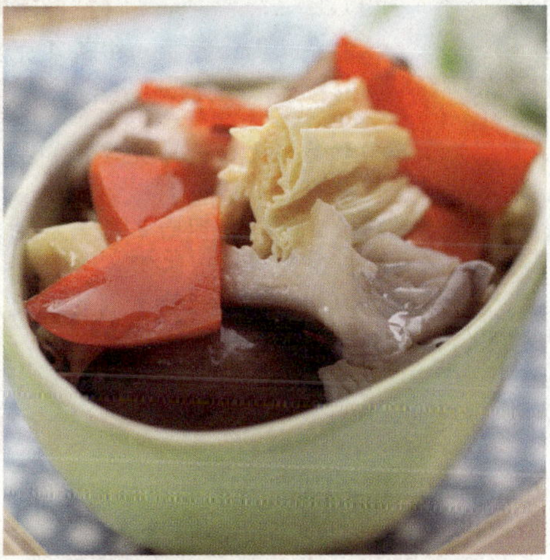

材料： 胡萝卜150克，平菇25克，腐竹、木耳各50克。**调料：** 玉米油、葱末、姜末各适量，香油15克，料酒10克，盐3克，白砂糖4克，味精3克。

制作方法

1 胡萝卜、平菇洗净，切片；腐竹泡发，切段；木耳泡发，撕小朵。2 汆水，捞出。3 锅内下油烧热，放入葱、姜末炒香，下胡萝卜、平菇、木耳、腐竹略炒。4 烹入料酒，加盐、糖、味精炒匀，用水淀粉勾薄芡，淋入香油即可。

炝炒圆白菜

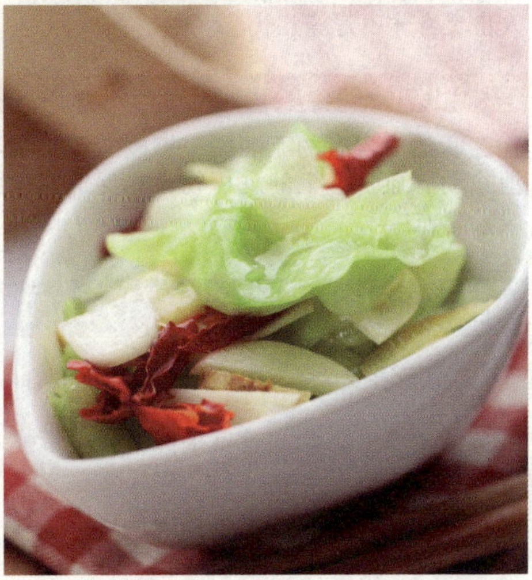

材料： 圆白菜500克。
调料： 花椒5克、干辣椒2只、姜片3片、蒜2瓣、醋、糖、盐、鸡精、玉米油各适量。

制作方法

1 将圆白菜撕成大片，洗净沥干；干辣椒切成段，去子；蒜切片。2 锅烧热后倒入玉米油，油烧至七成热时，放入花椒、干辣椒爆香，捞出花椒，再下姜片、蒜片炒香。3 下圆白菜翻炒至断生，放入糖、醋、盐、鸡精调味即可。

芝麻油 降低胆固醇，改善高血压

适用者：胆固醇高者、便秘者

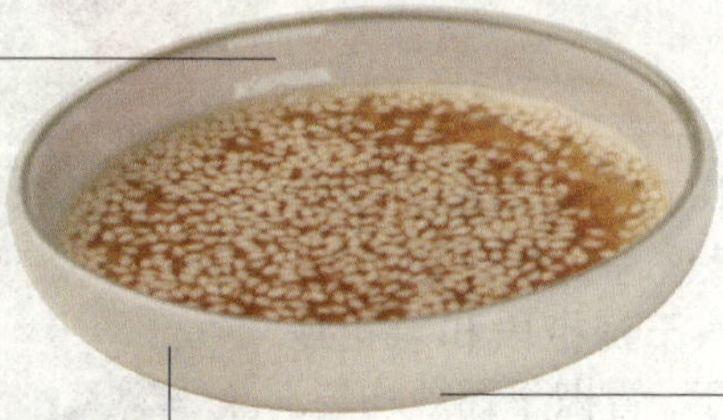

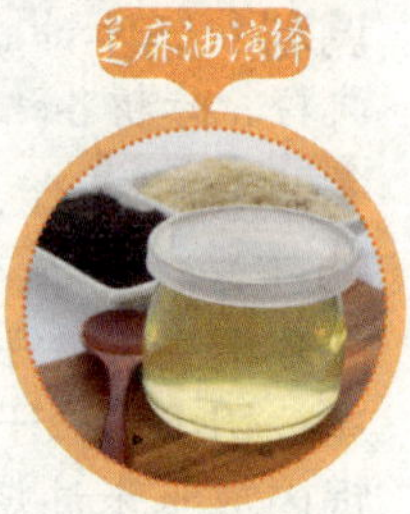

【营养成分】
含有亚油酸、油酸、卵磷脂、蛋白质、芝麻素、芝麻酚、维生素 E、维生素 B_1、钙、铁等成分。

【降压明星元素】
亚油酸、棕榈酸。

【推荐用量】
每餐 4 克左右。

药用妙方

* 治支气管炎和便秘：每晚睡前和早晨起床后喝半匙芝麻油。

* 治鱼刺卡食管：当即喝半匙芝麻油，润滑肠道黏膜，使鱼刺排出体外。

* 润肠通便：常食芝麻油有润肠通便的作用，便秘患者可适量食用芝麻油。

这样做更营养美味

●芝麻油最适宜做凉拌菜，或者在菜肴烹调完成后再使用，以避免其遇高温加热而失去香气。

●颜色呈红色或橙红色、香味浓郁醇厚、无异味的香油为优质芝麻油，作为调料效果更好。

搭配宜忌

√芝麻油＋白酒 将芝麻油与白酒一同食用能够有效治疗白癜风。

× 芝麻油＋牛奶 芝麻油不能与牛奶一同食用，否则会使人出现身体不适等症状。

芝麻油为什么能降血压

* 芝麻油中含有的亚油酸、棕榈酸等不饱和脂肪酸，有助于消除动脉血管壁上的沉积物，能促进胆固醇的代谢，因而能改善高血压。

营养师叮咛

◆抽烟者宜经常食用芝麻油，以减轻烟对牙齿、牙龈、口腔黏膜的直接刺激和损伤。

◆饮酒之前喝点儿芝麻油，可对口腔、食道、胃黏膜起到一定保护作用。

保健功效一览表	
润肠通便	芝麻油含有大量的油脂，有很好的润肠通便作用，能改善便秘。
保护嗓子和声音	芝麻油能增强声带弹性，使声门张合灵活有力，对声音嘶哑、慢性咽喉炎等有一定疗效。
保护皮肤，延缓衰老	芝麻油中富含维生素，能促进细胞分裂、延缓衰老，还能清除体内毒素，有效防止各种色斑的出现，使皮肤展现健康光泽。

这样吃就能降压——推荐降压特效料理

荷兰豆炒鸡片

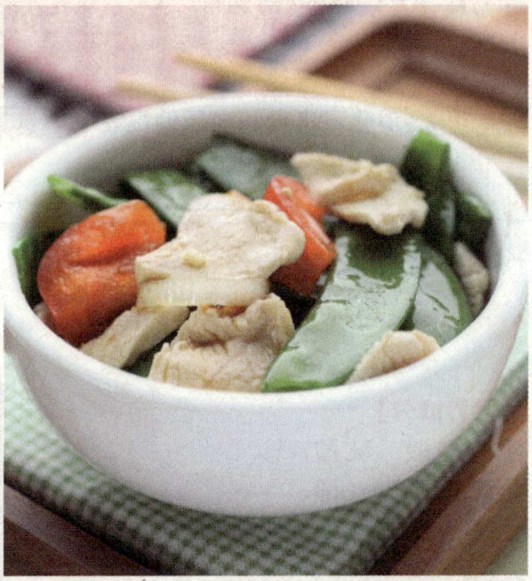

材料： 鸡脯肉280克，荷兰豆80克，红椒1个。

调料： 盐、淀粉、料酒、蚝油、芝麻油、水淀粉、葱段、蒜片各适量。

制作方法

1 鸡脯肉洗净，切片，加淀粉、料酒略腌，入沸水中划散变白，捞出。2 荷兰豆摘筋洗净，切片。3 红椒洗净切成小段。4 锅中放油烧热，爆香葱、蒜片，加入荷兰豆略炒，加入鸡肉片、红椒片快炒。4 放入蚝油、盐炒匀，用水淀粉勾芡，收汁后加芝麻油调味即可。

凉拌豆腐丝

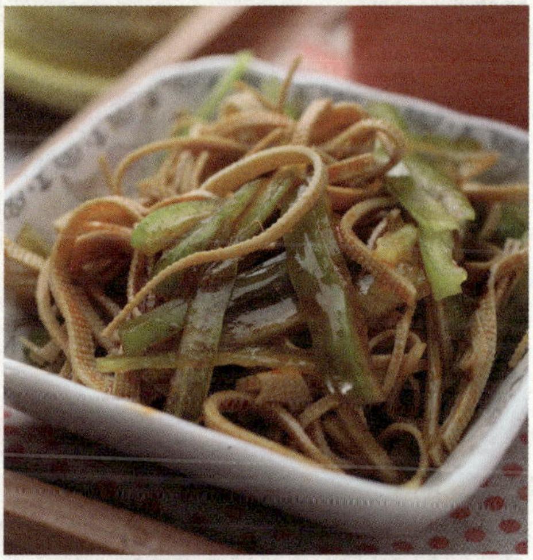

材料： 豆腐皮2张，青椒1个。

调料： 酱油、白糖、辣椒油、鱼露、花椒油、芝麻油、盐各适量。

制作方法

1 豆腐、青椒分别切丝，下入锅中焯水后，捞出。

2 取小碗，放入酱油、白糖、芝麻油、花椒油、鱼露、辣椒油，盐，调制均匀倒入装豆腐丝的碗里，搅拌均匀即可。

凉拌豆角

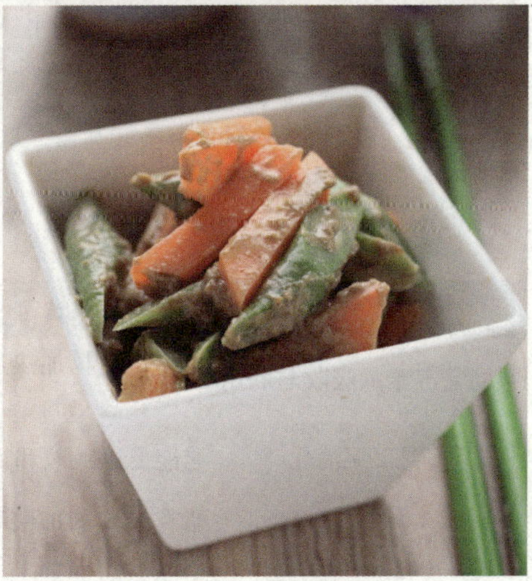

材料： 豆角300克，胡萝卜100克。

调料： 蒜蓉、盐、芝麻油、白醋、白糖、芝麻酱各适量。

制作方法

1 豆角切段；胡萝卜切条，沸水中焯烫，捞出。

2 取碗，放入芝麻酱、蒜蓉、白糖、白醋、盐、芝麻油混合拌匀，再加少许清水，继续搅拌成调味汁，倒在豆角、胡萝卜中，拌匀即可。

醋 扩张血管，维持血管弹性

适用者： 消化不良者、血压偏高者 **不适用者：** 胃肠虚寒者、急性肠胃炎患者

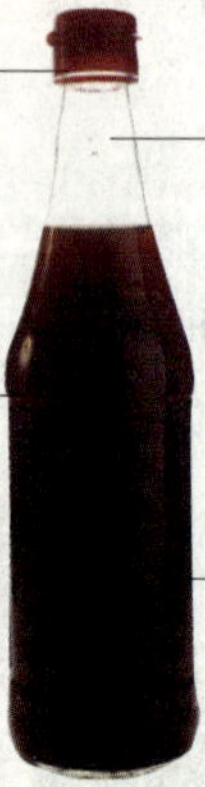

【性味归经】

性平，味酸；归肝、胃经。

【推荐用量】

每次10毫升左右。

【营养成分】

含有醋酸、乳酸、葡萄糖酸、琥珀酸、氨基酸、烟酸、糖类、B族维生素、钾、钙等成分。

【降压明星元素】

醋酸、钾。

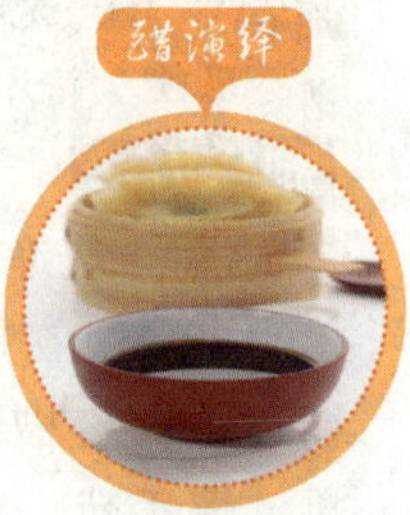

醋为什么能降血压

*醋中含有的醋酸、烟酸等，能扩张血管，增强血管壁弹性，抑制胆固醇的合成，促进胆固醇的排泄，利于血液流通顺畅，因而能降低血压。

*醋所含的钾，能促进钠的排出，促进血管正常舒张，起到改善血压的作用。

这样做更营养美味

● 蛋加点儿醋一起打汁，煎出来的蛋皮又薄又有弹性。

● 酱菜太咸时加一点儿醋，可减淡咸味并增加鲜味。

● 烹调时如果加多了醋，可淋入少许白酒，以减轻菜肴的酸味。

搭配宜忌

√醋＋青菜 炒青菜时加些许醋调味，可以减少青菜中的维生素C在受热过程中的损失，提高营养价值。

√醋＋排骨 烹调排骨时加醋调味，可以促进骨中的矿物质的溶出，利于人体对矿物质的吸收利用。

√醋＋海带 煮海带时加入一些醋，既能使海带容易煮透，又能增加鲜味、帮助营养吸收。

× 醋＋胡萝卜 炒胡萝卜不宜加醋，以免醋破坏掉胡萝卜中的大量胡萝卜素。

营养师叮咛

◆成年人每天的食醋量以20~40毫升为宜。

◆服用抗生素、磺胺类药物、碱性药物、解表发汗药时不宜食醋，以免影响药效发挥，产生副作用。

保健功效一览表	
帮助营养素的吸收与利用	醋能在食物加热过程中减少维生素C的损失，还能使钙质溶解以利于人体吸收。
开胃、促消化	醋能促进唾液和胃液的分泌，增加食欲、帮助消化吸收。
解毒、杀菌	醋有较好的抑菌和杀菌作用，能解毒杀虫、杀菌消肿、预防肠道疾病和流行性感冒。

这样吃就能降压——推荐降压特效料理

醋溜白菜

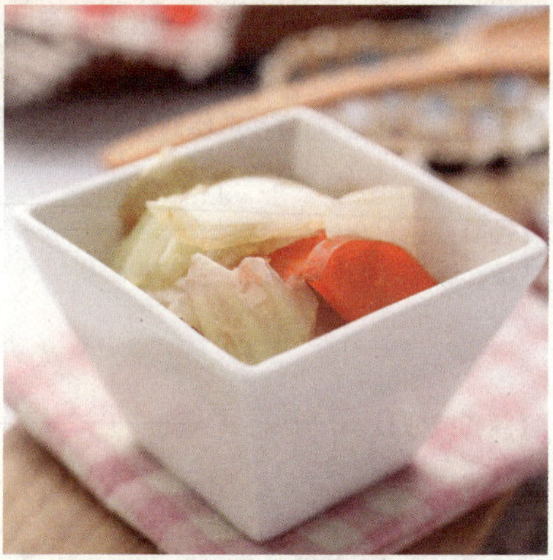

材料： 大白菜400克，胡萝卜50克。

调料： 姜丝、陈醋、白糖、精盐、味精、淀粉、植物油各适量。

制作方法

1 大白菜去叶，切成薄片；胡萝卜洗净，切片。2 二者分别入沸水中焯烫透，捞出。3 锅置火上，入油烧热，下入姜丝炒香，放入白菜片，胡萝卜片煸炒。4 烹入醋，加入白糖、精盐、味精翻炒，用水淀粉勾芡即可。

醋溜双色萝卜

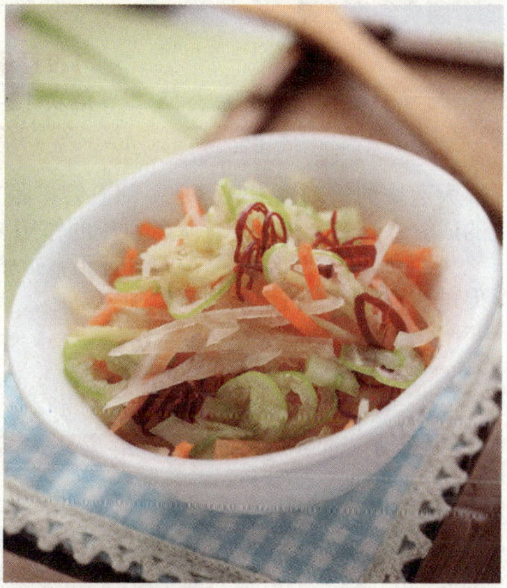

材料： 胡萝卜150克，白萝卜300克，芹菜20克，红辣椒1根。

调料： 花椒、蒜、姜、盐、冰糖、白醋各适量。

制作方法

1 胡萝卜、白萝卜分别切丝，放入碗中加盐腌至出水，捞出。2 大蒜、姜、芹菜、红辣椒分别洗净，切末。3 锅中入水烧开，放入冰糖煮至溶解，加入白醋、花椒及红辣椒末，熄火，待凉，倒入大碗中。4 再加入胡萝卜、白萝卜、芹菜、大蒜及姜末浸泡，放入冰箱冷藏一天，取出即可。

糖醋黄豆芽

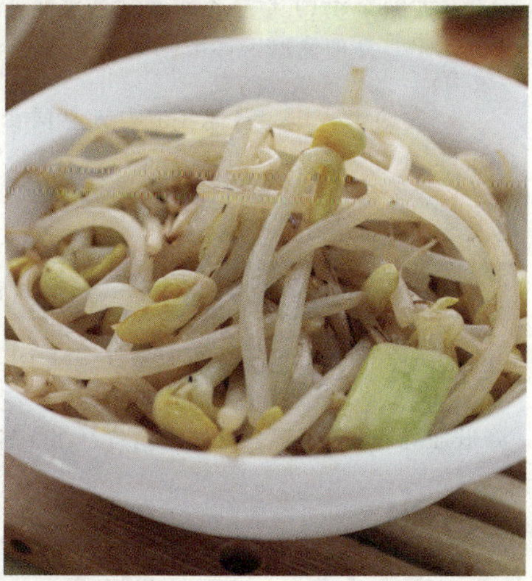

材料： 黄豆芽300克。

调料： 姜、葱、盐、醋、白糖、植物油各适量。

制作方法

1 黄豆芽择洗干净，去净豆皮；姜洗净，去皮，切成末；葱择洗干净，切段。

2 锅置火上，放油烧热，下姜末、葱段炒香，倒入黄豆芽煸炒。

3 炒至黄豆芽有少许焦斑时，加入盐、醋、白糖炒透即可。

大葱 降低血压，防止血栓发生

适用者： 血糖、血脂、血压偏高者 **不适用者：** 流鼻血、多汗者

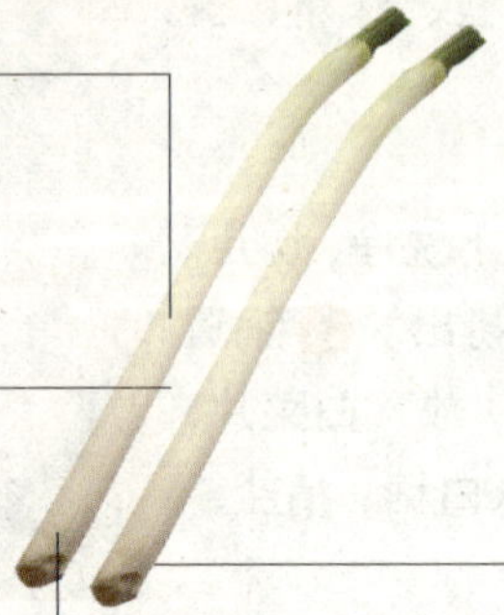

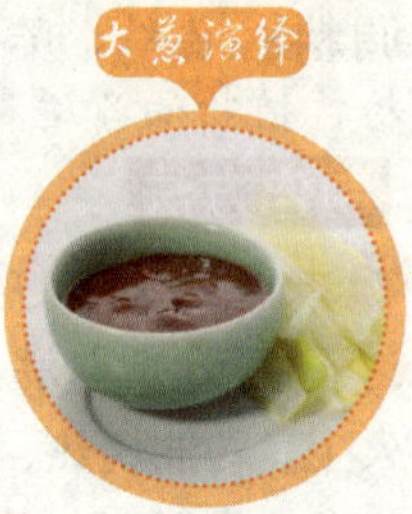

【性味归经】
性温，味辛；归肺、胃经。

【营养成分】
含有蛋白质、糖类、胡萝卜素、辣素、维生素C、维生素B_1、膳食纤维、钾、钙等成分。

【降压明星元素】
前列腺素A、钾、钙。

【推荐用量】
每次10~30克。

大葱为什么能降血压

*大葱中的前列腺素A，是一种血管扩张剂的成分，具有舒张血管、降低血压的作用。

*大葱所含的钾和钙，可帮助血管正常扩张，促进血液循环，进而能改善高血压。

这样做更营养美味

● 大葱的绿叶含有很多能够预防疾病的营养元素，吃葱时不宜把叶子扔掉。

● 生食葱后，用浓茶漱口或嚼几片茶叶，即可除去口腔内的葱臭味。

搭配宜忌

√大葱+猪肉 大葱所含的烯丙基硫醚，有提高维生素B_1吸收效果的作用，因此，大葱适宜与猪肉等维生素B_1含量丰富的肉类一起食用，既营养，又能去肉腥味。

√大葱+蚕豆 蚕豆含有多种氨基酸，葱富含的蒜素有助于蚕豆中营养的吸收，二者同食，能提高人的脑力，促进智力发育。

× 大葱+大枣 大葱不宜与大枣同食，否则易导致肠胃不适。

× 大葱+狗肉 狗肉性热，葱性辛温发散，二者同食，益增火热，无益于身体健康。

营养师叮咛

◆大葱对肠胃有一定刺激作用，患有胃肠道疾病的人不宜多食葱。

◆大葱有发汗、利尿的作用，表虚、多汗者应忌食。过多食用大葱还会损伤视力。

保健功效一览表	
防止血栓形成	葱所含的大蒜素能减少胆固醇，消散血管内的血块，防止血栓形成。
降低血脂和血糖	葱含有多种膳食纤维，能减缓糖分与脂肪的吸收，降低血糖与血脂。
调和脾胃	葱能刺激消化液的分泌，增进食欲，畅通气血，调和脾胃，预防胃癌。

这样吃就能降压——推荐降压特效料理

大葱炒蛋

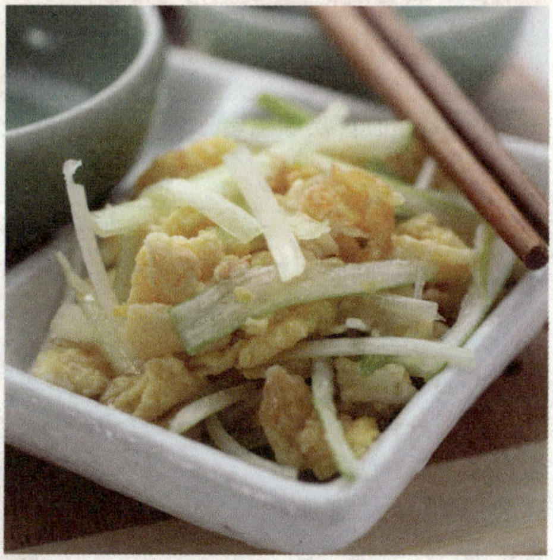

材料： 鸡蛋4个，大葱1根。

调料： 盐2克。

制作方法

1. 鸡蛋洗净，磕入碗中，加盐打散。
2. 大葱洗净，切丝；将葱丝放入蛋液中，搅拌均匀。
3. 热锅倒油，油热后，将蛋液倒入锅中，调成小火，翻炒，直至蛋液凝固即可。

大葱炒肉

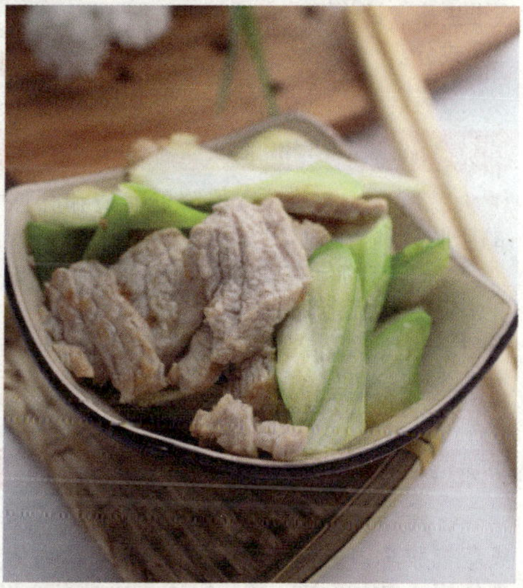

材料： 大葱2根，猪肉300克。

调料： 淀粉、料酒、姜末、蒜末、胡椒粉、盐、糖、味精各适量。

制作方法

1. 大葱择洗干净，切成2~3厘米长的段；猪肉洗净，切成薄片。2. 切好的肉片加料酒、淀粉抓匀腌3分钟。3. 锅中倒少许油烧热，放姜末、蒜末爆香，放入猪肉，加料酒翻炒至肉变色。4. 加入大葱段，放糖、盐、胡椒粉炒匀，加味精调味即可。

葱爆牛肉

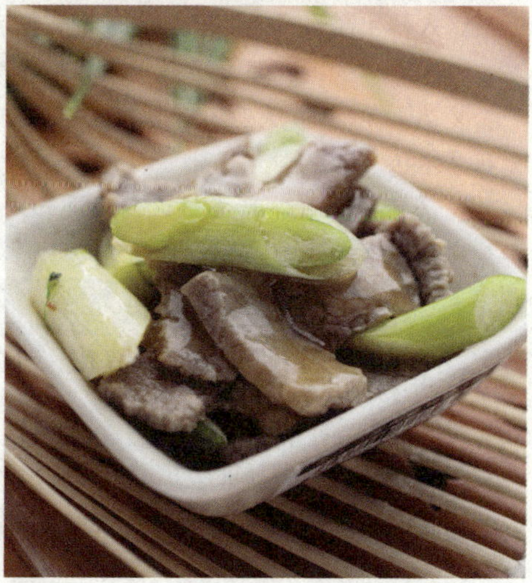

材料： 大葱100克，牛肉200克。

调料： 淀粉3克，五香粉3克，盐3克，味精3克，姜丝4克，料酒适量。

制作方法

1. 牛肉洗净，切片，入碗中加入淀粉、料酒抓匀腌制10分钟。2. 大葱洗净，切段。3. 热锅下油，放入姜丝炝锅，再放入牛肉翻炒至变色。4. 加入葱段，放入盐、五香粉、味精大火翻炒30秒出锅即可。

大蒜 保护心血管，改善高血压

适用者：心血管疾病患者 不适用者：胃炎、肝炎患者

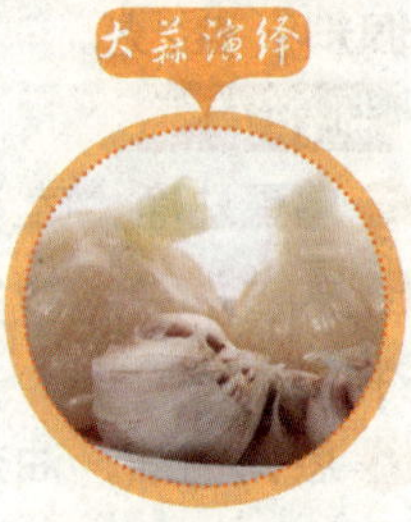

【性味归经】

性温，味辛；归脾、胃、肺经。

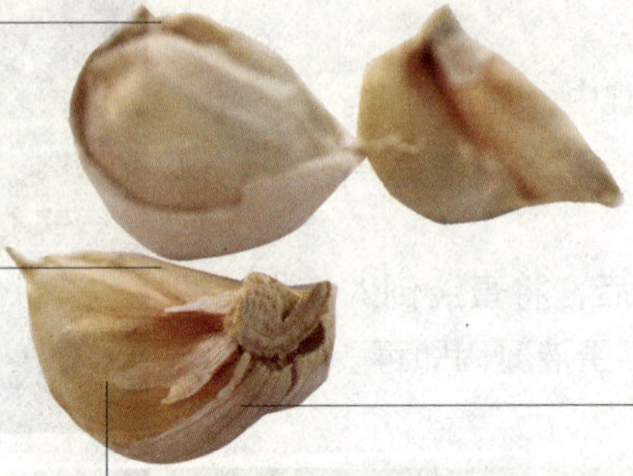

【营养成分】

含有蛋白质、糖类、膳食纤维、大蒜辣素、胡萝卜素、B族维生素、钙、钾、硒等成分。

【降压明星元素】

大蒜辣素、硒。

【推荐用量】

每次15克左右（三瓣）。

大蒜为什么能降血压

* 大蒜所含的大蒜辣素能降低血清和肝脏中的脂肪，利于降血压。
* 大蒜含有的苷有扩张血管、改善血液循环的作用，因而能降血压。
* 大蒜中的硒，能清除氧化自由基，防止血小板凝集，可保护心血管，改善高血压。

这样做更营养美味

- 大蒜辣素遇热后易分解，其杀菌作用会降低，预防和治疗感染性疾病者应生食大蒜。
- 腌渍大蒜的时间不宜过长，否则会破坏其中的有效成分。
- 大蒜一般不要和补药一起吃。

搭配宜忌

√大蒜+畜肉 大蒜中的蒜素能与畜肉中的维生素B_1结合成蒜硫胺素，能延长维生素B_1在人体内的停留时间，提高营养价值，并去油腻，降低胆固醇的摄取。

√大蒜+黄连 可用于治疗痢疾、泄泻。

×大蒜+蜂蜜 大蒜与蜂蜜混食，易导致腹泻。

×大蒜+鲫鱼 大蒜不宜与鲫鱼一起食用，以免引起上火、发热等不适。

×大蒜+山楂 两者搭配会起不良反应，刺激胃肠道，导致腹胀、腹泻。

营养师叮咛

◆大蒜会刺激胃酸分泌，大蒜辣素会刺激胃黏膜，胃炎、胃溃疡者不宜吃大蒜。

◆大蒜不宜食用过多，否则容易上火、耗血、有碍视力；有肝病的人也不宜多食大蒜。

保健功效一览表

杀菌，消炎	大蒜有明显的消炎作用，对多种细菌有抑制作用，辅助治疗上呼吸道和消化道感染等疾病。
解毒、抗癌	大蒜能提高肝脏的解毒功能，阻断亚硝胺致癌物质的合成，减少癌症发生率。常吃大蒜还能防止铅中毒。
延缓衰老	大蒜有很强的抗氧化活性，能防病健身、延缓衰老。

这样吃就能降压——推荐降压特效料理

蒜片炒肉

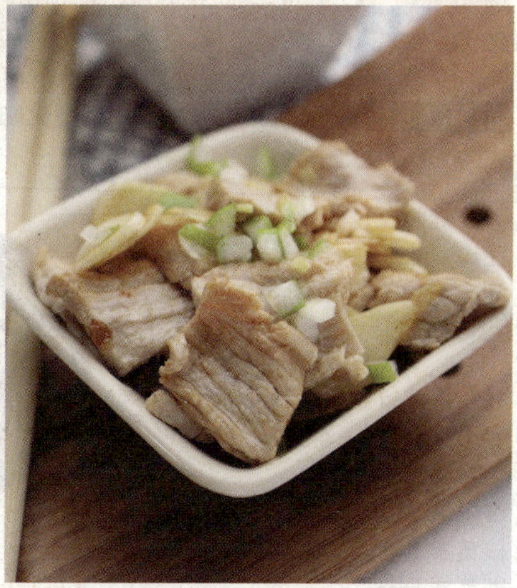

材料： 猪里脊肉400克，大蒜150克。

调料： 盐3克，味精2克，料酒10克，酱油、淀粉、葱花、姜末各适量。

制作方法

1 大蒜剥皮，切片；猪里脊肉洗净，切片，肉片用料酒和淀粉抓匀挂浆。2 热锅温油，下入肉片煸炒至变色盛出。3 锅内再倒入油，放葱花、姜末爆香，加入蒜片翻炒，放入肉片和蒜片一起炒 2 分钟。4 用盐、酱油、料酒及味精调味，出锅前用水淀粉勾芡即可。

大蒜烧平菇

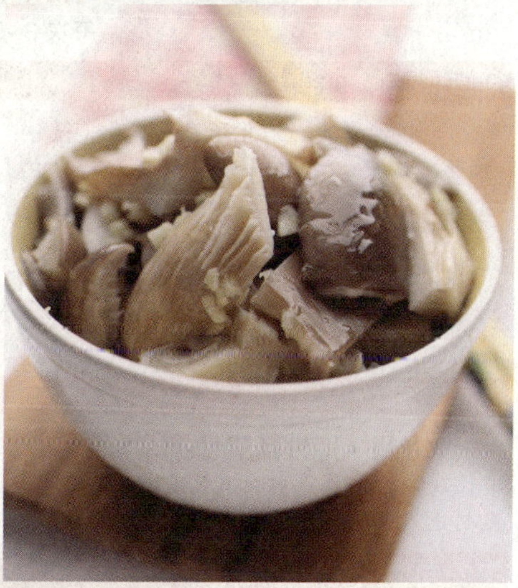

材料： 平菇250克，大蒜40克。

调料： 料酒5克，酱油、盐、胡椒粉各2克，味精1克，淀粉适量。

制作方法

1 平菇洗净，掰块，入沸水中煮熟后捞出控水；大蒜去皮，切末。

2 锅中入油烧热，放入蒜末爆香，烹入料酒、酱油，加适量开水，放入平菇、盐、胡椒粉、味精稍煮。

3 用水淀粉勾芡，收稠汤汁即可。

蒜拌菠菜

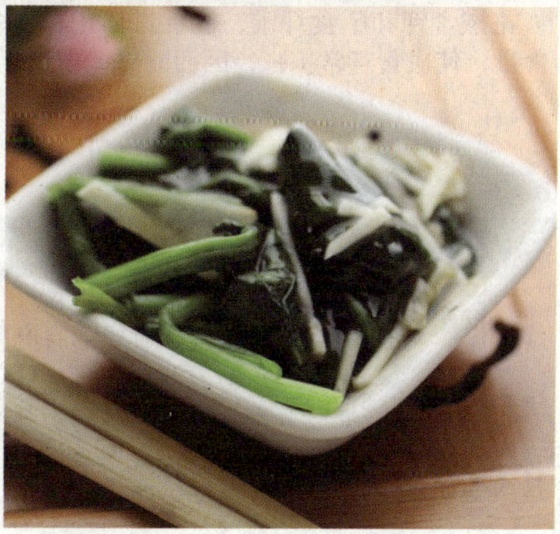

材料： 菠菜300克，大蒜2瓣。

调料： 蚝油适量。

制作方法

1 大蒜去皮，切末。2 菠菜洗净，放入滚水中汆烫一下，捞出，浸入凉开水中，待凉后捞出，用手轻轻挤干水分。3 将菠菜对切一半儿，装在盘中，撒上蒜末，淋上蚝油即可。

花椒 扩张血管，降低血压

适用者：脾胃虚寒者 不适用者：阴虚火旺者、孕妇

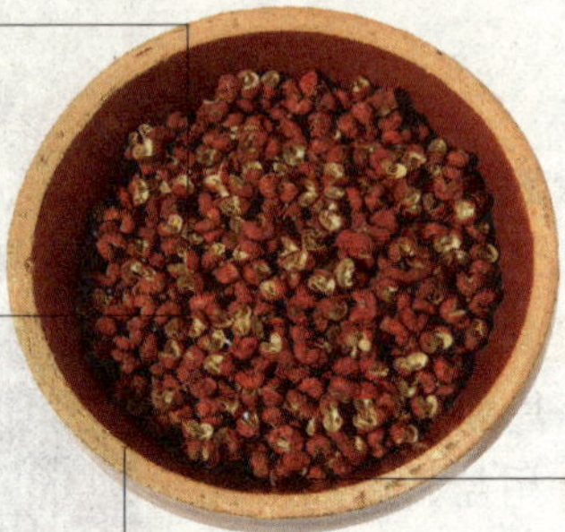

【性味归经】
性热，味辛；归脾、胃经。

【营养成分】
含有蛋白质、碳水化合物、膳食纤维、维生素A、硫胺素、核黄素、烟酸、钙、钾等成分。

【推荐用量】
每次3~5克。

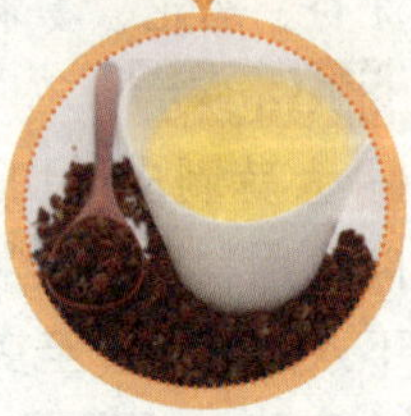

【降压明星元素】
钾、膳食纤维。

药用妙方

*慢性胃炎、消化不良：椒红（微炒）、干姜、橘皮、甘草等分，研末（或为丸），食后服，每服3~6克，一日2次。

*慢性肾炎或肾病综合征的浮肿腹水：花椒60克，炒后研细，车前子、葶苈子等分共研细，枣肉为丸，每服3~6克，一日2次。

这样做更营养美味

●炒菜时，在锅内热油中放几粒花椒，发黑后捞出，留油炒菜，增添菜的香味。
●花椒可以粗磨成粉，与盐拌匀为椒盐，供蘸食用。
●将花椒与适量葱末、香油、酱油放在一块拌成麻椒汁，浇在菜上，鲜香咸麻味道可口。

搭配宜忌

√花椒+凉性蔬菜 烹调绿豆芽、白萝卜、冬瓜、菠菜等凉性或寒性的蔬菜时，加点儿温性的花椒，能中和蔬菜的凉性，更利于人体的健康和营养的吸收。

生姜为什么能降血压

*花椒含钾和膳食纤维，能促进体内钠的排泄，降低胆固醇含量，使血管正常扩张，因而能降低血压。

营养师叮咛

◆花椒不宜多食，否则易消耗肠道水分造成便秘。
◆肺胃素有火热，或大肠积热下血者，不宜食用花椒。

保健功效一览表	
抑菌，止痛	花椒对溶血性链球菌、肺炎球菌、痢疾杆菌、绿脓杆菌、伤寒杆菌等有抑制作用，对局部有麻醉止痛作用。
温中散寒，止吐止泻	花椒有温中止痛、除湿止泻的功效，主要用于脾胃虚寒之脘腹冷痛、蛔虫腹痛、呕吐泄泻、肺寒咳喘等。
抵抗应激性心肌损伤	花椒对冰水应激状态下儿茶酚胺分泌增加所引起的血小板聚集和心肌损伤有保护作用，能减少心肌内酶及能量的消耗。

这样吃就能降压——推荐降压特效料理

花椒油炒油菜

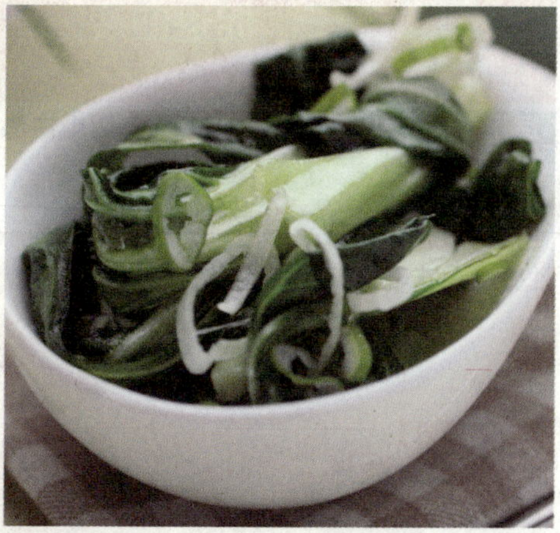

材料： 花椒3克，油菜300克。

调料： 葱、盐、植物油各适量。

制作方法

1 油菜择洗干净，备用；葱洗净，切成葱花。

2 锅置火上，入油烧至五成热，放入花椒炒至花椒出香，取出花椒。

3 大火烧热油，放入葱花炒香，再放入油菜翻炒 1 分钟，加适量盐炒匀即可。

麻婆豆腐

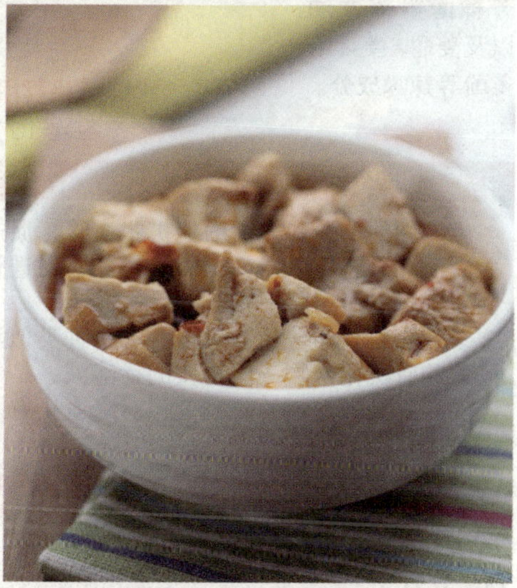

材料： 嫩豆腐1块，花椒5克。

调料： 姜汁、盐、蒜片、干辣椒、胡椒粉、豆瓣酱、蚝油、酱油、料酒、高汤、淀粉各适量。

制作方法

1 豆腐切小块，过热水煮八成熟后，过凉，沥干。2 锅中入油烧热，下蒜片爆香，下干辣椒、花椒、豆瓣酱小火煸出香味，捞出花椒。3 转大火，放蚝油、姜汁爆香，放豆腐块大火爆炒。4 加高汤、酱油、盐、胡椒粉炒至入味后，勾芡、淋入料酒微炒片刻即可。

花椒鸡丁

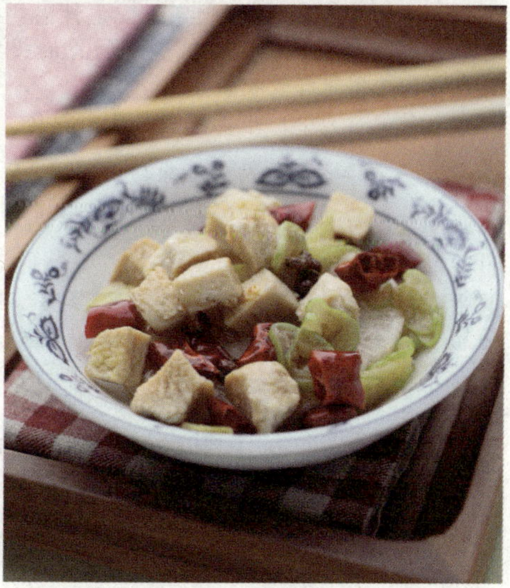

材料： 鸡胸肉400克，干辣椒节10克，花椒3克。

调料： 料酒、酱油、盐、白糖、葱节、姜、味精、香油、清汤各适量。

制作方法

1 鸡胸肉洗净切丁，加料酒、酱油、盐、葱节、姜片拌匀，腌渍 30 分钟入味。2 锅置火上，入油烧热，将鸡丁下锅炸至微黄捞起。3 炒锅另放油烧热，投入干辣椒节、花椒炒出香味，倒入鸡丁，烹入酱油、白糖、料酒和清汤少许，中火收汁，放入味精、香油，炒匀即可。

生姜 促进血液循环，降低血压

适用者：脾胃虚寒者 不适用者：阴虚内热者

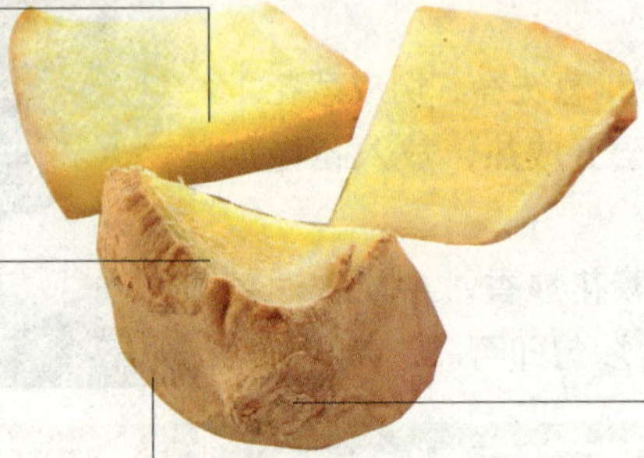

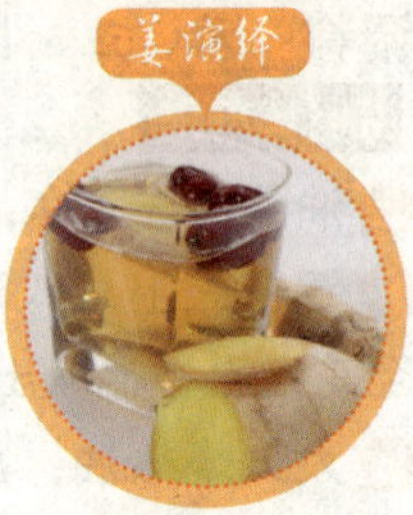

【性味归经】

性微温，味辛；归肺、胃经。

【营养成分】

含有姜醇、姜烯、水芹烯、柠檬醛、芳樟醇等挥发油，以及姜酮、姜烯酚、姜酚等辣味成分。

【推荐用量】

每次 10 克。

【降压明星元素】

姜烯酚、姜酚。

生姜为什么能降血压

* 生姜中的姜酚和姜烯酚能扩张血管，促进血液循环，还可以减少胆固醇生成，促进胆固醇排出体外，从而利于降低血压。
* 现代生物化学分析，生姜含有一种类似水杨酸的有机化合物，该物质的稀溶液，是血液的稀释剂和血液的防凝剂，对降血压有一定作用。

这样做更营养美味

- 食用姜时不要去皮，能发挥姜的整体功效。
- 烹饪肉类时加入生姜，可以去腥膻味，增加食品的鲜味。
- 生姜汁可入药，有化痰、止呕的功效，一般用量为 3~10 滴，冲服。

搭配宜忌

√生姜＋芥菜 生姜与芥菜搭配食用，有一定的去咳止痰的功效。

√生姜＋螃蟹 螃蟹性寒，配上性温热的生姜一起食用，可以减轻螃蟹的寒凉，以减少对肠胃的损坏，同时，姜还能促进蟹肉的消化与吸收。

× 生姜＋兔肉 生姜不宜与兔肉同食，否则会引起腹泻。

× 生姜＋马肉 两者性味功用不同，不宜共食。

× 生姜＋牛肉 牛肉配生姜烹调食用，易使人发热动火，以致引起牙龈肿痛，口疮等症。

营养师叮咛

◆肺炎、肺结核、胃溃疡、胆囊炎、肾炎、糖尿病、痔疮患者，都应慎食生姜。

◆“烂姜不烂味”这一说法不正确，腐烂的生姜会产生毒素，不宜再吃。

保健功效一览表	
促进消化吸收	生姜对口腔和胃黏膜有刺激作用，能促进消化液分泌，增进食欲，增强消化吸收功能。
治风寒、缓解呕吐症状	生姜可用于恶心呕吐，或痰饮呕吐，胃气不和的呕吐；也能辅助治疗感冒风寒，咳嗽发热，鼻塞头痛。
利胆	生姜中的姜酚有较强的利胆作用，可防治胆囊炎和胆石症。

这样吃就能降压——推荐降压特效料理

姜丝油菜

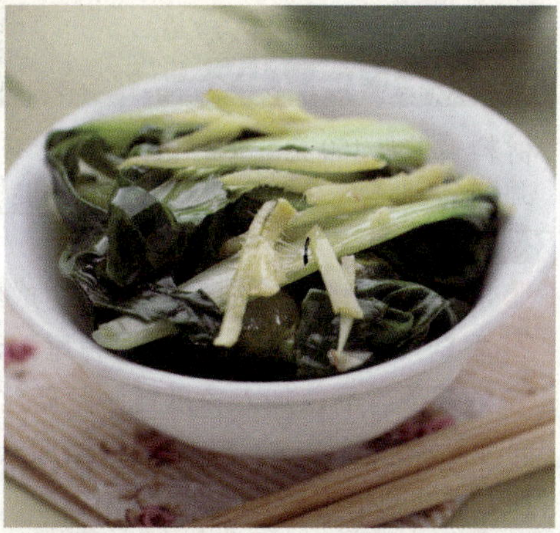

材料： 油菜300克，姜20克。
调料： 盐2克，植物油适量。

制作方法

1 将油菜清洗干净，切成小段；将姜清洗干净，切成细丝。

2 锅中入油烧至七八成热时，放入姜丝爆香，加入油菜段一起翻炒。

3 起锅前放入盐略炒即可。

姜拌鸡丝

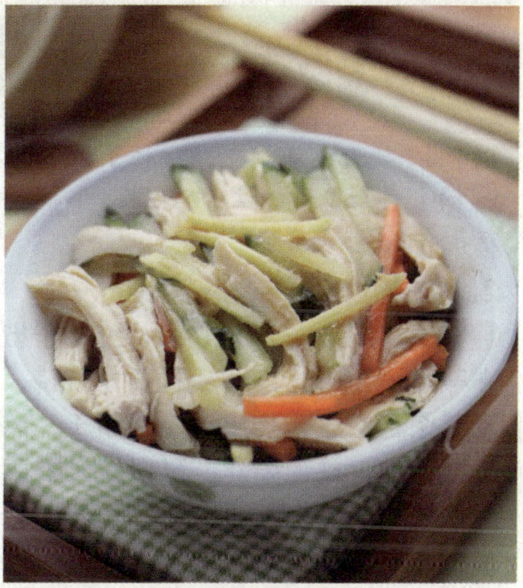

材料： 鸡胸肉300克，黄瓜150克，胡萝卜40克，姜30克。
调料： 米酒、高汤、盐、鸡粉、白糖、胡椒粉、香油各适量。

制作方法

1 鸡胸肉洗净，放入滚水中，煮至鸡肉熟透，捞出放凉后撕成丝。2 黄瓜以少许盐搓洗一下，洗净切丝；胡萝卜去皮，洗净，切丝；姜洗净，切丝。3 将所有材料放入大碗中，加入所有调味料充分拌匀即可。

姜汁藕片

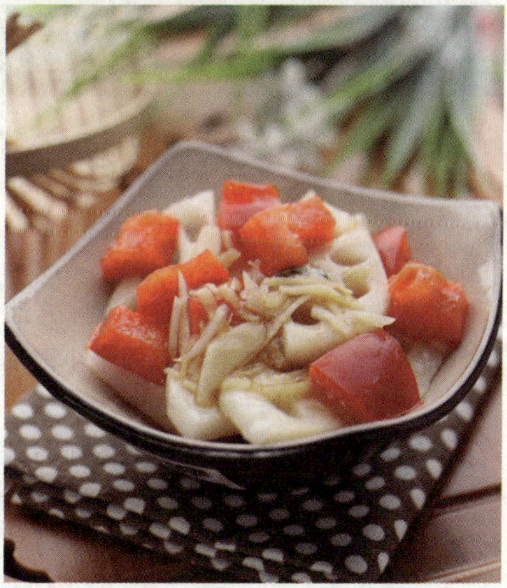

材料： 莲藕300克，姜20克，红辣椒2个。
调料： 醋、生抽、蚝油、糖、盐、麻油各适量。

制作方法

1 藕洗净去皮，切片；姜洗净，切成末；红辣椒洗净，切小段。

2 取碗，放入醋、生抽、蚝油、糖、麻油，调成汁待用。

3 锅内加清水烧沸，汆烫莲藕，捞出，加姜末、盐拌匀，用盘子盖上，焖2分钟后浇上汁即成。

这样吃就能降压——推荐降压特效料理

双菇苦瓜丝

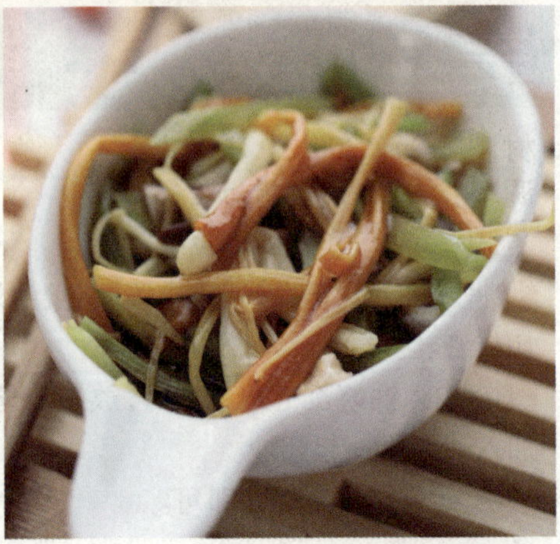

材料： 苦瓜150克，香菇100克，金针菇100克。
调料： 生姜、酱油、白糖、香油各适量。

制作方法

1 将苦瓜顺丝切成细丝，姜片切成细丝。
2 香菇浸软切丝，金针菇切去尾端洗净。
3 油爆姜丝后，加入凉瓜丝、冬菇丝及盐，同炒至凉瓜丝变软。4 将金针菇加入同炒，加入调味料炒匀即可食用。

炝炒莜麦菜

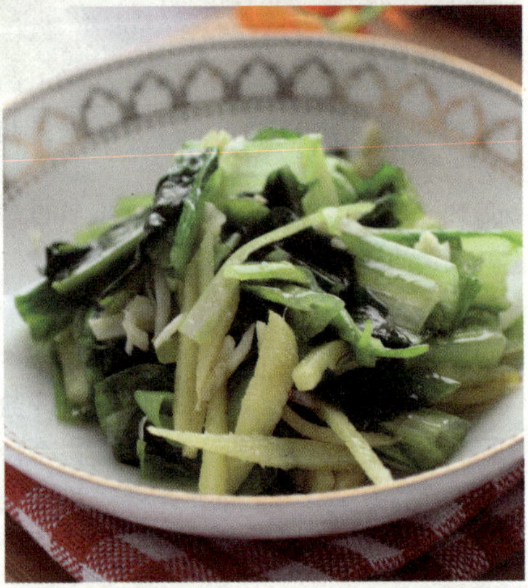

材料： 莜麦菜400克，红柿子椒半个。
调料： 姜丝、葱白丝、香菜末、生抽、植物油、花椒各适量。

制作方法

1 莜麦菜择洗干净，切段；红柿子椒洗净，去蒂除子，切丝。2 锅内放水烧沸，加入莜麦菜氽至断生，捞出过凉，沥干，装盘，加生抽拌匀，放上姜丝、葱白丝、香菜末和柿子椒丝。3 锅中入油烧热，下花椒炸出香味，捞出，浇到莜麦菜上即可。

糯米排骨

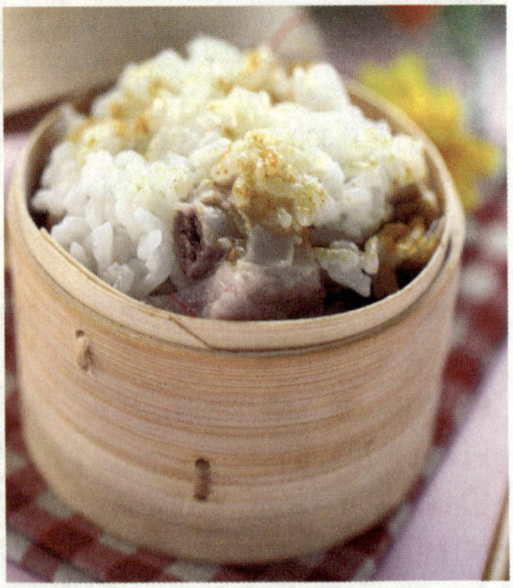

材料： 肋排300克，糯米50克，白菜叶一张。
调料： 盐、糖、酱油、料酒、姜、醋、鸡精、香油、葱花适量。

制作方法

1 肋排洗净斩略腌块，用盐、糖、酱油、料酒、姜、鸡精；2 将糯米浸泡两个小时后沥干备用；3 取白菜叶一张，在沸水中烫一下，沥干，铺在盘子底部；4 腌好的排骨放进糯米中滚一下，平铺在盘子里，上锅蒸一个半小时；取出撒上葱花即可。

第四章

喝对饮品，改善高血压

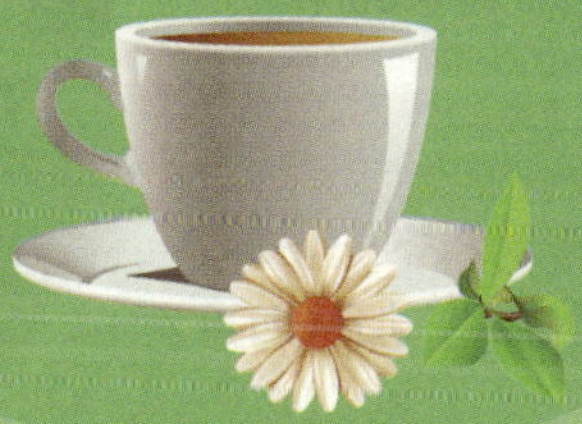

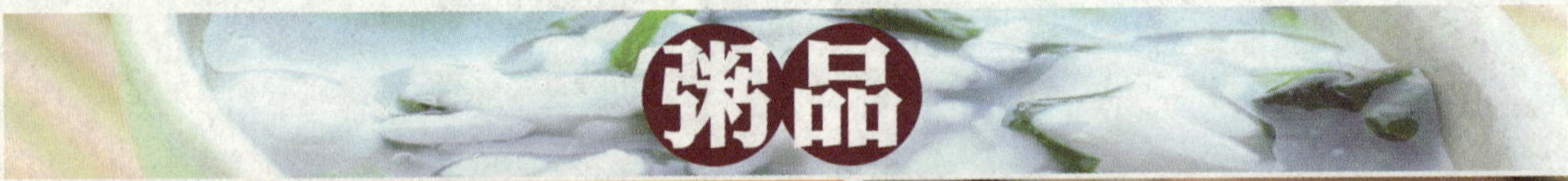

粥品

芡实薏米山药粥 降压降血糖，健脾益胃

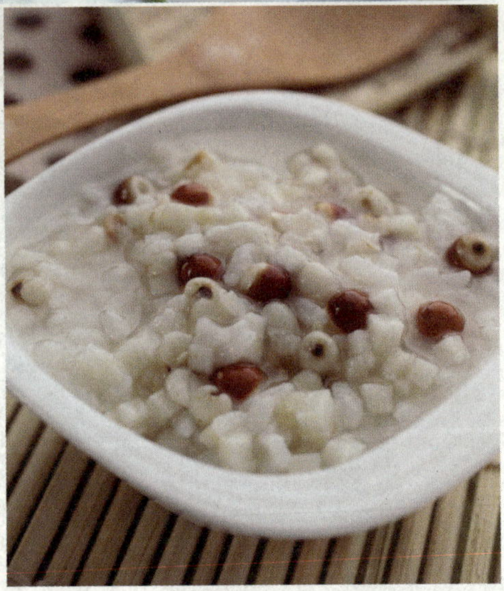

材料：薏米80克，芡实20克，山药50克，大米120克。

制作方法

1. 芡实提前泡发，洗净；山药去皮，切小粒。
2. 锅中加入清水，放入芡实、山药、大米和薏米，大火煮沸，转小火熬至粥熟烂即可。

降压功效

芡实和薏米有降压之食疗功效，山药有健脾胃、降血糖之功效，所以此粥在降压同时还能健胃降糖。

薏米绿豆粥 排毒利尿，清热降压

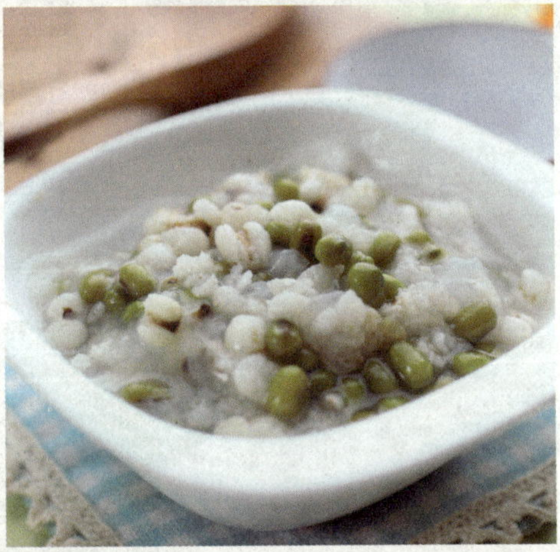

材料：绿豆、薏米各100克，糙米50克。

调料：白糖适量。

制作方法

将薏米、绿豆、糙米洗净，放入锅中，加入适量水煮开，转小火熬煮至熟烂，加糖即可。

降压功效

绿豆和薏米能止渴利尿、清热解毒、消除水肿，有凉血降压之功效。

黑豆粥 降低血压、保肝降糖

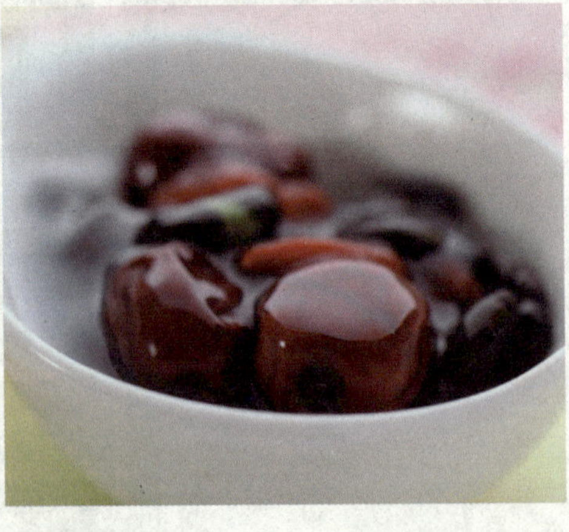

材料：黑豆100克，枸杞子5克，红枣5枚。

制作方法

1. 将黑豆洗净，泡发；红枣、枸杞子洗净。
2. 将所有材料放入锅中，加适量水煮沸，用小火熬至黑豆烂熟即可。

降压功效

黑豆能降低血液黏稠度、活血降压。

鲜菇小米粥 降压降血脂，增强体质

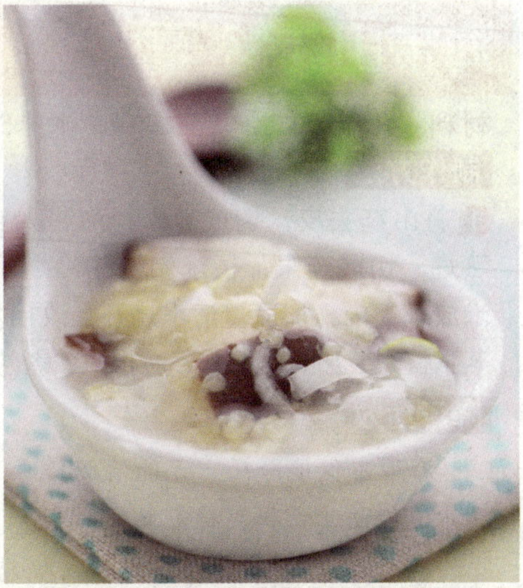

材料： 粳米50克，小米100克，平菇40克。
调料： 葱末3克，盐2克。

制作方法

1 平菇洗净，汆烫，捞起切片。2 锅中加适量水，放入粳米、小米，烧沸后用小火熬煮至粥烂，加入平菇、盐、撒上葱末拌匀即可。

降压功效

小米有抑制血管收缩、降低血压的作用，并且小米中的膳食纤维，能降低血脂，改善高血压。

白果冬瓜粥 扩张微血管，促进血液循环

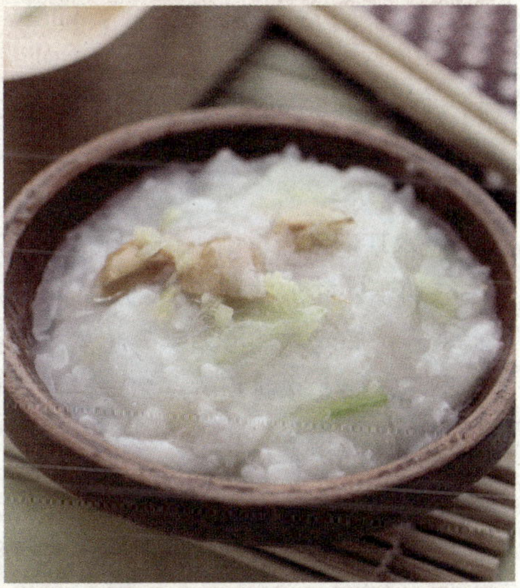

材料： 大米100克，冬瓜150克，干白果25克。
调料： 姜末3克，盐2克，胡椒粉1克。

制作方法

1 大米洗净，煮成稀粥；白果洗净，浸泡回软，焯水烫透，去皮；冬瓜去皮去瓤，切丁。2 锅中加入高汤、姜末，煮沸后下入稀粥、白果、冬瓜及盐和胡椒粉，用旺火烧开即可。

降压功效

白果能促进血液循环，利于降压。冬瓜也能改善高血压。

百合薏米粥 清心安神，降低血压

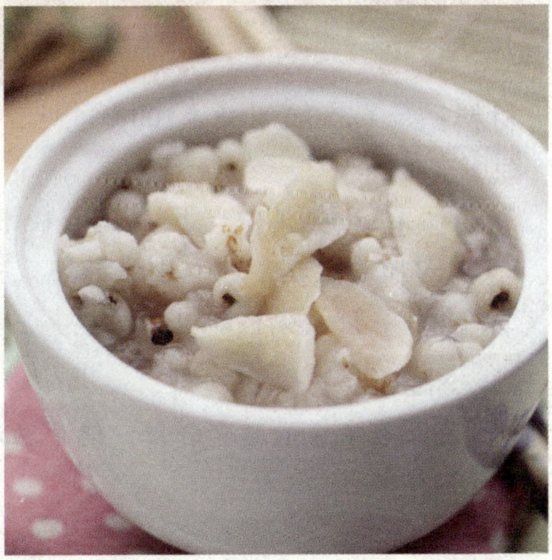

材料： 薏米30克，大米20克，干百合15克。
调料： 冰糖适量。

制作方法

1 将薏米用温水浸泡 2 小时；干百合温水浸泡约 15 分钟。2 锅置火上，加水烧开，放入薏米煮开，转小火煮 20 分钟，加入大米、百合煮至薏米软烂，加冰糖调味即可。

降压功效

常吃百合能润血凝神、降低血压。

海带山药粥 高纤排毒，稳定血压

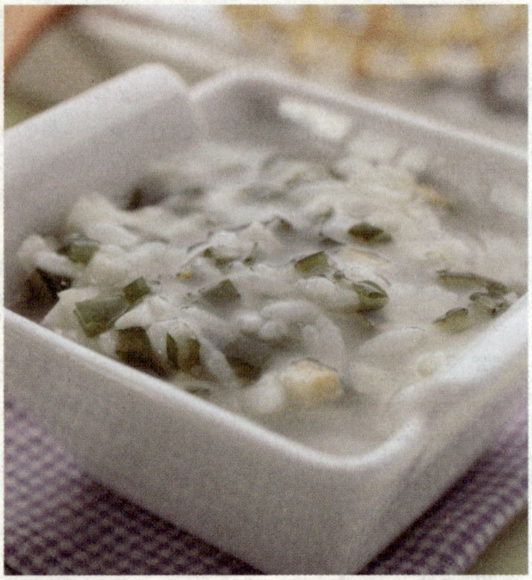

材料： 海带200克，山药100克，粳米50克。

制作方法

①将山药去皮，切成碎末；海带入锅煮至熟烂，切成碎末；粳米淘洗干净。②将粳米放入锅内，加适量清水烧开，改用文火煮至粥快熟，加入山药末、海带末，煮熟即可。

降压功效

海带不仅能降压，还能清肠排毒，常吃海带，能防止便秘，稳定血压。

黑木耳红枣粥 增加血管弹性，改善高血压

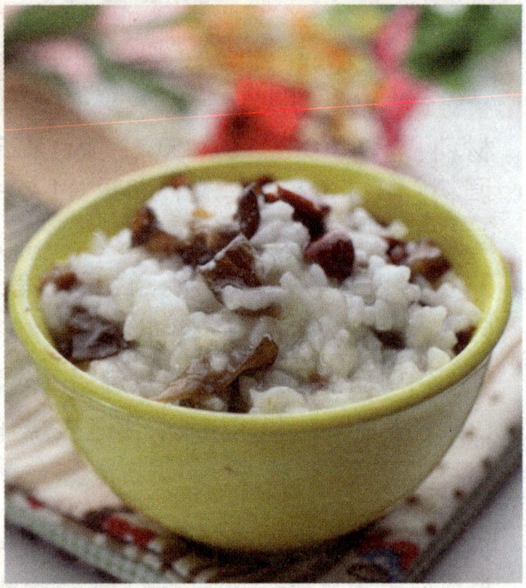

材料： 木耳30克，红枣20个，大米100克。

调料： 冰糖、白糖各适量。

制作方法

①黑木耳泡发后，撕小块；红枣沸水泡后，去核切丁，并加白糖渍 20 分钟。②汤锅加水烧开，加入木耳与大米一起熬煮成粥，调入枣丁，加上冰糖，再煮 20 分钟即可。

降压功效

木耳、红枣都有保护血管，增加血管弹性，促进血液流通的作用，能改善高血压。

菠菜高纤粥 稳定血压，清肠通便

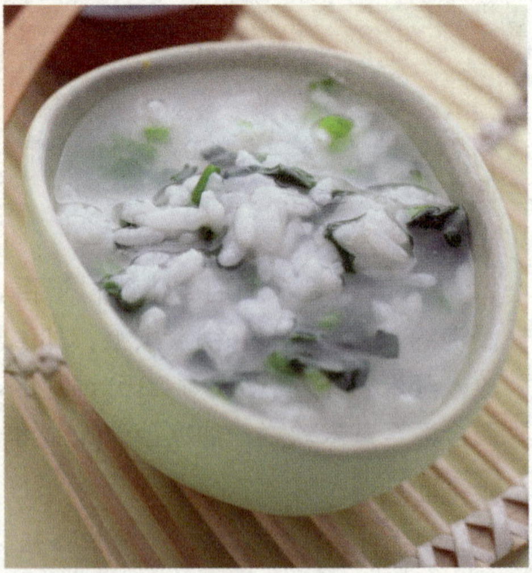

材料： 菠菜250克、粳米100克。

制作方法

①将菠菜洗净，焯烫一下，切段；粳米洗净。②锅内加适量水，放入粳米熬熟，将菠菜放入粥中，熬至粥稠即可。

降压功效

菠菜有丰富的膳食纤维，能帮助通便，利于改善血压。

汤饮

海带菠菜降压汤 降压降脂两步走

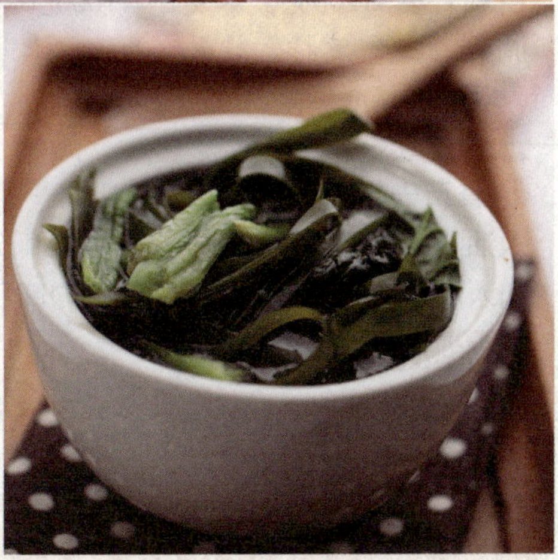

材料： 海带50克，菠菜200克。

调料： 盐、味精、麻油各适量。

制作方法

①将海带切丝；菠菜切段，汆烫，捞出。

②将海带放入沸水中煮15分钟，下入菠菜，同煮10分钟，加入盐、味精，淋入麻油即可。

降压功效

此汤利于血液的正常循环，降脂、降压。

马蹄芹菜降压汤 降压、安神又镇静

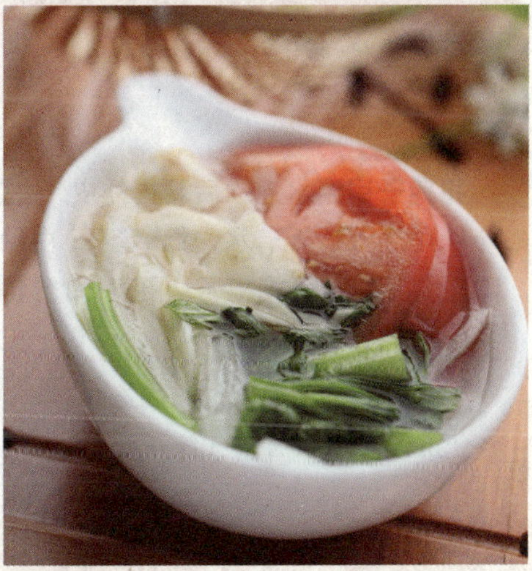

材料： 马蹄、芹菜、西红柿、洋葱各100克。

调料： 盐2克，味精1克。

制作方法

①芹菜切段；马蹄去皮；西红柿切片；洋葱切丝。②将上述食材放入沸水中煮熟，调入少许盐、味精即可。

降压功效

芹菜有良好的降压效果，并且对神经衰弱有辅助治疗作用。

西红柿白菜降压汤 利尿消肿，舒缓血压

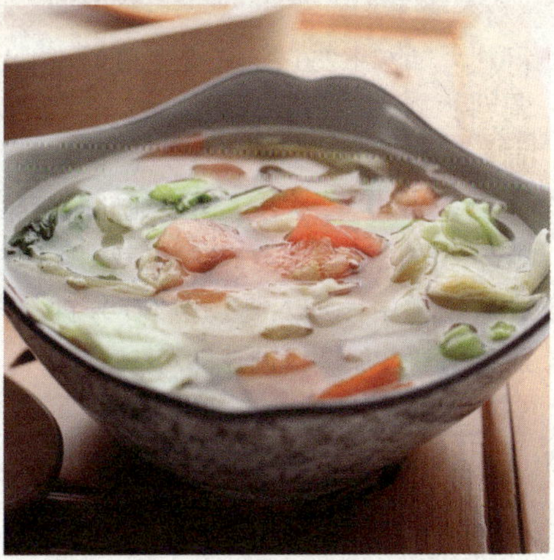

材料： 西红柿50克，白菜150克。

调料： 盐2克。

制作方法

①西红柿洗净，切片；白菜择洗干净，切片。

②锅中加水煮滚后，加入西红柿熬煮至熟烂，再放入大白菜稍煮，用盐调味即可。

降压功效

白菜和西红柿都可利尿延缓血压上升。

香菇茭白降压汤

降压降胆固醇
促进人体代谢

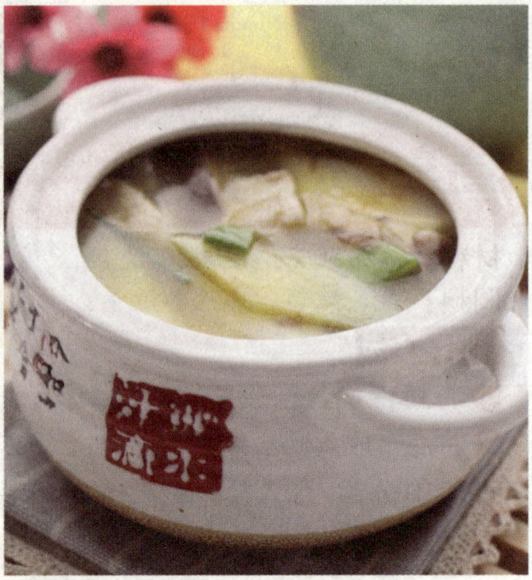

材料： 茭白200克，水发香菇100克。
调料： 盐、味精、料酒、高汤、食用油、姜片、葱段各适量。

制作方法

①香菇去根蒂，切块；茭白切片。②锅中入油烧热，下姜、茭白、香菇爆炒1分钟，加入高汤煮至食材熟，下调料搅匀即可。

降压功效

此汤利气利水，促进人体代谢，有一定降压降胆固醇的作用。

枸杞莲子降压汤

降低血压
补中益气

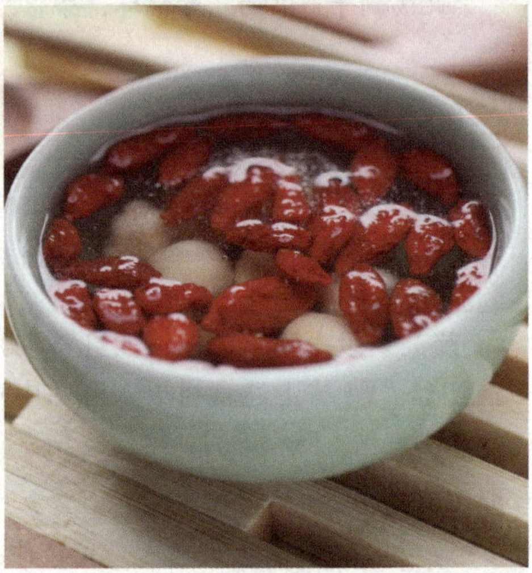

材料： 枸杞子25克，莲子300克。
调料： 白糖适量。

制作方法

①将莲子用温水泡软后剥去外皮，去莲心。②锅里注入适量清水，放入莲子、白糖煮沸，10分钟后，放入枸杞子，再煮10分钟即可。

降压功效

莲子可舒张血管、降低血压，与枸杞一起食用，有很强的益气降压效果。

紫菜萝卜降压汤

降低胆固醇
降压去脂

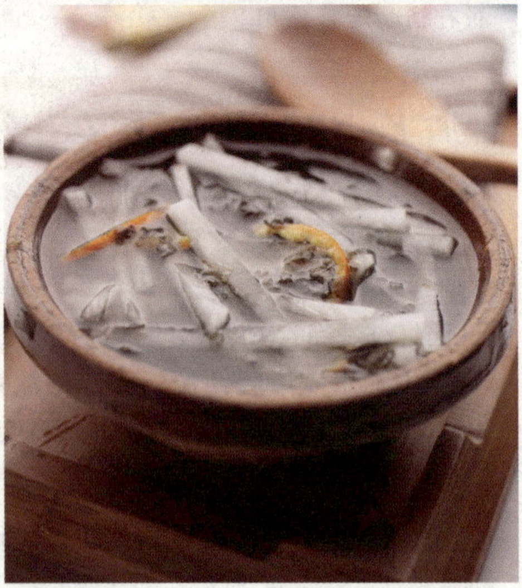

材料： 白萝卜250克，干紫菜15克，陈皮5克。
调料： 酱油、香油、盐、味精、高汤各适量。

制作方法

①白萝卜洗净，去皮，切成细丝；紫菜洗净，撕碎；陈皮洗净，剪碎。②萝卜、陈皮一同放入汤锅中，加入高汤煮30分钟，再放入紫菜稍煮，加调料调味即可。

降压功效

紫菜和萝卜都有益于降低血压和胆固醇，此汤还能辅助减肥去脂。

青白双豆肉片汤 调节血压 保护血管

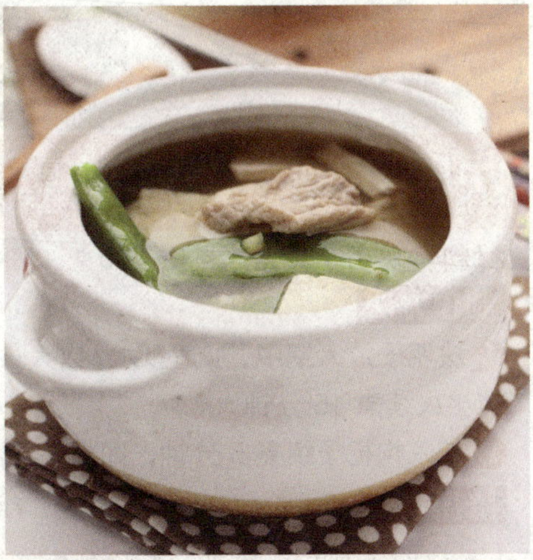

材料： 豆腐、猪肉各150克，荷兰豆100克。
调料： 姜末5克，料酒、酱油各适量。

制作方法

1 荷兰豆择洗干净；豆腐切块；猪肉切片。
2 将姜末、酱油、料酒和猪肉片下沸水煮熟，下豆腐煮至入味，放入荷兰豆煮5分钟即可。

降压功效

荷兰豆、豆腐对保护血管的正常生理功能具有重要作用，能调节血压。

乌梅红枣银耳汤 降压安眠 清热生津

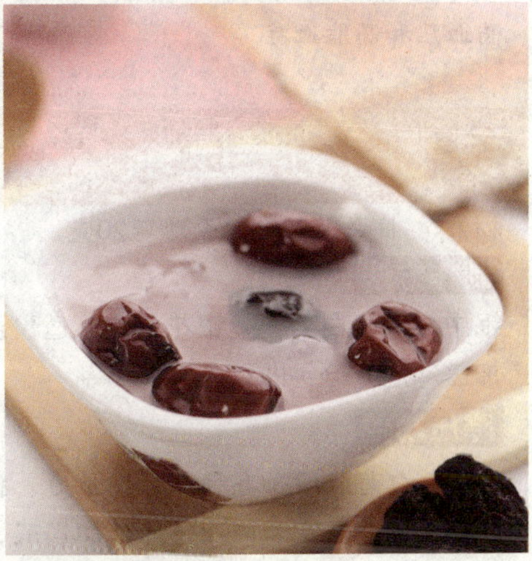

材料： 乌梅20克，红枣100克，干银耳50克。
调料： 冰糖适量。

制作方法

1 将银耳泡发，撕小朵。2 锅置火上，放入清水、红枣、乌梅、银耳烧开，用文火炖40分钟，用冰糖调味即可。

降压功效

红枣和银耳搭配有降压、补脑安眠、补脾开胃、益气清肠、养阴清热等功效。

菊花鱼片降压汤 平肝明目 降压散热

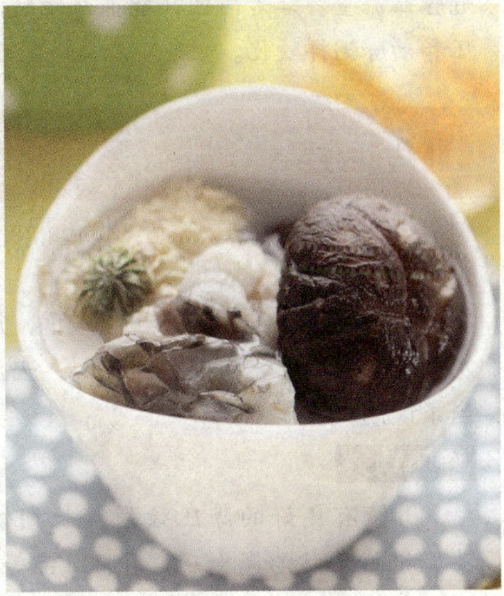

材料： 菊花100克，草鱼肉300克，香菇50克。
调料： 姜片、葱段、料酒、盐、蘑菇精、清汤各适量。

制作方法

1 将菊花瓣摘下，洗净；鱼肉、香菇切片。
2 汤锅内加入清汤、姜和葱，烧开后下鱼片和香菇，烹入料酒，等鱼片熟后，放入菊花稍煮，用盐和蘑菇精调味即可。

降压功效

菊花能散风清热，平肝明目，草鱼能促进血管正常扩张，对血液循环有利。

茶饮

决明子枸杞降压茶 有效防治高血压和高脂血症

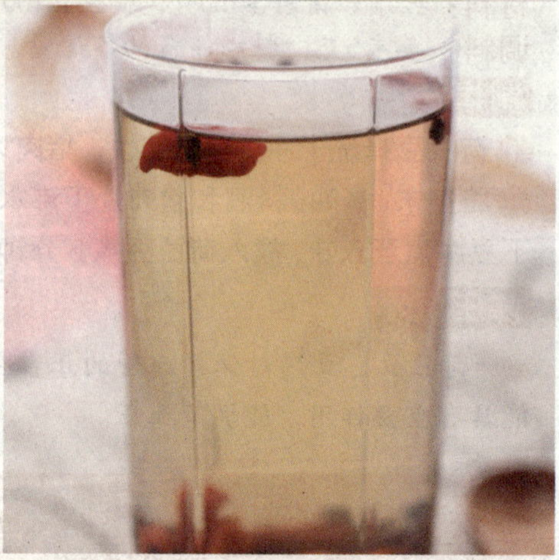

材料： 决明子30克，枸杞子30克。

制作方法

1. 决明子放入锅中，加适量水，以大火煮开，转小火续煮15分钟。
2. 加入枸杞子续煮5分钟，即成。

降压功效

决明子可祛风散热、平肝利尿，能防治高血压和高脂血症。

银花白菊降压茶 防治高血压和动脉粥样硬化

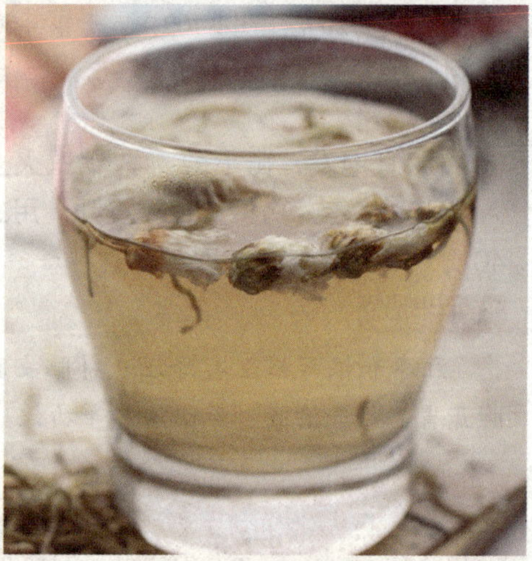

材料： 杭白菊20克，金银花20克。

制作方法

锅中放入杭白菊、金银花，加入适量沸水，加盖冲泡5分钟即可。

降压功效

杭白菊能增强毛细血管抵抗力、扩张冠状动脉；金银花能降压、降低胆固醇，增加冠脉血流量。二者同饮，能很好地防治高血压和动脉粥样硬化。

山楂首乌降压茶 利于降压，防治老年心血管疾病

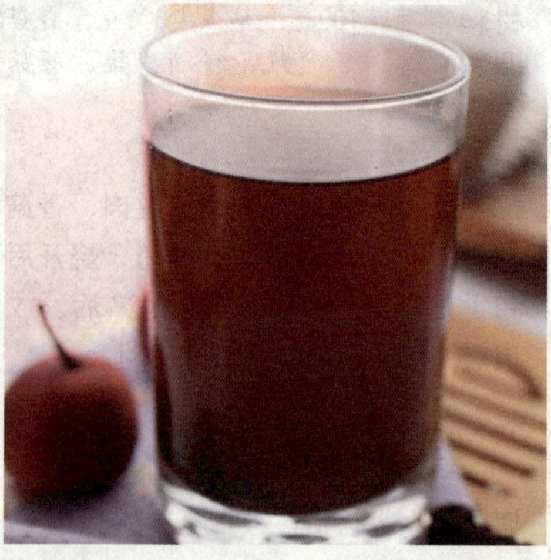

材料： 生山楂30克，何首乌20克。

制作方法

将材料分别洗净、切碎，一同入锅，加适量水，浸渍2小时，再煎煮1小时，去渣取汤当茶饮用。

降压功效

山楂有良好的降压效果，长期饮用此茶能很好地防治高血压、高脂血症等疾病。

菊槐杜仲降压茶 有效治疗高血压头痛

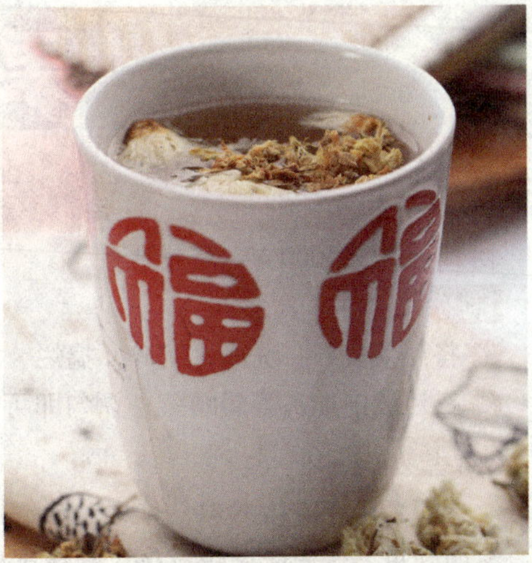

材料： 菊花3克，杜仲叶6克，槐花3克，绿茶6克。

制作方法

将菊花、槐花、杜仲叶和绿茶一起放入碗中，用开水冲泡5分钟后，去渣取汤当茶饮用。

降压功效

此茶能有效治疗高血压头痛、耳鸣、腰膝酸软等症状。

苦瓜绿茶 减少血脂氧化 调节血压

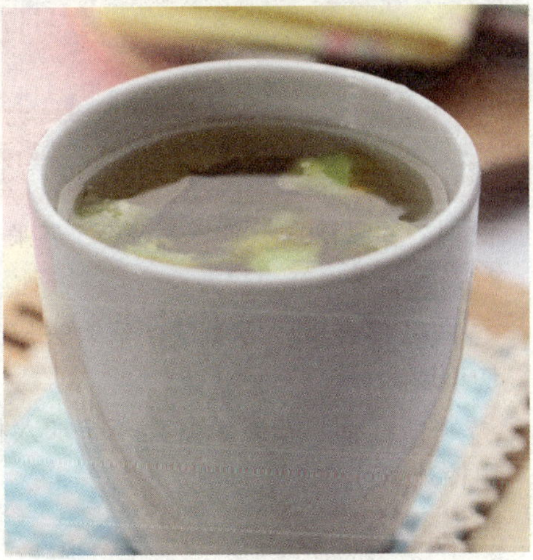

材料： 苦瓜干20克，绿茶叶12克。

调料： 蜂蜜少许。

制作方法

1. 汤锅中加入适量的水煮滚后熄火，加入苦瓜苷和绿茶叶泡2分钟。
2. 将材料过滤掉，取汤汁加蜂蜜调味即可。

降压功效

苦瓜有降血压和降血糖、减少血脂氧化的功效，绿茶能改善高血压。

蜂蜜菊花降压茶 调整血压 稳定情绪

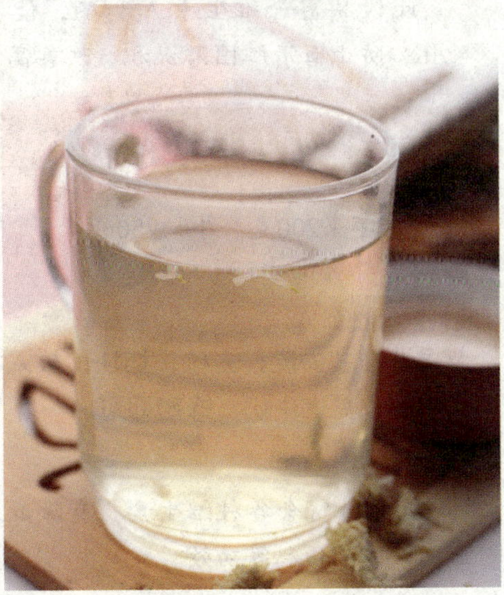

材料： 蜂蜜6克，菊花瓣10克。

制作方法

1. 汤锅加入适量的水煮滚后，放入菊花煮3分钟。
2. 过滤掉菊花，在汤汁中加入蜂蜜调味即可。

降压功效

菊花是稳定情绪的降血压良药，蜂蜜能调整血压，改善心血管功能。

果蔬汁

芹菜蜂蜜汁 具有降压清热作用

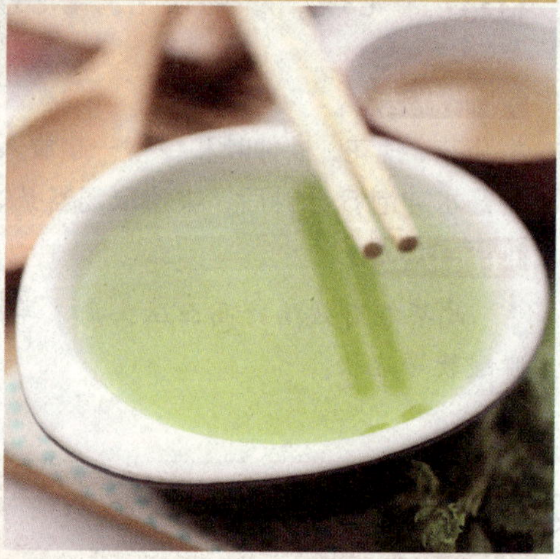

材料： 芹菜1000克，蜂蜜适量。

制作方法

1. 将芹菜去根，洗净，切碎，捣烂，榨汁。
2. 在汁液中加入等量蜂蜜，调匀即可。

降压功效

芹菜具有清热利湿、镇定神经、降低血压的作用，蜂蜜能保护血管，舒缓血压。

西红柿大白菜汁 控压降糖防便秘

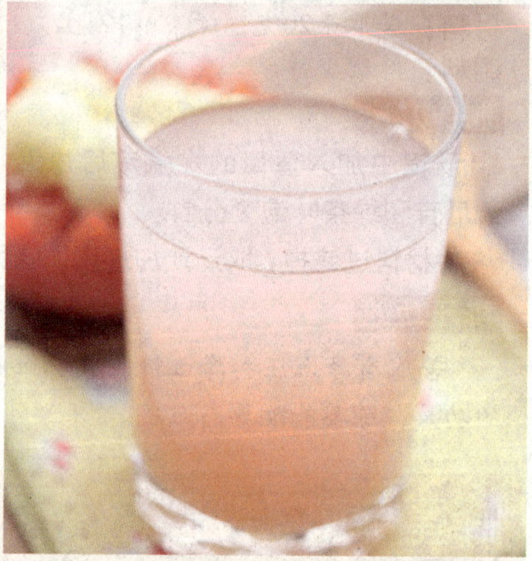

材料： 白菜120克，西红柿两个，苹果半个。

制作方法

1. 西红柿去皮，切小块；苹果去皮、核，切小块。
2. 将西红柿、苹果、白菜一起加入榨汁机中榨汁即可。

降压功效

此饮品富含维生素A和硒，能抗血管硬化、防止血清胆固醇沉积、改善高血压。

苹果牛奶降压汁 降低血脂和血压

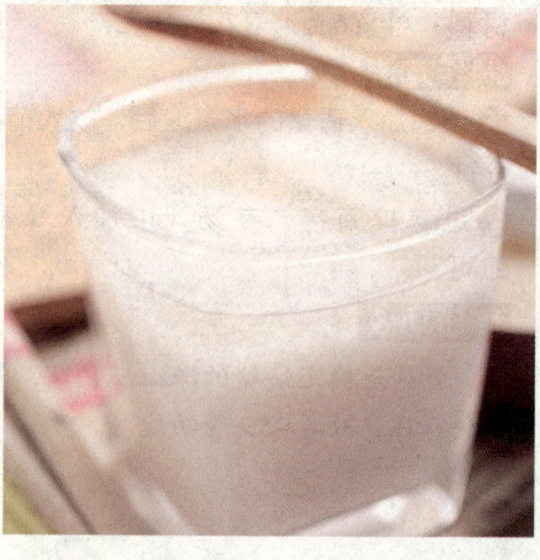

材料： 苹果200克，牛奶250毫升。

调料： 蜂蜜适量。

制作方法

苹果洗净，去皮，去核，切块，放入榨汁机榨成汁，兑上牛奶、蜂蜜即可。

降压功效

此果汁富含各种维生素，有降低血压和血脂、防治便秘等功效。

第五章

高血压并发症患者的对症食谱

高血压并发症患者的对症食谱

高血压并发血脂异常

血压与血脂总是互相影响，血压高易引发血脂异常，血脂异常往往会使高血压症状加重。高脂血症的主要表现是胆固醇和（或）三酰甘油异常，异常升高的这些脂质容易沉积在细胞内以及血管壁上，造成血管管腔的狭窄，升高血压，引起心血管疾病。高血压并发血脂异常要给予重视，药物治疗和饮食调养同样重要。

饮食原则

(1)控制总能量的摄入。每天摄入的总能量不宜过高，以保持理想体重。

(2)减少胆固醇摄入。胆固醇轻度增高者每天胆固醇的摄入量不应超过300毫克，中、重度胆固醇增高者每日摄取的胆固醇摄入量应减少至200毫克。少食或不食含有较高胆固醇的食物，如动物内脏和油脂、蛋黄、干贝、鱿鱼、蟹黄等。

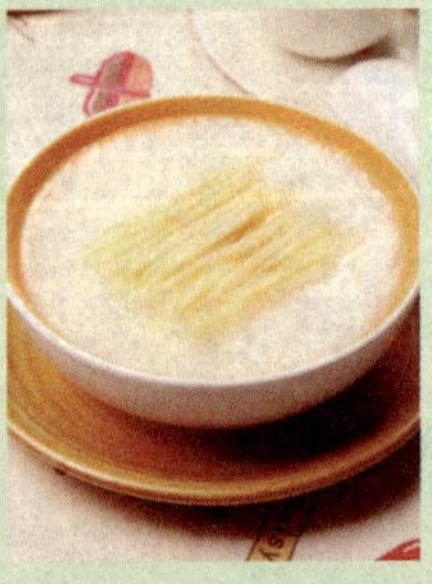

(3)减少油脂摄入。高血压并发血脂异常患者应在平时饮食中减少食用油的用量，避免食用重油、油煎、油炸食品。

(4)适当地减少钠盐的摄入。每日食盐的摄入量应在3克以下，并常吃紫菜、海带、土豆、香蕉、蘑菇等富含钾、钙的食物，以促进体内钠的排泄。

(5)补充膳食纤维。多吃粗粮和蔬菜，补充膳食纤维，能促进多余胆固醇的排泄，对高血脂病情的控制十分有益。

(6)适量多吃大蒜、苦瓜、洋葱、山楂、海带等具有调脂作用的食物。

注意事项

(1)清淡饮食，烹调油、盐要限量，适宜选择富含不饱和脂肪酸的植物油，条件允许的话，最好选用橄榄油、茶油等含油酸高的油脂，利于调节血脂。

(2)高胆固醇血症患者每周可以吃两三个蛋黄，高三酰甘油血症患者每天可以吃一个蛋黄。

(3)酒精会加重高血压和高血脂的病情，高血压并发血脂异常患者不宜喝酒。

(4)每餐不宜吃得过饱，晚餐尤其要少吃。

推荐食谱

豌豆面

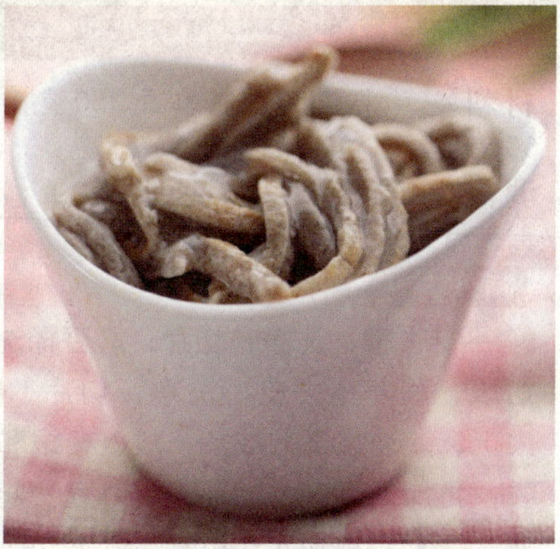

材料： 豌豆 100 克，全麦面条 50 克。
调料： 盐2克，蘑菇精1克，香油少许。

制作方法

1 将全麦面条下入滚水中煮熟，捞出过凉，沥干水分。2 豌豆择洗干净，打成汁；将豌豆汁倒入汤锅中，加一碗水煮沸。3 在汤锅中加入盐、蘑菇精和面条煮熟，搅拌均匀，出锅前淋入香油即可。

芋香拌饭

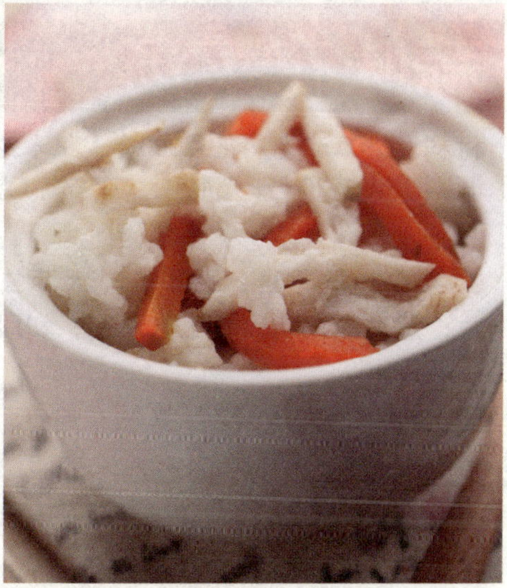

材料： 芋头30克，胡萝卜20克，大米饭1碗。
调料： 盐2克，香油少许。

制作方法

1 将芋头、胡萝卜分别去皮，清洗干净，切成细丝，备用。
2 将胡萝卜丝和芋头丝蒸熟。
3 将蒸熟的胡萝卜丝和芋头丝、盐、香油拌入米饭中即可食用。

西芹炒洋葱

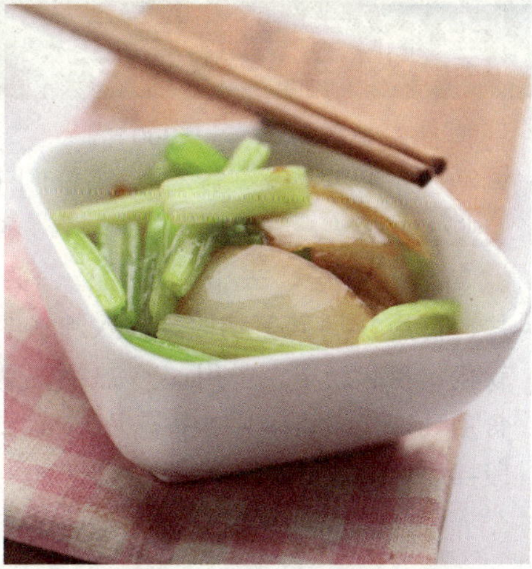

材料： 西芹200克，洋葱50克。
调料： 植物油少许，盐2克，蘑菇精2克。

制作方法

1 西芹择洗干净，切成段；洋葱清洗干净，切片。
2 锅置火上，入油烧至八成热，放入西芹和洋葱快速翻炒。
3 起锅前加入盐和蘑菇精，略炒，盛盘，即可。

鲜菇炒豇豆

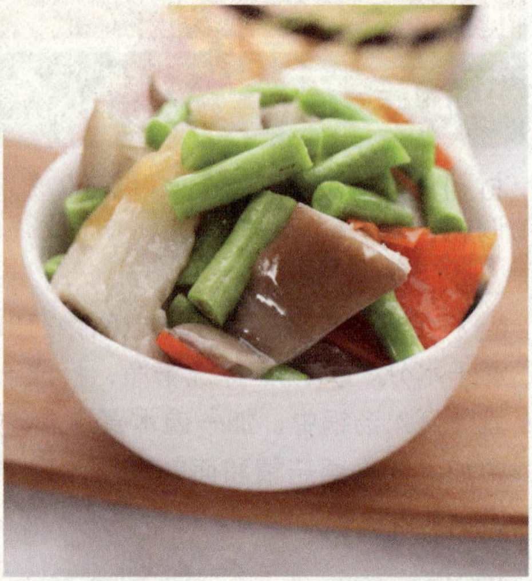

材料：鲜平菇80克，豇豆150克，胡萝卜50克。

调料：姜末5克，葱末5克，盐2克，植物油、蘑菇精各少许。

制作方法

1 平菇去蒂，洗净，切片；豇豆择洗干净，切段；胡萝卜去皮，洗净，切片。2 锅置火上，入油烧至七成热，放入姜末和葱末爆香，再加入平菇、胡萝卜、豇豆一起翻炒至熟。3 起锅前加入盐和蘑菇精炒匀即可。

蒜味花菜汤

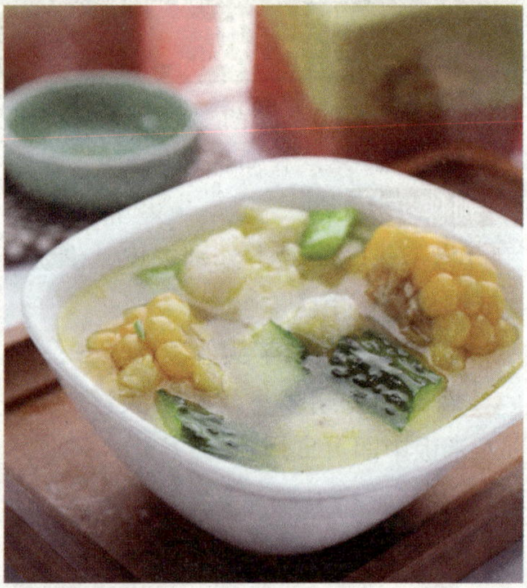

材料：黄瓜50克，花菜300克，玉米200克。

调料：大蒜20克，葱10克，蘑菇精3克。

制作方法

1 花菜择洗干净，掰小朵；大蒜去皮，切片；葱洗净，切段；玉米洗净，切段；黄瓜洗净，切块。

2 锅中入油烧热，放入葱和蒜爆香，加入适量水煮开。

3 放入黄瓜、玉米、花菜一起熬煮至熟，起锅前加入蘑菇精调味即可。

清炒香菇芦笋

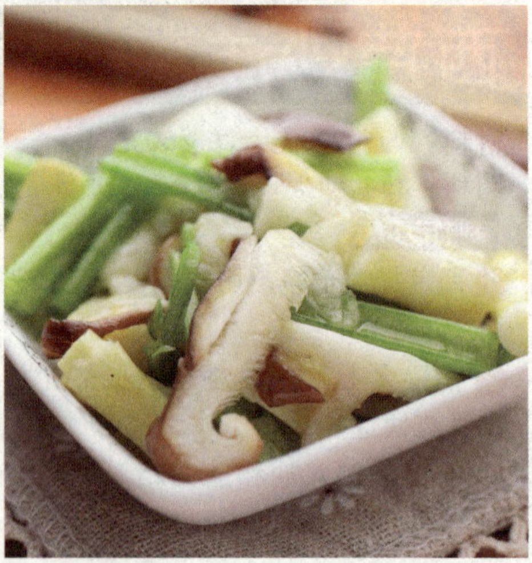

材料：鲜香菇5朵，芦笋300克。

调料：食用油适量，蒜2颗，鸡粉1小匙。

制作方法

1 鲜香菇洗净、去根，切片；蒜头去皮切片，备用。2 芦笋切段，放入沸水中氽烫至软化，捞起沥干，备用。3 热锅，倒入少许食用油油，爆香蒜片、香菇片。4 加入芦笋段拌炒均匀，加鸡粉调味即可。

高血压并发冠心病

高血压患者比一般人患上冠心病的概率高，高血压和冠心病的发生和发展都与饮食密切相关。

高血压并发冠心病患者在进行药物治疗的同时，应该辅以饮食调理的方式来稳定、控制病情，以避免其他心脑血管疾病的发生。

饮食原则

(1) 掌控蛋白质供给量。

蛋白质是心脏必需的营养物质，应适量摄取，以免摄入过多增加心脏的负担。高血压并发冠心病患者每日食物中蛋白质的含量以每千克体重不超过 1 克为宜。

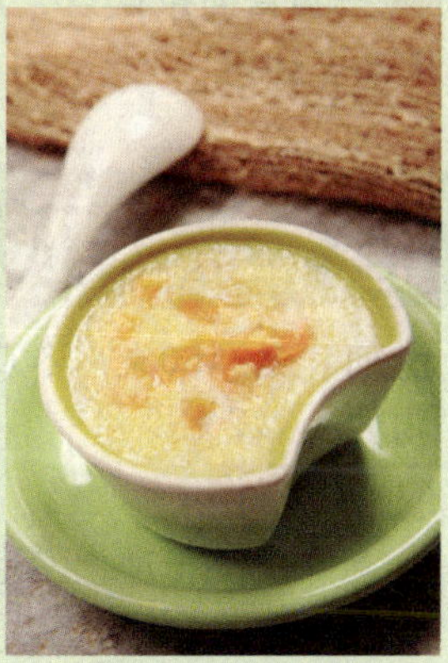

(2) 控制总热量的摄入。

低热量饮食，以保持正常体重。

(3) 限制脂肪和胆固醇摄入量。

少吃或不吃肥肉、猪油等动物脂肪较多的食物和动物内脏等富含胆固醇的食物。高血压并发冠心病患者每天胆固醇的摄入量应少于 300 毫克。

(4) 控制钠的摄入量。

清淡饮食，每日盐的摄入量控制在 3 克以下。

(5) 三餐定时定量。

定时定量进餐，且注意荤素搭配，营养均衡，不宜吃得过饱，以减轻心脏负担。

(6) 补充维生素 C、钾等营养素。

多吃富含维生素 C 及钾的蔬菜和水果，每天不少于 500 克。

注意事项

(1) 适量饮茶。

茶叶中的茶多酚，可改善微血管壁的渗透性，有效增强心肌和血管壁的弹性和抵抗力；茶叶中的茶碱，能扩张冠状动脉，增强心肌功能。

可见，茶叶对高血压及冠心病都有益，高血压并发冠心病患者可以适量饮茶。

(2) 少吃甜食和油腻食物，适量多吃些粗粮和豆制品。

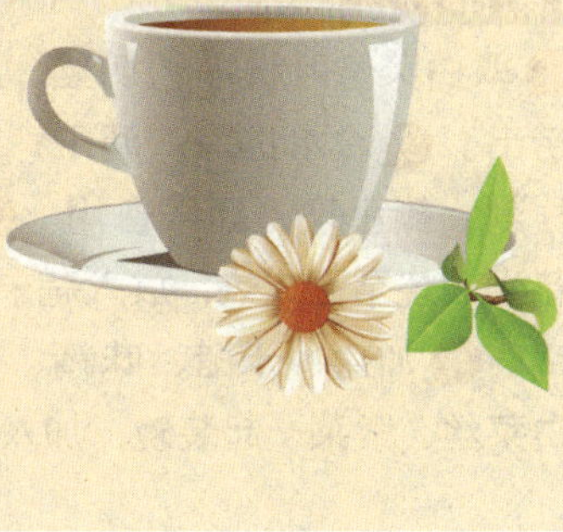

(3) 每周可吃一两次海鱼，摄入海鱼中含有的不饱和脂肪酸，对心血管有益。

(4) 烹调方式以蒸、煮、烩为主，烹调时要少油少盐。

(5) 少吃或不吃腌制食品、加工食品、饮料、糖果、奶油等。

推荐食谱

荞麦凉面

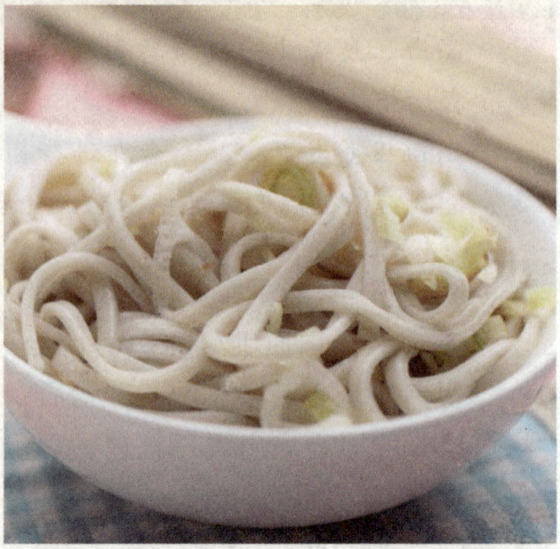

材料：荞麦面条300克。

调料：姜20克，葱、盐各少许。

制作方法

1. 将荞麦面条放入沸水中煮熟，捞出过凉。
2. 将姜清洗干净，磨成泥；葱择洗干净，切成葱花。
3. 将荞麦面条摆盘，放入姜泥和盐拌匀，撒上葱花即可。

薏仁冬瓜粥

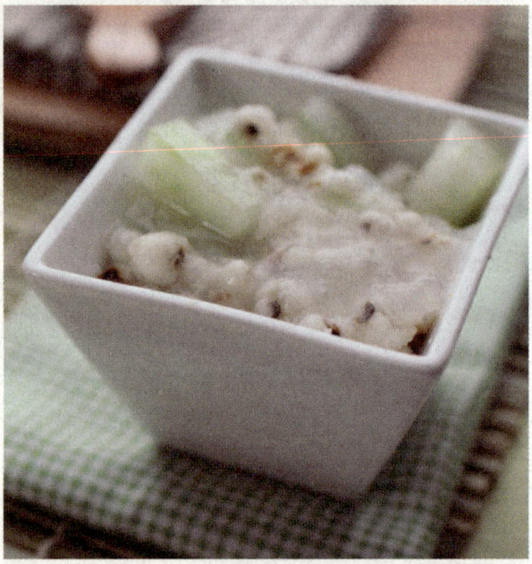

材料：薏仁50克，冬瓜100克。

调料：盐2克。

制作方法

1. 薏仁淘洗干净，浸泡2小时；冬瓜去皮，去瓤，切块。
2. 汤锅加入适量的水煮滚，再加入薏仁煮至半熟。
3. 放入冬瓜块煮熟，加入盐调味即可。

白菜丝拌紫菜

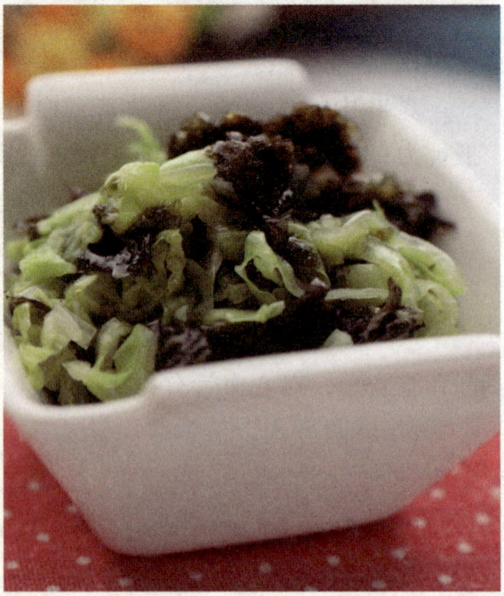

材料：白菜350克，紫菜15克。

调料：大蒜20克，花生油、盐、米醋、味精、香油各适量。

制作方法

①取白菜嫩叶洗净，切丝，入沸水锅稍烫，捞出。②冷水过凉，沥干；紫菜放温水浸泡片刻，撕小块，沥干备用。③锅置火上，放花生油烧至五成热，放入蒜末煸炒出香味，出锅。④加盐、米醋、味精、香油拌匀成汁。白菜丝、紫菜一起装碗，加入味汁调匀即可。

香菇茄条

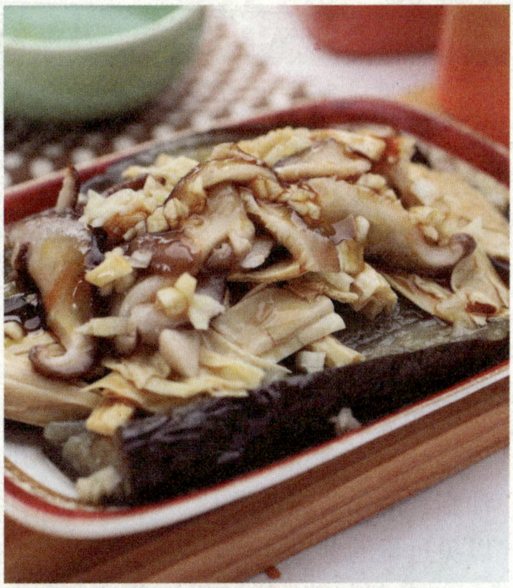

材料： 鲜香菇40克，茄子100克，腐竹50克。

调料： 蒜蓉、盐、花椒、香油、植物油各适量。

制作方法

1 香菇洗净，去柄，切条，汆透，捞出挤干水分。2 茄子去蒂，洗净，切条，蒸软烂后挤干水分。3 腐竹泡软，洗净，切段，焯透后沥干。4 将茄条、腐竹和香菇一起装盘，放入盐和蒜蓉拌匀；锅中入适量油烧热，放入花椒炒香，捞出花椒，将热油倒入香菇盘中。5 加盖焖5分钟，淋香油拌匀即可。

丝瓜虾仁汤

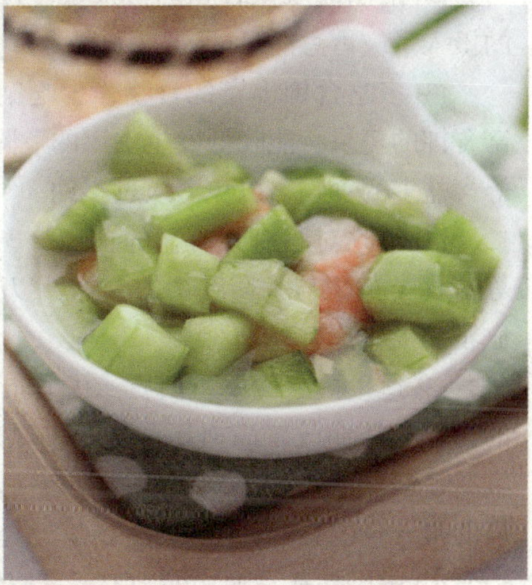

材料： 丝瓜100克，虾仁50克。

调料： 蒜末、水淀粉、胡椒粉、植物油各适量。

制作方法

1 丝瓜清洗干净，去皮，切块；虾仁挑去肠线后洗净。2 锅置火上，入油烧热，放蒜末炒香，放入丝瓜片翻炒至变色。3 加入适量清水，大火烧开后加入虾仁煮熟。4 放入胡椒粉调味，用水淀粉勾薄芡即可。

有机蔬果汁

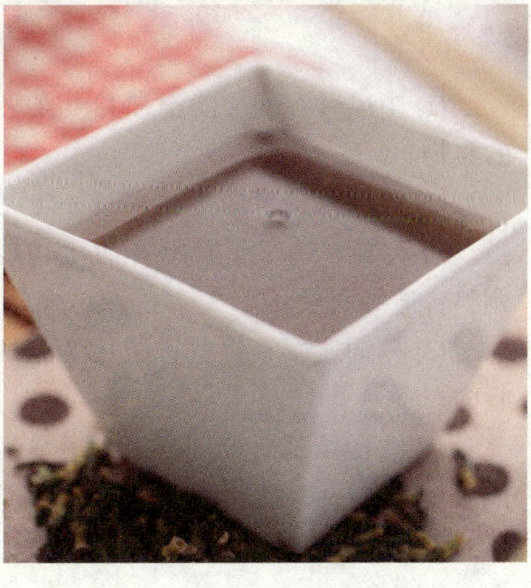

材料： 菠菜30克，苹果300克，凤梨100克，莲子心5克，矿泉水300毫升。

制作方法

1 菠菜清洗干净，汆烫，切段。

2 苹果清洗干净，切块。

3 凤梨去皮，切块。

4 将菠菜、苹果、凤梨、莲子心一起放入果汁机中，加入矿泉水，打成汁即可。

高血压并发中风

中风是脑卒中的俗称，是脑血管意外，如脑梗塞、脑出血、脑栓塞、蛛网膜下腔出血等急性脑血管疾病都属于中风，主要分为出血性和缺血性两类，高血压、动脉硬化可导致出血性中风；风湿性心脏病、细菌性心内膜炎等常形成缺血性中风。

中风发病急骤，症见多端，病情变化迅速，常留有后遗症，是威胁人类生命和生活质量的重大疾患。

高血压并发中风患者要及时就医，进行药物治疗，并积极配以饮食调养。

饮食原则

(1) 控制脂肪和糖分的摄入量。患者忌食肥肉、肥禽等脂肪高的食物，限量使用油脂，消化功能正常时，每天脂肪的摄入量占总能量的 20%~25%。患者宜少吃甜食，以免过量的糖在体内转化成脂肪。

(2) 限制碳水化合物的摄入量。每人每天的碳水化合物的摄入量应占总能量的 50%~60%。

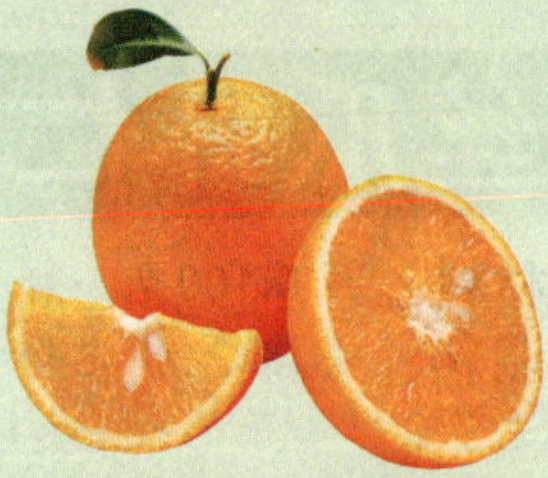

(3) 多吃含钾丰富的食物，少吃钠含量高的食物。常吃富含钾的蔬果，能降低发生中风的危险性；少吃腌渍、腊味等含盐多的食物，以免摄入过多钠。

(4) 常吃对脑血管有益的食物。患者宜多吃洋葱、番茄等富含类黄酮与番茄红素的食物，以防止血凝块堵塞脑血管、防止血管狭窄，对高血压和中风都有利。

(5) 适量摄入优质蛋白质。优质蛋白质能维持血管弹性、改善脑血流、促进钠盐的排泄，从而改善高血压和防止中风发生，所以，患者在肝肾功能健全的情况下，宜适量食用鸡肉、鸭肉、鹅肉、鱼肉、兔肉等含优质蛋白质的食物，保证每天蛋白质的摄入量占总能量的 12%~15%。

(6) 中风导致吞咽功能丧失者，应给与全流质鼻饲饮食。

注意事项

(1) 中风后吞咽功能正常者，宜吃软烂易嚼的食物，避免大块、多渣及有骨、刺的食物。

(2) 鼻饲饮食者应少量多餐，定时定量，每天 5~6 餐，根据患者消化功能，调整合适的用量。

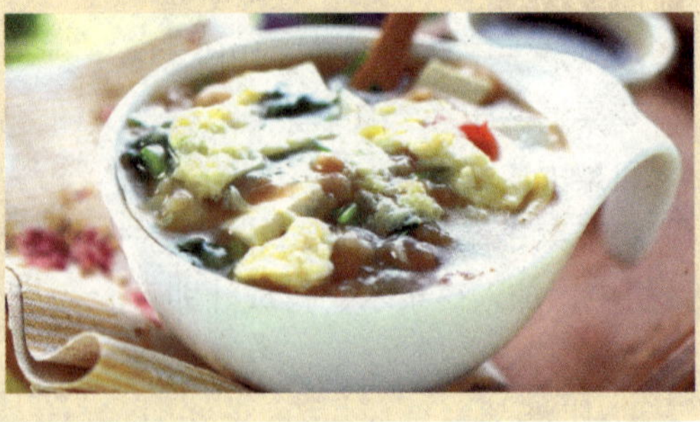

(3) 鼻饲速度宜慢些，防止返流到气管内。

(4) 饮食控制要合理，摄入适量的热能、氨基酸、磷脂和维生素等，利于中风的预防和恢复。

推荐食谱

红薯花生饭

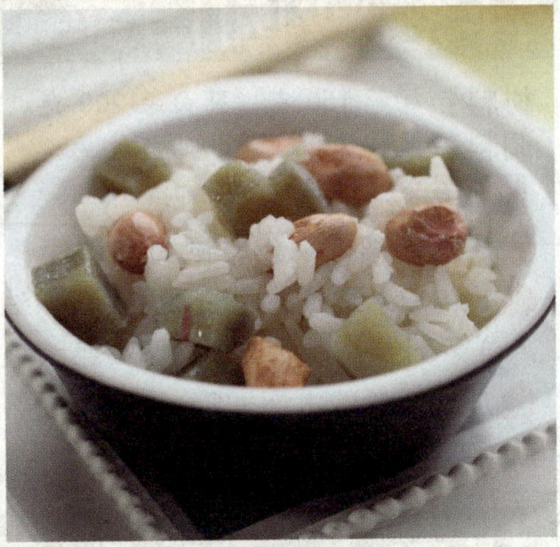

材料： 红薯50克，花生40克，大米100克。

制作方法

1. 将红薯清洗干净，去皮，切丁。
2. 将花生用清水浸泡半个小时，捞出，清洗干净；大米淘洗干净，备用。
3. 将红薯丁、泡好的花生和大米一起放入电饭锅内，加入适量清水，用电饭锅煮熟即可食用。

燕麦南瓜粥

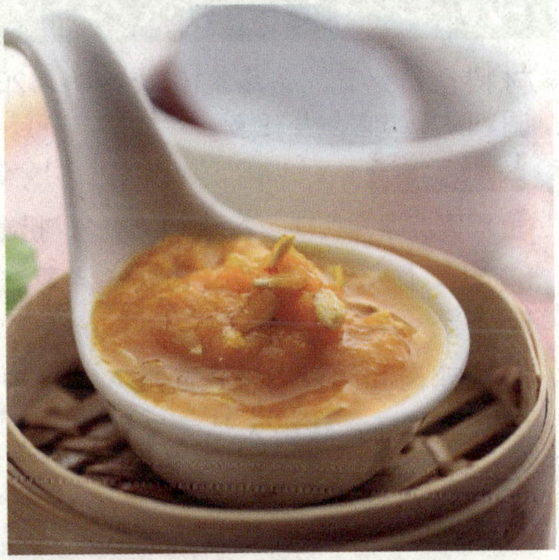

材料： 燕麦片100克，南瓜100克。

制作方法

1. 南瓜清洗干净，去皮，去内瓤，切成片；燕麦片清洗干净。
2. 将南瓜片和燕麦片放到锅中，加入适量的清水，大火煮开后转小火再煮20分钟。
3. 当南瓜片软后用勺子按碎，再煮10分钟即可。

西芹炒百合

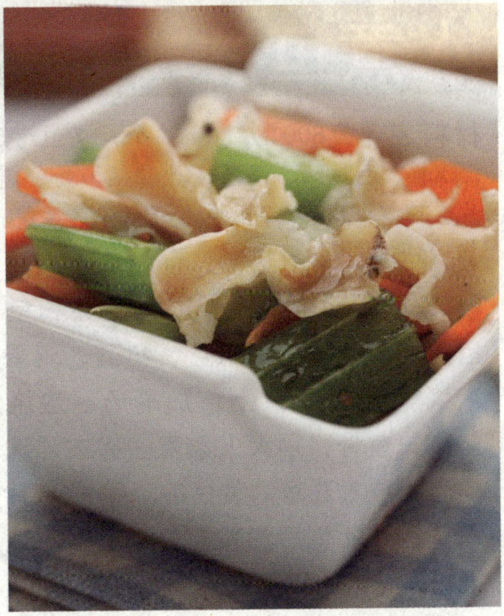

材料： 西芹150克，百合（干）200克。

调料： 食盐3克，味精6克，食用油适量，淀粉（豌豆）5克。

制作方法

1. 西芹洗净，切成3厘米见方的菱形块；
2. 百合洗净，掰成小瓣，用清水泡过；
3. 把西芹、百合放入沸水汤锅，烫至刚熟时捞起；
4. 炒锅放在火上，下油加热至五成油温，下西芹、百合，烹调料，快速翻炒至匀，放入味精，勾芡收汁后起锅装盘即成。

洋葱炒圆白菜

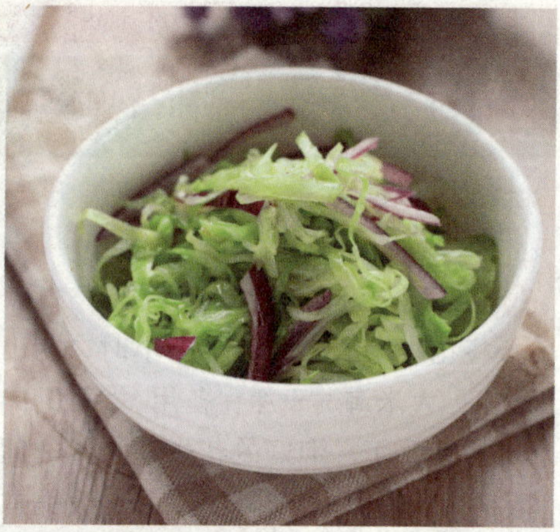

材料： 洋葱 150 克，圆白菜 200 克。
调料： 盐、味精、植物油各适量。

制作方法

1. 洋葱洗净，切丝；圆白菜洗净，切丝。
2. 锅内放入适量的底油，开中火，油热后倒入洋葱翻炒片刻，再放入圆白菜大火翻炒。
3. 加入适量的水焖煮2分钟至八成熟，加入盐、味精炒匀即可。

胡萝卜洋葱鸡肉汤

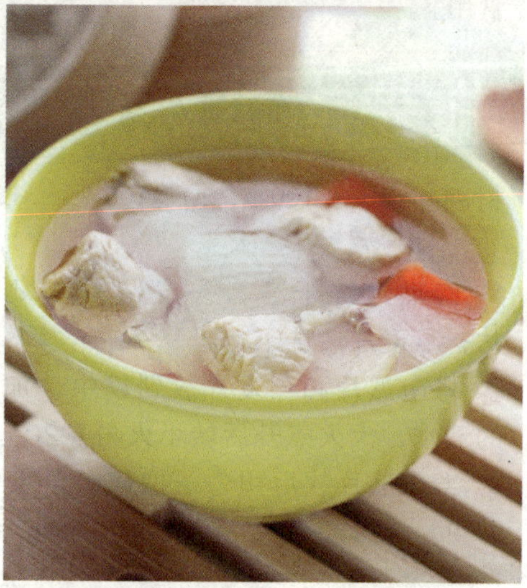

材料： 胡萝卜、洋葱各100克，鸡肉200克。
调料： 姜5克，盐适量。

制作方法

1. 鸡肉洗净，切块，入沸水中焯烫，捞出洗净。
2. 胡萝卜去皮，洗净，切块；洋葱洗净，切块；姜洗净，切片。
3. 将鸡肉和胡萝卜块一起放入砂锅中，加入适量水烧开，转小火炖煮至鸡肉熟，再放入洋葱块一起煲至洋葱熟。
4. 用盐调味即可。

水煮鱼片

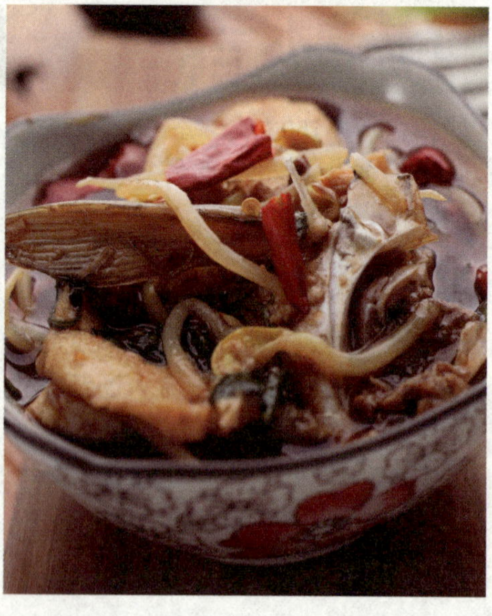

材料： 草鱼800克，鸡蛋1个，黄豆芽50克。
调料： 色拉油、高汤、盐、胡椒粉、料酒、姜片、蒜瓣、葱节、花椒粒、干辣椒各适量。

制作方法

1. 将草鱼宰杀洗净，取下鱼头和鱼骨，将鱼肉切成薄片，加入盐、料酒、鸡蛋清拌匀上浆。2. 锅置火上，加高汤、盐烧沸，下鱼头、鱼骨，用大火熬煮。撇去浮沫，滴入料酒，放入洗净的黄豆芽。3. 把鱼片抖散入锅，鱼片断生后加入姜片、蒜瓣、葱节、胡椒粉、花椒、干辣椒熬煮两分钟即成。

高血压并发糖尿病

高血压病人患糖尿病时，糖代谢紊乱会加速肾动脉和全身小动脉硬化，使外周阻力增加，导致血压升高。

高血糖可使血容量增加，肾脏超负荷，水钠滞留，使血压升高。

所以，高血压合并糖尿病患者要坚持合理的药物治疗，及时降糖和降血压，以免加重病情，伤害人体其他器官，也要在饮食方面做到“四低一高”即是低热量、低糖、低脂肪、低钠和高纤维饮食。

饮食原则

(1) 低热量饮食。

控制总热量的摄入，适量运动，使摄入和消耗的热量达到平衡，以维持标准体重。由于主食是热量的主要来源，故患者应注意限制每天主食的摄入量。医学专家的建议是少量多餐，每天 3 ~ 4 餐的主食总量不应超过 350 克，肥胖型患者最好控制在 250 克左右。

(2) 低糖饮食。

高血压并发糖尿病患者慎吃含糖量高的食物，主食多选用不易升高血糖的全谷类和粗粮等食物，如荞麦、燕麦、玉米等，还要少吃土豆、山药、红薯等淀粉含量较高的薯类。

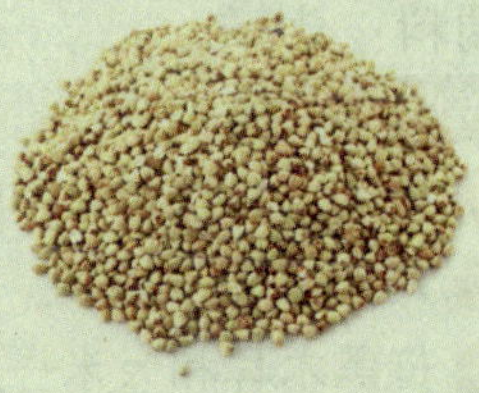

(3) 低脂肪饮食。

高血压并发糖尿病患者要认真控制饮食中的脂肪摄入量，保持低脂饮食状态，不吃肥肉、肥禽等脂肪含量高的食物，少吃动物内脏、动物皮、蛋黄等胆固醇高的食物。

(4) 低钠饮食。

高血压并发糖尿病患者要清淡饮食，严格限盐，每天钠盐的摄入量不应超过 3 克，并应常吃富含钾和钙的食物，帮助减少体内钠的含量。

(5) 高纤维饮食。

可溶性植物纤维有利于改善血管壁的不良状态，植物纤维还可抑制脂肪和糖的吸收。因此，患者需要增加含植物纤维多的蔬果、豆类、谷类等食物的摄入，每天蔬菜的摄入量应不少于 500 克。

注意事项

(1) 不吃或少吃各类食糖、糖果、蜜饯、甜品、含糖饮料、糖水罐头、盐腌食物、含钠较高的加工食品，如香肠、火腿、罐装泡菜等，以及瓜子、花生等高脂肪、碳水化合物较多的零食。

(2) 每天至少安排三餐，定时定量，晚饭不要吃得太晚，18:30~19:30 为宜。

(3) 培养良好烹饪习惯，少用油炸、油煎的烹调方法，宜采用蒸、煮、炖、熬等烹调方法，并注意少油少盐少调料。

推荐食谱

苦瓜粥

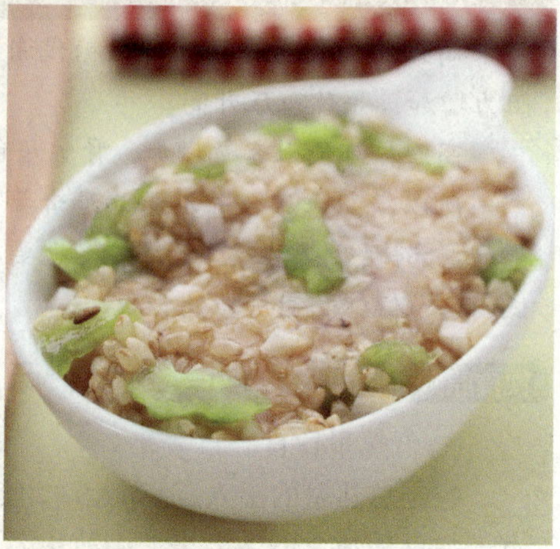

材料： 白萝卜30克，苦瓜100克，糙米50克。
调料： 酱油少许。

制作方法

1. 将白萝卜去皮，切碎状；苦瓜清洗干净，去瓤，切成片；糙米清洗干净备用。
2. 将糙米、苦瓜和萝卜一起放入锅中，加入适量清水熬煮至粥软烂。
3. 在煮熟的粥中加入适量酱油调味即可。

木耳饭

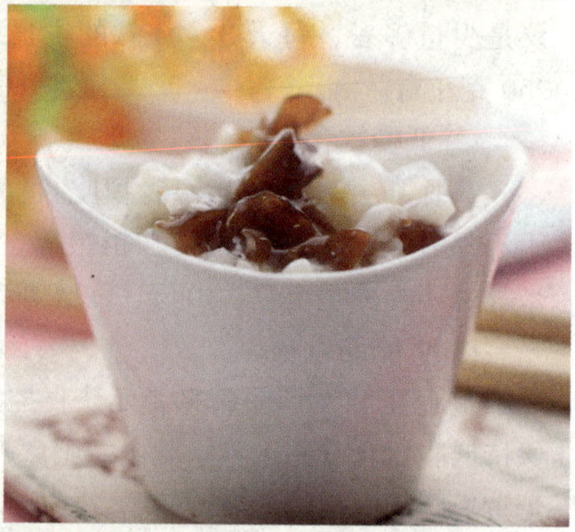

材料：（水发）黑木耳50克，大米100克。
调料： 盐2克。

制作方法

1. 将黑木耳洗净，切成细丝。
2. 大米淘洗干净。
3. 将黑木耳和大米一起放入电饭锅内，加适量水，煮熟后焖盖保温10分钟以上即可。

萝卜鲜虾汤

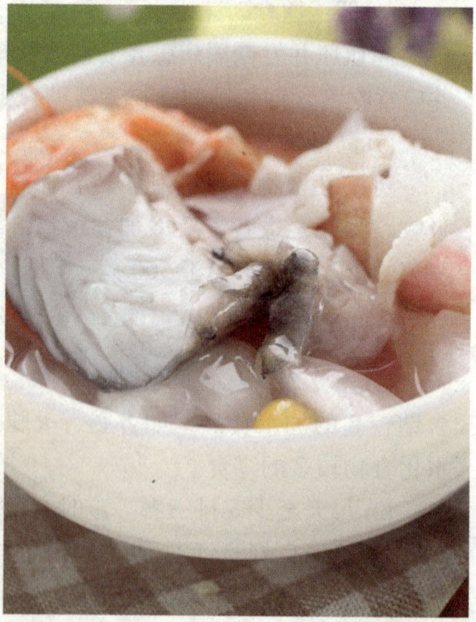

材料： 鲜虾10只、白萝卜40克、鱼片少许。
调料： 葱，姜各5克，料酒、盐、白胡椒粉、鸡精、香油各适量。

制作方法

1. 鲜虾剪去虾脚虾枪，挑去虾线后冲洗干净，鱼片过水煮熟，备用。2. 生姜切丝，萝卜去皮切成片，入沸水锅中焯一下捞出。3. 锅里放入清水，加入焯好的萝卜片和姜丝。4. 水开后煮5分钟，加入鲜虾，烹入料酒。5. 煮至鲜虾变色弯曲，加盐、白胡椒粉、鸡精调味，最后放入煮好的鱼片。6. 滴几滴香油，撒上葱花或香菜末即可。

豆腐酸辣汤

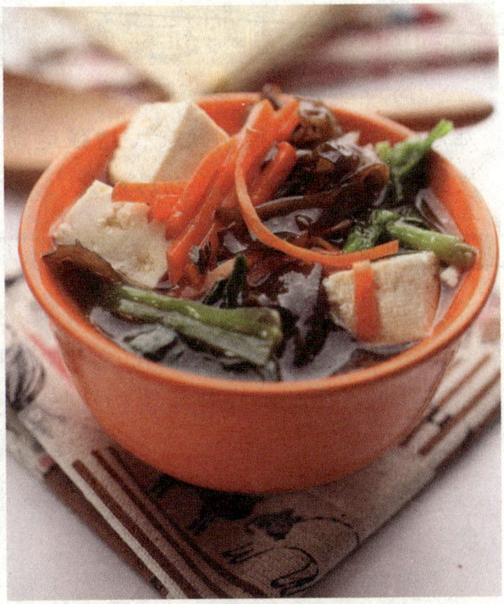

材料： 豆腐150克，干黑木耳20克，菠菜30克，胡萝卜20克。

调料： 姜10克，酱油、米醋、胡椒粉、植物油、香油各适量。

制作方法

1 将豆腐切块；黑木耳泡发，去蒂，切片。2 菠菜择洗干净，切段；胡萝卜洗净，切丝；姜洗净，切丝。3 取汤锅加入适量清水，煮开后放入植物油和姜丝，再依次放入豆腐、胡萝卜、黑木耳、菠菜。4 起锅前加入酱油、米醋、胡椒粉、香油调味即可。

肉丝炒菠菜

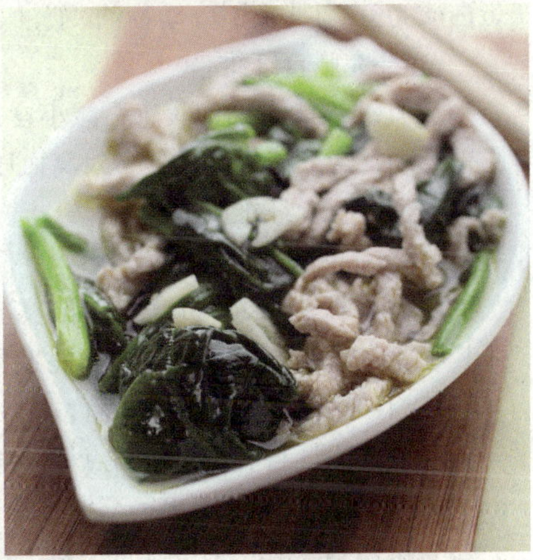

材料： 猪瘦肉100克，菠菜100克。

调料： 蒜10克，盐2克，植物油少许。

制作方法

1 将猪瘦肉洗净，切成丝；菠菜择洗干净，切段；大蒜去皮，切成粒。

2 锅置火上，入油烧热，放入蒜粒爆香，加入瘦肉丝煸炒至变色。

3 放入菠菜快速翻炒2分钟左右，加入盐炒匀即可。

百合丝瓜炒鸡片

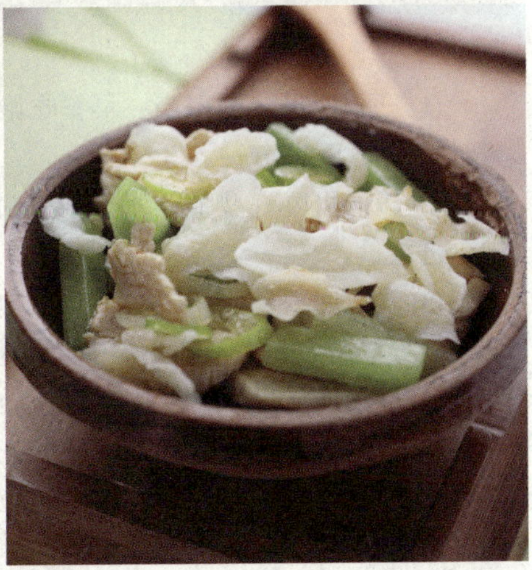

材料： 百合、鸡胸肉各200克、丝瓜400克。

调料： 蒜茸、葱片、麻油、胡椒粉、酱汁、绍酒、盐、生粉各适量。

制作方法

1 丝瓜去皮，用油略炒至软取出。2 鲜百合剥成瓣后，洗净。3 鸡胸肉切成薄片，泡嫩油至九成熟。4 另烧热油2汤匙，爆香蒜茸、姜茸和干葱片，将鸡肉回锅，加入调味炒至熟，加入丝瓜及百合拌匀即可。

高血压并发肥胖症

高血压患者大多是肥胖者，而肥胖者也比其他人易患高血压。高血压并发肥胖症患者，应及时控制饮食，增强运动，减轻体重，接近或达到正常体重，否则易引发血脂异常、糖尿病、动脉硬化、冠心病、痛风等其他疾病。

饮食原则

(1) 低热量饮食。

多吃蔬菜、谷物、豆制品等能增加饱腹感又含较少热量的食物，少吃或不吃畜肉、油炸食品、甜品等高热量食物，坚持低热量饮食，均衡膳食结构，并伴以适当运动，以降低体重。

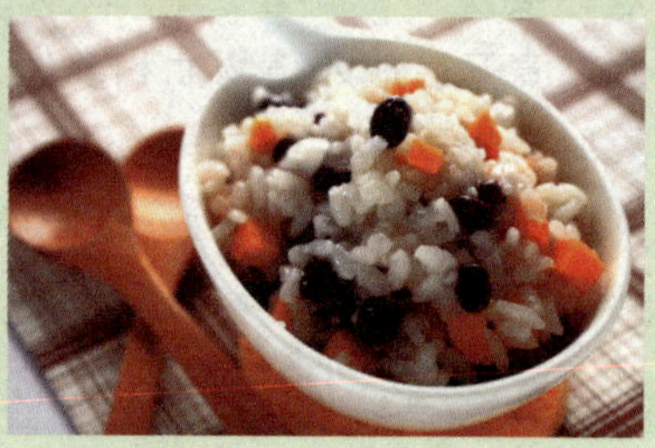

(2) 坚持高蛋白、低脂肪、低碳水化合物的饮食习惯。

保证蛋白质的充分摄入，每天每千克体重 1 克蛋白质为宜，少吃肥肉、动物油、奶油、糖果等食物。

(3) 补充膳食纤维。

膳食纤维能增加饱腹感，减小食欲，并能促进肠胃蠕动，帮助消化和排便，对高血压并发肥胖症患者十分有利，所以应多食蔬菜、粗粮等富含膳食纤维的食物。

(4) 控制食量。

不宜暴饮暴食，饮食要定时定量，少量多餐，每顿饭以吃“半饱”为好，晚餐尤其不要多吃，餐后不要再吃其他零食。

(5) 不喝酒和饮料，远离零食。

啤酒、甜饮料、蜜饯、甜点等，都是易引起肥胖的食物，肥胖者应少吃或不吃。

(6) 禁用油煎炸、腌熏等烹调方法。

宜采用蒸、煮、炒、拌等烹调方法。

注意事项

(1) 三餐能量分配得当：早餐吃饱，午餐吃好，晚餐吃少。吃饭时细嚼慢咽，每餐时间不少于 20 分钟。

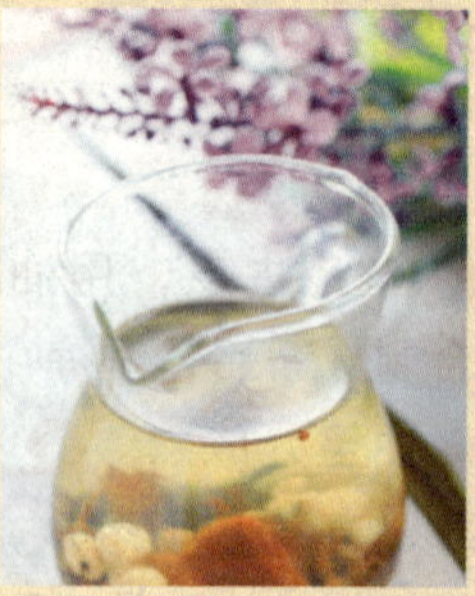

(2) 饭前可吃一些低糖水果或者喝杯水，然后再吃饭，能减少进食量。

(3) 吃饭时要认真，不要一边看电视或看书，一边吃饭，这样易分散精力，在不知不觉中超量进食。

(4) 每次只烹调少量食物，以免为了不剩菜饭而超量进食。

(5) 饭后不要立刻坐下，站立 30 分钟以上，帮助消化。

(6) 不要过度节食，以免节食结束后进食反弹太快，快速胖瘦，影响健康。

推荐食谱

杂粮饭

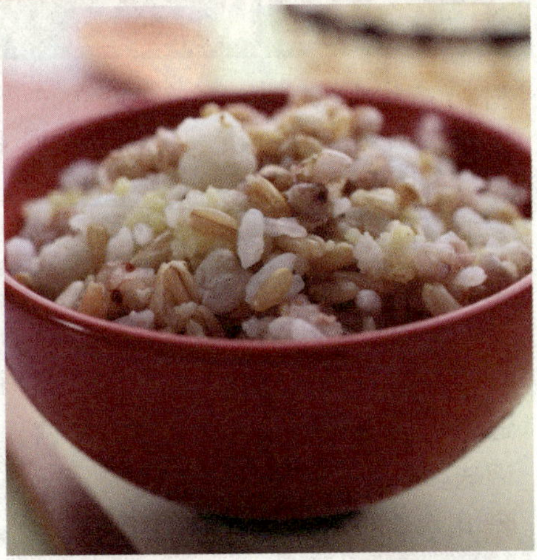

材料： 薏仁50克，荞麦40克，小米50克，燕麦40克，粳米50克。

调料： 盐少许。

制作方法

1. 薏仁、荞麦洗净，提前泡水2小时以上。
2. 小米、燕麦、粳米洗净备用。
3. 将所有食材放入电饭锅内，加入适量水，以电饭锅煮熟。
4. 用少许盐调味即可。

大米胡萝卜粥

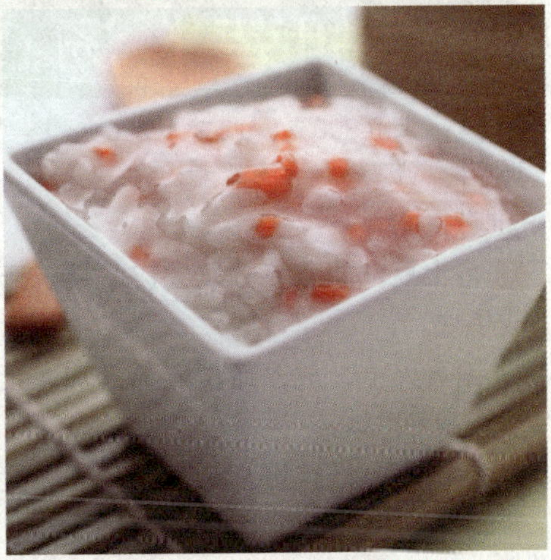

材料： 胡萝卜400克，大米100克。

调料： 盐少许。

制作方法

1. 胡萝卜去皮，洗净，切碎；大米淘洗干净，浸泡30分钟。2. 锅内下油烧热，放入胡萝卜煸炒片刻，盛出备用。3. 汤锅放适量清水煮开，放入大米煮至将熟。4. 放胡萝卜同煮，至粥黏、胡萝卜烂时，用少许盐调味即可。

鲜蔬烧豆腐

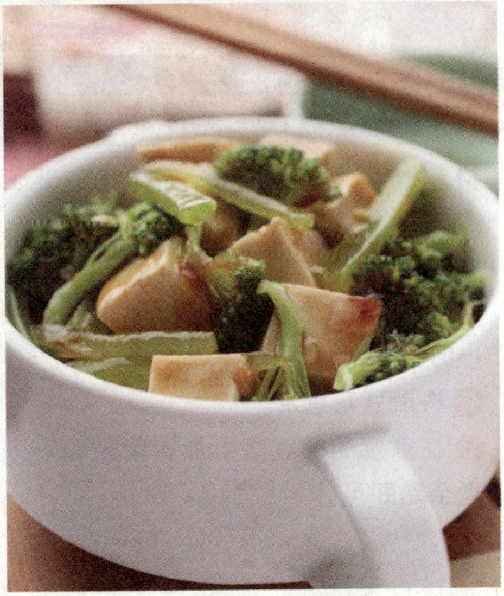

材料： 西蓝花20克，芹菜20克，豆腐100克。

调料： 葱花10克，酱油3克，植物油少许。

制作方法

1. 西蓝花择洗干净，撕小朵；芹菜洗净，去老叶，切丝；豆腐洗净，切块。2. 锅中加入适量水，烧开后加入酱油和植物油，将西蓝花和豆腐分别放入锅中汆煮，捞出，控干水分。3. 取炒锅入油烧热，将芹菜爆香，捞出沥油。4. 将西蓝花、豆腐和芹菜一同装盘，撒上葱花即可。

洋葱丝瓜

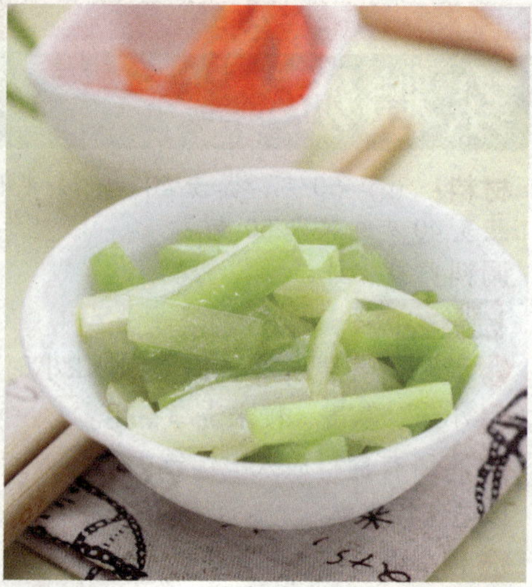

材料： 丝瓜300克，洋葱100克。

调料： 白糖、水淀粉、胡椒粉、香油、植物油、高汤各适量。

制作方法

1 丝瓜洗净，去蒂，去皮，切条；洋葱洗净，去老皮，切丝。

2 锅中入油烧热，放入丝瓜和洋葱稍炒，加适量高汤烧至丝瓜熟透，加入白糖、胡椒粉调味。

3 用水淀粉勾芡，淋入香油即可。

土豆胡萝卜汤

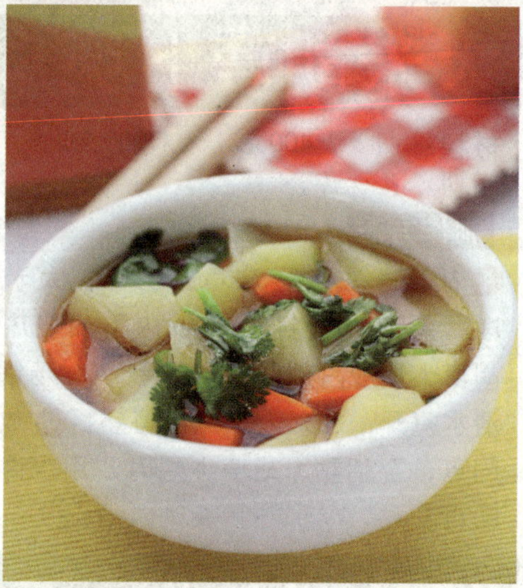

材料： 土豆300克，胡萝卜200克。

调料： 盐2克，清汤适量。

制作方法

1 将土豆、胡萝卜分别去皮，清洗干净，切成小块。

2 锅置火上，放入适量清汤，加入土豆、胡萝卜煮开。

3 转中火，继续煮至土豆、胡萝卜烂熟，加盐调味即可。

紫米燕麦饮

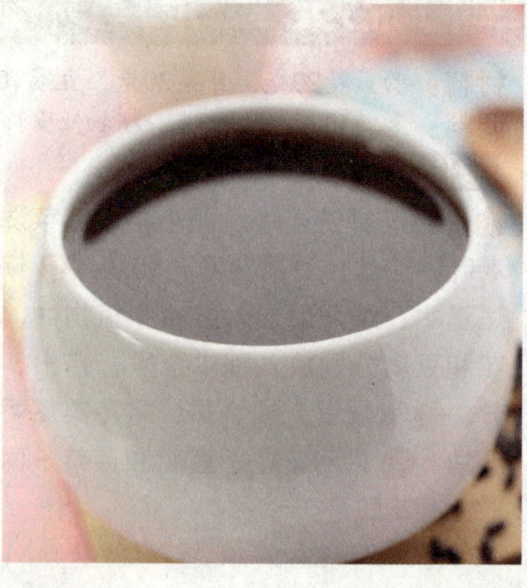

材料： 紫米30克，燕麦20克，黑豆浆300毫升。

制作方法

1 将燕麦淘洗干净；将紫米用清水浸泡半个小时，捞出，备用。

2 将黑豆浆煮沸。

3 在煮沸的黑豆浆中加入紫米和燕麦一起熬煮至熟即可。

高血压并发痛风

痛风是由于嘌呤代谢紊乱使血液中尿酸增多而引起的一种表现为关节炎反复急性发作的代谢性疾病。高血压患者是痛风的高发人群，可以通过调整饮食来减少嘌呤的摄入量，使尿酸降低，如果尿酸升高程度高，还要采取药物治疗。痛风不能痊愈，患者只有长期坚持正确的饮食和药物治疗。

饮食原则

(1) 避免食用高嘌呤食物。

少吃动物肝脏、啤酒、肉类、鲭鱼、凤尾鱼、沙丁鱼、虾、淡菜、石鸡、酵母等嘌呤含量较多的食物，多吃蔬菜、鲜果、奶等嘌呤含量低的食物，将每日膳食中嘌呤含量限制在 100~150 毫克以内。

(2) 保障每日总水量。

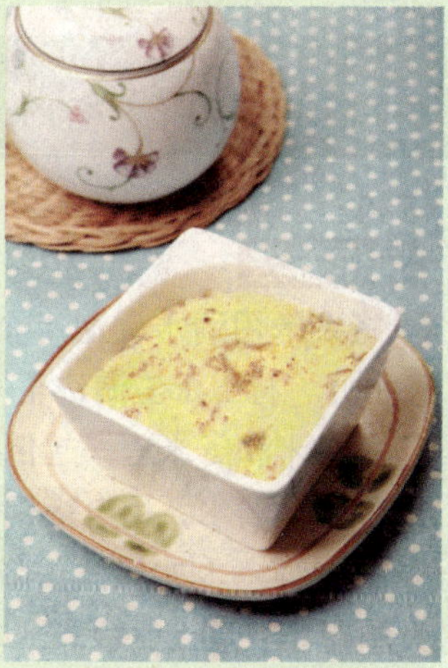

高尿酸是痛风患者的主要根结，而使其降低的办法之一就是饮水。所以，高血压并发痛风病者应当保证每日从汤、粥及饮水中摄入的总水量达到 2500~3000 克，以促进尿酸排出。

(3) 控制总热量摄入，保持正常体重。

肥胖是痛风的危险因素，肥胖者坚持低热量饮食，使体重接近或达到标准体重，对治疗痛风有利，也有助于改善高血压。

(4) 清淡饮食。

饮食要少油、少盐，每日盐摄入量应少于 3 克，采用煮、炖、氽等烹调方法，避免煎炸等高油脂烹调方法。

(5) 忌饮酒，尤其是啤酒。

酒精对尿酸排出有抑制作用，易诱发痛风，因而高血压并发痛风患者不宜饮酒及含酒精的饮料。

(6) 适量摄入蛋白质。

过多的蛋白质会增加嘌呤的合成量，所以高血压并发痛风患者要控制蛋白质的摄入量，牛奶、鸡蛋等含嘌呤较少的食物可作为蛋白质的首选来源。

注意事项

(1) 适量补充碱性食物，如新鲜蔬菜、水果、牛奶等，使尿液偏碱性，减少尿酸的形成。

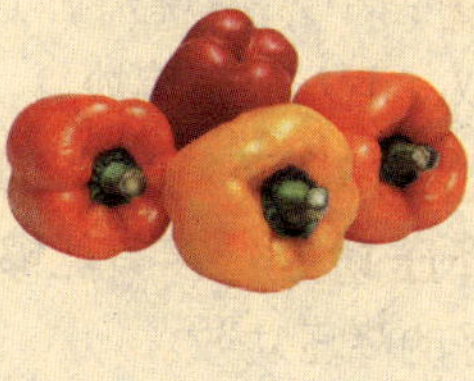

(2) 鱼汤、鸡汤、肉汤、火锅汤等汤中嘌呤含量较高，高血压并发痛风患者少喝。

(3) 高血压并发痛风患者不宜喝太多咖啡、茶，尤其不宜喝太浓的咖啡和茶。

推荐食谱

白萝卜蔬菜面

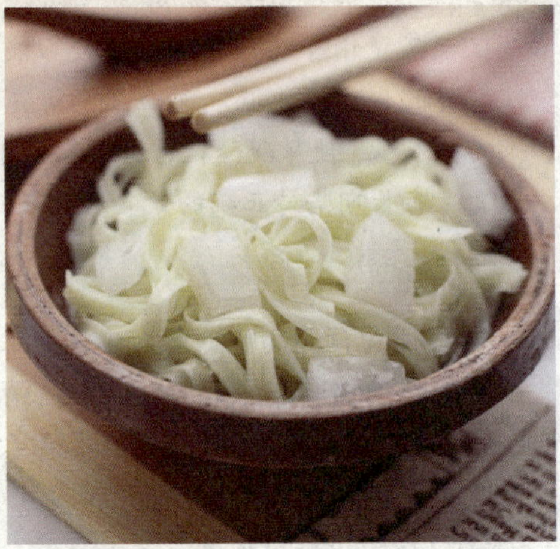

材料：白萝卜 30 克，蔬菜面 50 克。
调料：盐 2 克，鸡精 2 克。

制作方法

1. 将蔬菜面下入开水中煮熟，捞出过凉，沥干水分。
2. 白萝卜洗净，去皮，切成块。
3. 锅中放适量水，加入萝卜块煮熟，再放入蔬菜面，用盐和鸡精调味即可。

金银饭

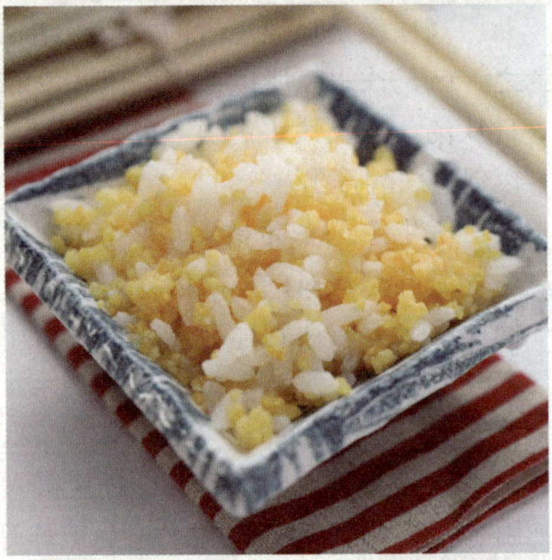

材料：大米60克，玉米渣15克。

制作方法

1. 将大米用清水浸泡半个小时后，捞出，沥干水分。将玉米渣淘洗干净，备用。
2. 将大米和玉米渣一起倒入电饭锅中。
3. 加适量清水，用电饭锅煮熟即可。

专家点评：利水渗湿，降血脂、降血压。
大厨献招：将金银饭煮至成粥，口味也很好。

清炒芦笋

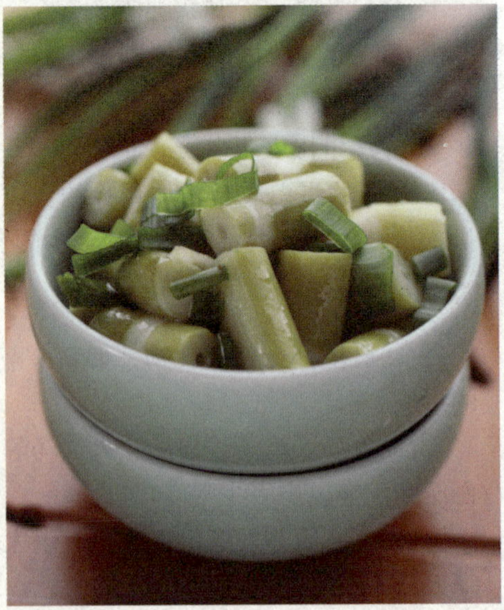

材料：芦笋400克。
调料：葱、花椒、盐、植物油各适量。

制作方法

1. 葱择洗干净，切成末。
2. 芦笋洗净，切段，入沸水中焯烫后，过凉，沥干。
3. 锅中入油烧热，放入花椒炒香，捞出花椒，下入葱末煸炒。
4. 再放入芦笋翻炒至熟，调入盐炒匀即可。

降压功效：芦笋能够滋肾、利水消肿，有很好的降压功效。

豆芽椒丝

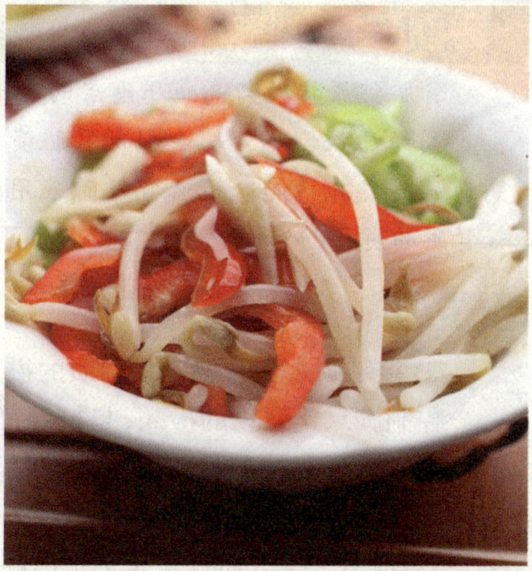

材料：绿豆芽200克，青红椒50克。

调料：盐、香油、白糖、醋、蒜各适量。

制作方法

1. 绿豆芽择洗干净，放入沸水中焯透，捞出，沥干。
2. 青红椒洗净，去蒂除子，切丝；蒜去皮，切成末。
3. 将绿豆芽和青红椒丝一起装盘，放入盐、香油、白糖、醋和蒜末拌匀即可。

枸杞山药汤

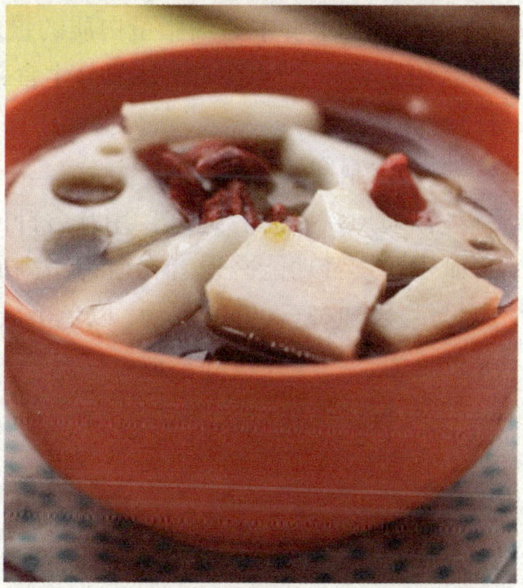

材料：土鸡肉300克，山药200克，枸杞若干颗。

调料：盐3克，鸡精粉2克，米酒适量，清水600毫升。

制作方法

1. 鸡肉剁块，山药切块，分别以滚水氽烫过后捞起洗净。
2. 材料全部放入炖锅中，加入枸杞、料理米酒、水混合均匀放入电锅中蒸约40分钟。
3. 蒸熟后加入适量的盐、鸡精粉调味即可。

猕猴桃杏汁

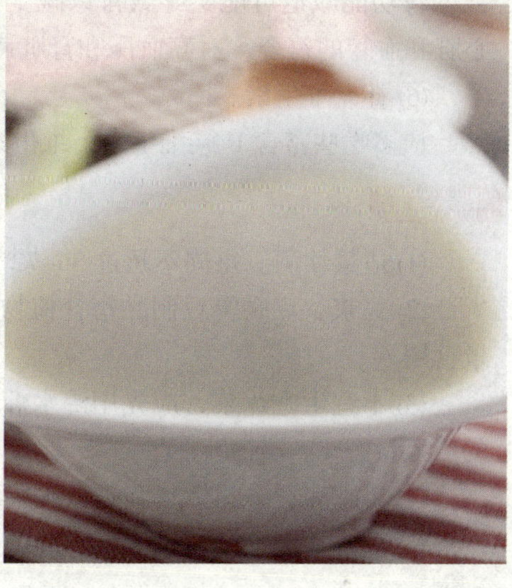

材料：猕猴桃200克，杏50克。

调料：蜂蜜适量。

制作方法

1. 猕猴桃洗净，去皮，切小丁；杏洗净，去核，切小丁。
2. 将猕猴桃和杏一起放入榨汁机，加入适量凉开水，榨成汁即可。
3. 将果汁倒入杯中，加适量蜂蜜调味。

高血压并发肾功能减退

肾脏健康状况与高血压患者的生活息息相关。

高血压控制不好，会引起肾脏受损；而肾脏病控制不好，也会导致血压升高。高血压并发肾功能减退者宜及时采用药物治疗，并用合理的饮食来控制高血压，减轻肾脏的负担，保护肾功能。

饮食原则

(1) 控制碳水化合物和蛋白质的摄入量。

控制碳水化合物的摄入，是控制每日摄入的总能量的第一步，利于维持身体健康。蛋白质摄入量要控制好，太少会消耗身体的肌肉，太多则会增加肾脏的负担。一般每人每天的蛋白质摄入量为30~50克，但具体蛋白质摄入量要以肾功能指标为指导。另外，蛋白质宜摄入质优且生理价值高的动物性蛋白质食物，如鸡蛋、鱼肉、乳制品等。

(2) 减少主食中非油脂蛋白质的量。

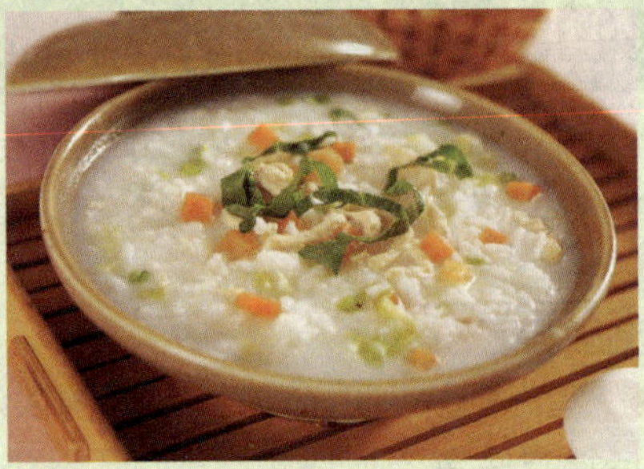

用薯类和麦淀粉来代替部分主食，利于保护肾功能。

(3) 控制钾的摄取量。

高血压疾病患者适宜食用富含钾的食物，但高血压并发肾功能减退者在血钾增高的情况下，应尽量减少吃富含钾的食物，以免造成血钾蓄积，导致乏力、心律失常等不适。

(4) 低盐饮食。

控制饮食中的钠盐，忌吃咸鱼、酱菜等盐腌食物、加工及腌制罐头等含盐量高的食物。

(5) 控制水分摄入量。

肾功能减退可能会导致排尿减少，如果多量饮水，会使水分蓄积在体内，增加心脏和血管的符合，对高血压和肾脏病都不利。

(6) 补充维生素。

应多吃些富含B族维生素、维生素C、维生素D的食物。

注意事项

(1) 适量饮酒。每周不超过36~72克酒精。

(2) 豆浆、豆腐等豆制品富含植物蛋白，对肾功能不利，应在营养师的指导下限量食用。

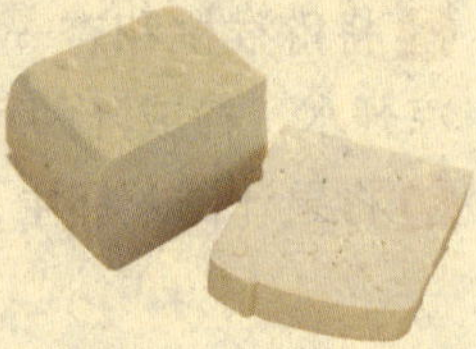

(3) 不宜生吃蔬菜，应先用沸水焯烫后再用油炒，以减少钾的摄入量。

(4) 忌吃甜食、甜饮料和高糖水果。

(5) 少吃畜肉，减少饱和脂肪的摄入量。

推荐食谱

五彩饭

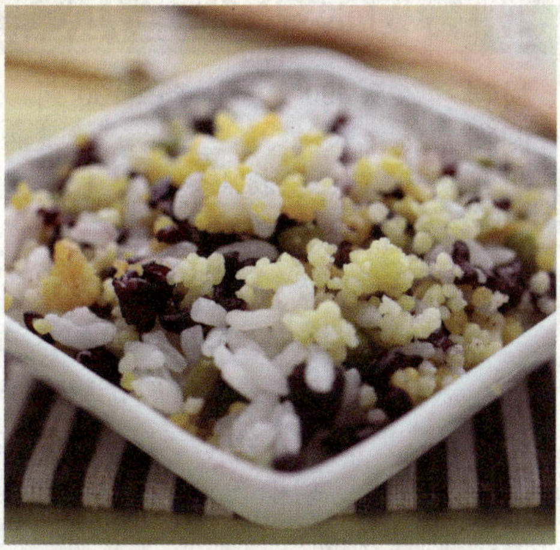

材料：大米100克，玉米渣50克，小米、黑米、紫米、绿豆各25克。

制作方法

1 绿豆淘洗干净，浸泡6小时以上。

2 大米、玉米渣、小米、黑米、紫米淘洗干净。

3 将大米、玉米渣、小米、黑米、紫米、绿豆放入电饭锅中，加入适量清水蒸熟即可。

甘薯米糊

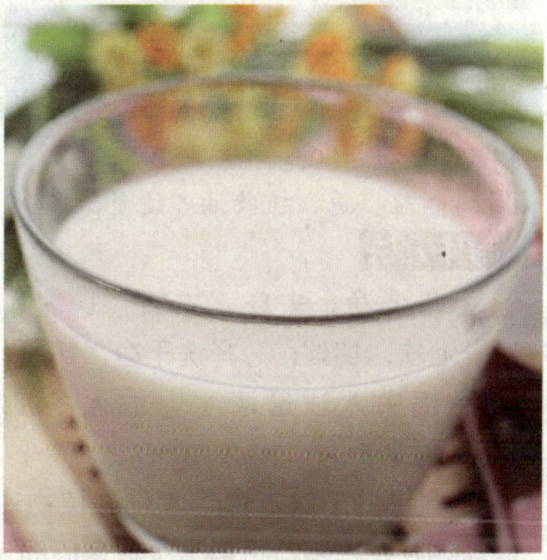

材料：甘薯250克，大米30克，燕麦20克，姜片5片。

制作方法

1 甘薯洗净，去皮，切成粒状；大米、燕麦淘洗干净。

2 将甘薯丁、大米、燕麦、姜片一起放入豆浆桶内，桶内加水至上、下水位线之间。

3 接通电源，选择米糊功能，再按开关键，做好后倒出即可食用。

山楂玉米粒

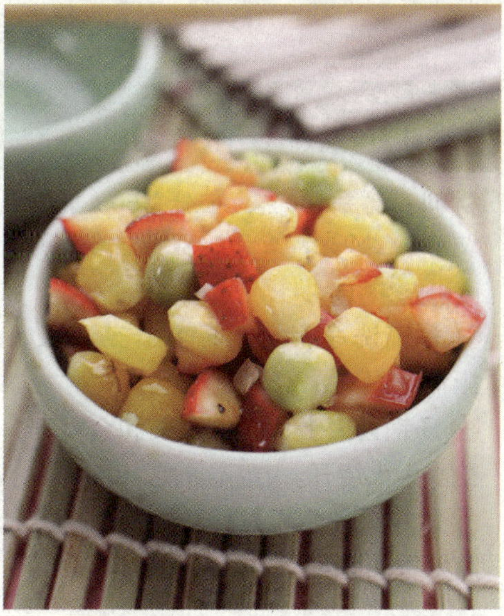

材料：山楂、玉米粒各150克，枸杞10克，青椒50克。

调料：盐、鸡精、胡椒粉、高汤、植物油、水淀粉各适量。

制作方法

1 将山楂洗净，切丁；玉米粒洗净，用沸水焯烫，沥干。2 坐锅点火倒入油，油热时，放入山楂，炸至皮面硬结，捞出沥干油。

3 留底油，下青椒粒和玉米粒略炒，下山楂翻炒至熟。4 下枸杞炒匀，加入高汤、盐、鸡精、胡椒粉调味，用水淀粉勾芡即可。

柿子椒炒丝瓜

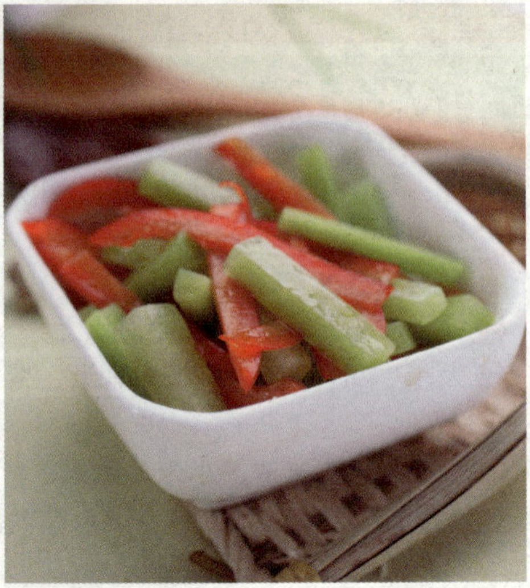

材料： 丝瓜 400 克，柿子椒 100 克。

调料： 葱末、蒜末、姜丝、高汤、水淀粉、白糖、胡椒粉、香油、植物油各适量。

制作方法

1 丝瓜去皮，洗净，切条；柿子椒去蒂除子，洗净，切丝。2 锅置火上，入油烧热，放入蒜末、葱末、姜丝炒香，放入柿子椒炒至五成熟。3 放入丝瓜一起翻炒至熟，放入高汤、白糖、胡椒粉炒匀。4 用水淀粉勾芡，淋上香油即可。

冬瓜海带汤

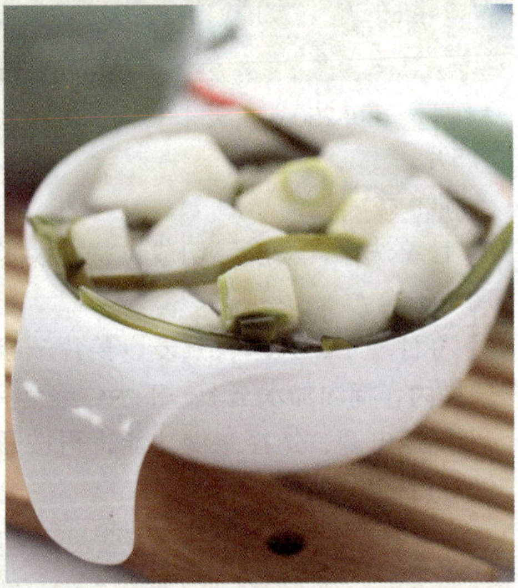

材料： 冬瓜150克，海带50克。

调料： 盐、葱、植物油各适量。

制作方法

1 冬瓜洗净，去皮，去瓤，切块；海带洗净，泡软，切丝；葱择洗干净，切段。

2 汤锅中入适量清水，放入冬瓜、海带煮沸。

3 在煮沸的汤锅当中滴入少许植物油，放少许盐调味，出锅前再撒上少许葱段即可。

番茄金针汤

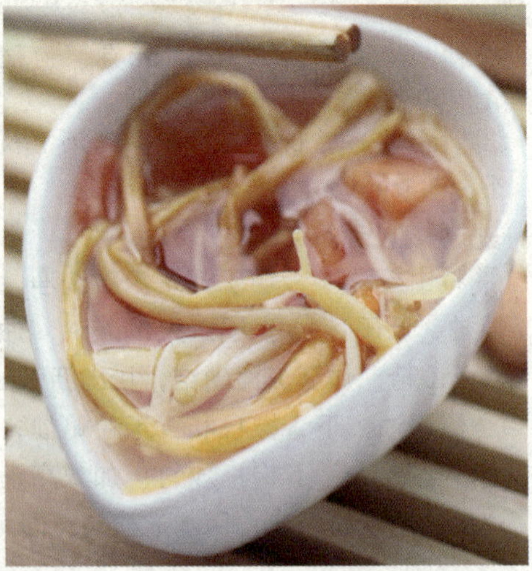

材料： 番茄100克，金针菇50克。

调料： 盐2克，香油、蘑菇精各适量。

制作方法

1 番茄洗净，切丁；金针菇去头，洗净，撕散。

2 汤锅置火上，放入番茄和金针菇，加入适量水大火烧开。

3 转小火熬煮至熟，放入盐、蘑菇精调味，淋入香油即可。

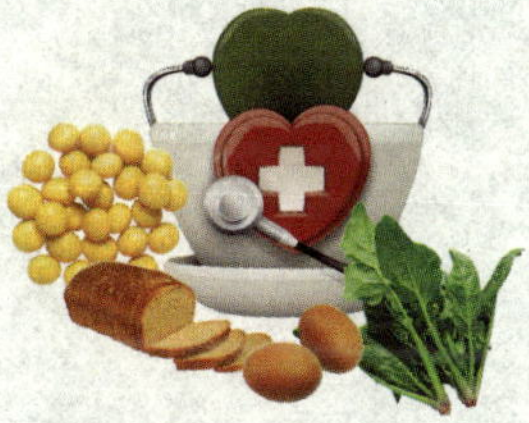